女性健康

中医养护全攻略

主编 邬素珍

编委 朱巧玲 禤影妍 潘华峰 谭敏华
陈　玉 许焕英 张苗苗 潘　婷
刘丽丽

绘图 梁竣尧

全国百佳图书出版单位
中国中医药出版社
·北　京·

图书在版编目（CIP）数据

女性健康中医养护全攻略 / 邬素珍主编 . — 北京：
中国中医药出版社，2023.7
ISBN 978-7-5132-8121-8

Ⅰ . ①女…　Ⅱ . ①邬…　Ⅲ . ①女性—养生（中医）
Ⅳ . ① R212

中国国家版本馆 CIP 数据核字（2023）第 064830 号

中国中医药出版社出版

北京经济技术开发区科创十三街 31 号院二区 8 号楼
邮政编码　100176
传真　010-64405721
河北品睿印刷有限公司印刷
各地新华书店经销

开本 880×1230　1/32　印张 8.75　字数 196 千字
2023 年 7 月第 1 版　2023 年 7 月第 1 次印刷
书号　ISBN 978-7-5132-8121-8

定价　49.80 元
网址　www.cptcm.com

服务热线　010-64405510
购书热线　010-89535836
维权打假　010-64405753

微信服务号　zgzyycbs
微商城网址　https://kdt.im/LIdUGr
官方微博　http://e.weibo.com/cptcm
天猫旗舰店网址　https://zgzyycbs.tmall.com

如有印装质量问题请与本社出版部联系（010-64405510）

序 言

健康是人类永恒不变的追求。健康是幸福生活最重要的指标，健康是1，其他是后面的0，没有1，再多的0也没有意义。女性的一生承担着女儿、妻子、母亲、职业女性等诸多角色，其健康状况直接关系到家庭幸福和下一代的健康成长。因此，女性健康是全民健康的重要基石，是社会文明的标尺，关注女性健康就是关注国家和民族的未来，也是国家战略“健康中国”建设的重要内容。

光辉灿烂的中华文明能绵延五千年不绝，主要原因除了自身优秀的文明内核外，还与人口基数一直保持着优势地位有很大的关系，而这二者都离不开中医药。中医药是中华文明传统文化的精粹，是千百年来中华民族同疾病作斗争的智慧结晶。它构建了整体动态的生命观，认为天地一体、五脏一体、人与天地相通相应，三者组成了统一的整体，主张“天之序，合道而行”，在天人合一、藏象合一、形神合一的整体观念的基础上，以辨证论治为思维方法，以司外揣内、见微知著、以常达变为诊断原理，并以阴平阳秘、和合致中为治疗调理目标。中医药学悠久的历史积淀，在中华民族繁衍生息的历史长河中，始终担负着促进健康的重要角色，是中华民族坚定中医文化自信的牢固基石。

女性健康一直是中医药关注的重点，中医理论的奠基之作

《黄帝内经》最早提出了针对女性全生命周期的健康管理。譬如："女子七岁，肾气盛，齿更发长；二七而天癸至，任脉通，太冲脉盛，月事以时下，故有子；三七，肾气平均，故真牙生而长极；四七，筋骨坚，发长极，身体盛壮……七七，任脉虚，太冲脉衰少，天癸竭，地道不通，故形坏而无子也。"文中以"七"为期，把女性的生命周期分成七个阶段，每个阶段都有不同的生理特点，重点阐述了气血、五脏、天癸等与女性的关系。从秦、汉时期开始，中医妇产科已经开始专科化，围绕经、带、胎、产的女性特殊生理特点，从情志、饮食、起居、针灸、中药等方面运用中医特色疗法，对常见的妇科疾病进行干预，通过防、治、调、养的方式治未病并促进女性康复。中医药具有实用性强、简便易行、疗效确切的优点，几千年来在呵护女性全生命周期健康上发挥着得天独厚的作用。

邬素珍教授是广州中医药大学培养的优秀中医药人才，少年时就十分喜欢中国传统文化，进入大学学习后，不但中医学业成绩突出，而且痴迷于中国传统武术。在校时作为武术队的骨干成员，她遍访各路名师，勤学苦练，精通长拳、南拳、剑术、长短器械等多种中国传统武术。自古医武相通，可能这些独特的习武经历和悟性，让她在学习中医时更加得心应手，触类旁通。邬素珍教授行医近 35 年，一直躬耕妇科领域，精勤探索。她广拜名师，深研典籍，撷取诸家精华，并与自身学悟经验融会贯通，积累了深厚的中医底蕴，是广东省首批优秀中医临床人才，也是广东省名中医师承项目指导老师。邬素珍教授尤其擅长运用中西医结合方法调经、助孕、安胎，对子宫内膜异位症、不孕症、胎动不安、围绝经期综合征等疾病的诊治有独到的经验和疗效，并创立了内异丸、卵巢护养膏、术后复元宵、产后坐月膏等一系列卓有疗效的自制中成药和膏方。她主张治病必求于本，其理、法、方、药颇具岭南中医特色，临证思辨灵活，用药轻巧，针药并施，善用药膳、膏方、药茶调理体质，巧以情志祛病调和身心，倡导运动养生舒筋通络，强身健体。努力打造中医药的“十八般武艺”，充分挖掘其丰富的养生治疗手段，拓宽中医药的服务内涵和供给，是邬素珍教授显著的临床治疗特色。

《女性健康中医养护全攻略》是一本具有科普性质的妇科专业书籍，汇集了邬素珍教授妇科临证的诊治及中医调护心得。全书思路新颖清晰，理论结合临床，内容丰富翔实，涵盖了女性从青春期到围绝经期期由于女性激素水平的变化对身心健康造成的影响，并立足中医药的特色优势，在各个生理阶段进行治疗、保养、保健，以维护女性的身心健康。每一种专科专病，都按照中医的辨证分型列出了临床常用的中药方剂，以及个人体质管理可操作的药膳保健、穴位按摩、运动处方等。该书从女性视角出发，尤其在她们普遍关心的备孕、孕期管理、分娩及产后康复、妇科疾病和癌症预防与筛查等方面开展中医科普宣教，贯穿了女性整个生命周期，内容通俗易懂，一般女性也能读得懂、学得会、用得上、有效果。

国务院印发的《“健康中国2030”规划纲要》指出要突出解决好妇女儿童、老年人、残疾人、低收入人群等重点人群的健康问题，要覆盖全生命周期，针对生命不同阶段的主要健康问题及主要影响因素，确定若干优先领域，强化干预，加强健康教育，充分发挥中医药治未病优势。中医药根植于深厚的中华优秀传统文化沃土，是体现中华民族原创性思维的科学。让中医药智慧融合到女性的日常生活，在衣食住行中护佑女性的健康，是广大中医药工作者责无旁贷的担当。该书的出版，有利于引导女性关爱自己，注重自身全生命周期的健康，从而更好地实现人人享有中医药的目标。传承中医药的优秀文化，也成为推动当代中华文化复兴的重要支撑。是为序。

广州中医药大学校长　王伟

2023 年 1 月

前言

女性是美丽和孕育生命的代名词。人们常说，女人如花，而带刺的玫瑰也只有在精心养护下才能铿锵绽放。女人也是如此，只有身心健康的女人才会散发出美丽动人的气息，在实现自身价值之余，担当孕育、分娩、哺乳和教养下一代的重任。从国家层面来说，随着三孩政策的全面放开，保障女性健康既是筑牢全民健康的基石，也关系到民族繁衍生息的未来。对每个家庭来说，关爱女性成员，就是呵护家庭的幸福；对每个女性来说，只有管理好健康，找到自己的内驱力才能奔向精彩的人生。

有着近三千年使用历史的中医药，在针对青春期、育龄期、孕产期、围绝经期和老年期女性的健康需求等方面有着独特的疗效和优势，能为女性的全生命周期提供优质的健康服务。尤其是其“治未病”的前瞻性养生观念，即便在医学较为发达的今天，仍然有着重要的指导意义。世界卫生组织在总结人类维护自身健康，同疾病作斗争的经验后，倡导人人享有自我保健，认为每个人都应该通过学习而具备基本的健康素养，并在此基础上运用自我调节的方法，发挥主观能动作用，从我做起，身体力行，维护自身的健康，达到预防疾病、延缓衰老、健康长寿的目的。在获得健康的诸多因素里，自我保健无疑是第一位的，不但预防疾病的发生靠自己，就是治愈疾病和预防复发，也主要靠自己。中医药的治疗保健手段丰富，简单容易操作，不少适宜技术贯穿于人们的日常生活中，甚至不少做法已发展成为一种民族的风俗文化习惯，如坐月子、三伏灸、秋冬膏方进补等。因此，每个女性都应掌握一些中医的养生保健知识，以便顺利地度过经、带、胎、产的育龄期及围绝经期，健康一生，美丽一生，充分享受身为女性的乐趣。

当今，人们的生活方式已发生了巨大的变化，不少包括妇科病在内的疾病谱也已然不同。随着价值观日趋多元，女性平等意识的觉醒，部分女性选择丁克，甚至不婚不育。古老的中医药在养生保健和治疗方面还能发挥作用吗？

中医的核心是整体观和辨证论治。它认为人是自然界的一部分，人体内部也是一个“小宇宙”，人与自然界的关系和谐，人体内部“法于阴阳，和于术数”，同样处于一个平衡的关系才会健康长寿。体质是人体生命现象的重要表现形式，每个人的体质都不同，不同的体质决定了人不同的性格特征、形体结构及对外部环境的适应能力，容易罹患哪些疾病及生活质量、寿命长短等。因此，中医药实际上是对人类健康密码的一种解读方式，无论是养生保健还是治病，都是“一把钥匙解一把锁”，只要遵从中医辨证思维逻辑，中医药调治当然适合当今的全球女性。

整体观

人体自身的完整性和谐性

人与自然社会环境的统一和谐性

疾病治疗的原则——辨证施治（因证施治）

整体观和辨证施治

每个人的体质除了先天禀赋外，与后天的生活环境、饮食、起居、运动等密切相关。中医学所说的体质，并不只是强和弱的简单区分，而是运用阴阳、表里、寒热、虚实八纲理论，通过望、闻、问、切等诊法对身体呈现的多种信息进行收集和分析归纳，从而为预防保健和施治提供辨证依据，通过针对性的调整，达到阴阳调和、气血平和的健康状态。

譬如，居住环境处于寒带还是热带、日常摄入食物的偏好、性格活泼外向还是文静少动等，所有衣食住行及起居作息习惯，都是塑造人们不同体质的底色。就拿东西方民族的体质来比较，东方人是典型的农耕民族，以定居为主，故东方人日常摄入的食物以五谷杂粮、蔬菜、水果居多，肉类较少，平素喜静不喜动，体力消耗相对较少，性格含蓄内敛。西方人则是以游牧渔猎民族为主，崇尚丛林法则，平时进食大量牛羊肉、鱼类和奶酪等高热量食物，他们喜欢高强度的运动，体力消耗较大，性格外向开放。中医学认为，“鱼生火，肉生痰”，“动则生阳”。经过长年的进化后，从体质上说，西方人的气血相对旺盛，身材高大，体质类型偏热偏湿，为了把火热和湿气散发出去，他们的肌肤腠理比东方人更疏松，譬如体毛重、毛孔大、体味重、骨节较粗。这些都是生理上为了增加宣发和开泄力度演化而来的形态结果。东方人则体毛少、体味很轻、皮肤紧密细腻、毛孔小、骨节细密、体质平和或虚寒偏多。东西方人有一个十分明显的不同生活习惯，就是西方人喜爱喝冰水或常温水，中国人则长年喜爱喝热水。这和体质的寒热不同也是有关系的。

具体到女性身上，西方女性即使在经期里吃生冷食物、喝冰水也可能没有明显的不适症状。相反，东方女性若贪凉喜

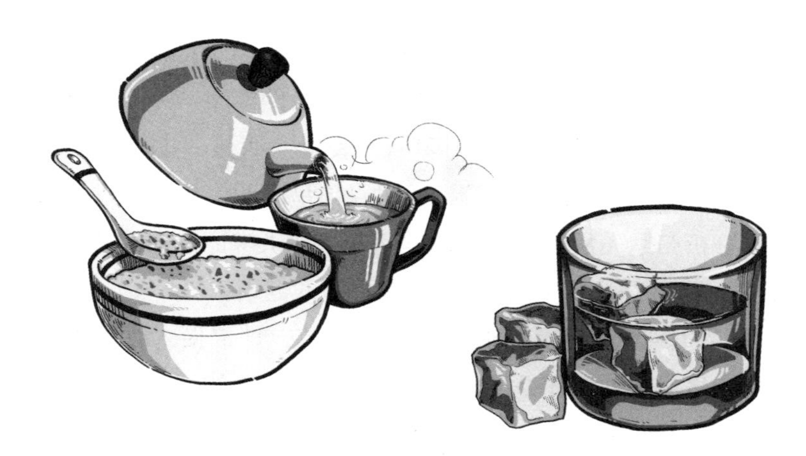

东西方生活习惯差异

冷，则容易出现痛经、经期紊乱等不适症状。分娩时，由于东方女性平时的体质相对西方人而言气血不足，生产过程耗气动血，百脉空虚，再加上随着骨盆的打开，产妇的腠理筋骨处于开放松弛的状态，若不注意，风寒外邪易乘虚而入。月子后，产妇的骨盆和腠理逐渐恢复到闭合状态，进入体内的风寒外邪则郁闭于内，伺机作祟，成为月子病。东方女性利用产褥期这一特殊生理时期，通过保证休息，补充营养，避免风寒，适当摄入一些具有补气补血、祛瘀生新作用的药膳，可预防月子病的发生。这是中医根据东方产妇体质特点适时调整的“治未病”的养生观念，坐月子即成为由此衍生出来的民间习俗。西方女性平素气血较旺，体质偏温热，且骨节毛发也粗疏，分娩后自身阳气足，寒邪不易入侵。即使不慎侵入体内，随着体力的恢复，外来之邪也可被逼出体外，不易留闭。体质不同，使得西方女性没有坐月子的需求和习俗。

随着生活条件的改善和生活方式的改变，现代中国女性和古代女性相比，居住环境、营养状况、体育运动、心理压力、卫生条件等情况已发生了很大变化，体质也已然不同，因而对古代的一些保健做法没有必要生搬硬套。我国东西南北地域跨度较大，一方水土养一方人，生活习惯各异，也造成了不同地方的人们，体质上会有明显的差异。因此，应辩证地看待每个人先天禀赋不同，根据自己的体质特点，精准地选择相应的保健治疗手段，以保持自身健康。

值得关注的是，当今选择不生孩子甚至不结婚的女性越来越多，她们认为不用背负家庭的责任，远离胎、产、哺乳及妇科病的烦恼，把时间和精力都花在自己身上，才是足够爱自己的体现。实际上，且不说经营家庭和创造生命带来的幸福感，从医学的角度看，适当的怀孕生育可为女性健康带来莫大的益处。一次完整的孕育不但可推迟围绝经期的发生，延缓衰老，

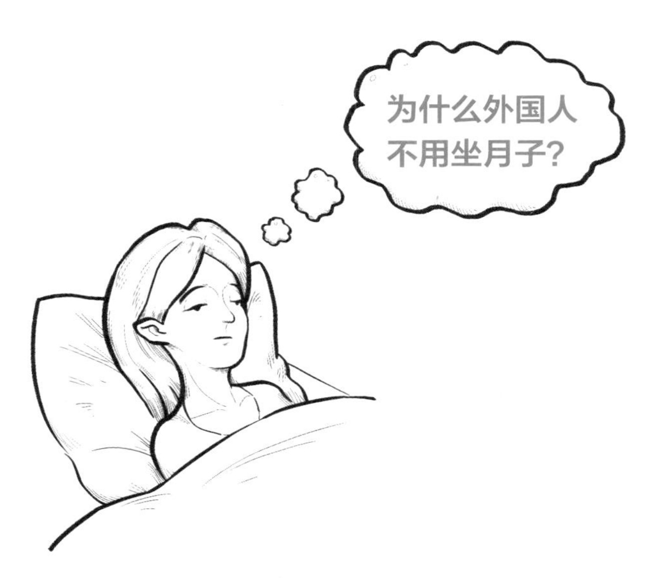

为什么外国人不用坐月子

并且可以减少痛经、乳腺问题、妇科肿瘤及部分妇科病的发生率。近年来，不少女性乳腺问题和妇科病发生率升高，如乳腺癌、子宫肌瘤、子宫内膜异位症、卵巢癌等，其实跟女性没生孩子或者少生孩子有着密切的关系。因为不生育从根本上违背了基因繁殖的基本生物需求，从生物角度上看，女性一生中生育 2 ～ 3 次获益最佳。这也与目前国家鼓励三胎的生育政策不谋而合。

女性是推动人类文明进步的伟大力量，更好地了解女性身体的构造，了解基因的赋能和需求，认识到女性在人类社会和自然界里的角色，以岐黄之术，效法天道，才能更好地实现女性自身的价值和成长。这也是我们撰写此书的主要目的。

本图书由广州市人文社科重点研究基地——广州中医药历史文化研究基地及佛山复星禅诚医院支持出版。

邬素珍

2023 年 1 月

目录

第一章

中医药在妇科疾病防治中的应用

第一节　中医药在妇科疾病防治中的优势

一、中医药在疾病治疗和预防中的优势

中医药历史悠久，源远流长，是一门关注和覆盖全生命周期的自然学科，早在两千多年前就提出了“未病先防，既病防变，愈后防复”的理论体系。在未病、欲病和慢病等不同层次的疾病防治管理阶段中，中医药始终以整体观和辨证论治为核心思想，其理论体系和临床思维模式具有丰厚的中国传统文化底蕴，并形成了独具特色、丰富多样、临证效果确凿的技术方法，其干预和治疗方式贯穿并融合于我们祖祖辈辈的日常起居中，不少生活习俗代代传承，沿袭至今。中药材主要来源于自然界植物、动物和矿物质，是以药物的偏性纠正人体体质的阴阳偏盛偏衰，经过数千年的临床使用验证，其安全性和疗效深受人们的认可和信赖。中华民族数千年来繁衍昌盛，中华文明成为世界上唯一没有中断过、绵延不绝的原创文明，与作为人类自然科学和社会科学结晶的中医中药的守护是分不开的。

中医药历经数千年而不衰，至今在医疗保健中发挥着不可替代的作用，是由其自身理论的科学性和特色优势所决定的。

1. 领先的治未病观念

中医药特有的治未病观念，几乎诞生于中医理论形成的摇篮时期。“治未病”见于现存最早的中医经典著作、成书于先秦和战国期间的《素问·四气调神大论》。书中云：“是故圣人不治已病治未病，不治已乱治未乱，此之谓也。夫病已成而后药之，乱已成而后治之，譬犹渴而穿井，斗而铸锥，不亦晚乎？”不仅明确提出了治未病的概念，而且强调了其在医疗行为中的重要性。“上医医未病之病，中医医欲病之病，下医医已病之病”，体现了中医对全生命周期的战略管理策略。

不治已病治未病

治未病

中医药首重养生保健的思想，一直得到后世的继承和发扬。发生在战国时期的“扁鹊见蔡桓公”的小故事，让人们充分品味了上医见微知著、防微杜渐、治未病的高明医术。汉代医圣张仲景则提醒人们日常要注意保健，发生疾病要及早采取措施：“若人能养慎，不令邪风干忤经络；适中经络，未流传脏腑，即医治之。”唐代医药大家孙思邈认为人们要防患于未然：“常须安不忘危，预防诸病。”明代张景岳指出：“救其萌芽，治之早也；救其已成，治之迟也。早者易，功收万全；迟者难，反因病以败其形。在知与不知之间耳，所以有上工下工之异。”

可见，中医治未病的理论范畴涵盖了西医学提出的疾病以预防为先，以及早发现、早诊断、早治疗、康复治疗等多方面的疾病管理体系。

治未病思想在社会高速发展、人们生活方式发生极大变化的当今，有着十分积极的意义。随着生活节奏日益加快，不少人在身心上都处于亚健康状态，如果不加以干预就可能形成各种慢性病。通过日常的养生保健，把防治疾病的“关口”推前，以维护自身健康，可以收到事半功倍的效果。

2. 以整体观和辨证论治为灵魂

整体观和辨证论治是中医药的精髓所在，也是中医药与现代医药的最大区别。

整体观是指中医并不是孤立地看待人体的每一种疾病，而是从人是大自然里的一个个体这样的宏观思维着眼，整体地发现问题。整体观认为人体正常的生命活动是在人体内部及人与自然的内外环境的作用下，由多种因素互相影响而达到平衡的状态，也就是中医所说的“阴平阳秘”。当人体阴阳失去平衡时，就会衍生各种疾病。无论是未病、欲病、已病，中医均不主张局限于“头痛医头，脚痛医脚”，而是始终围绕调整人体生命活动的动态平衡这一目的而治病求本，根据机体反应及脏腑、经络、气血的联系，重视整体功能状态的调整，不但使人体内部的“小宇宙”阴阳平衡，而且人与自然也达到“天人合一”的和谐状态。

辨证论治堪称个性化治疗的先驱，是中医药临床治疗遵循的基本原则。辨证是指通过望、闻、问、切等手段全面收集患者的体质信息，审证求因，再结合季节气候、地理环境、生活习俗等外部信息，依据中医的辨证纲领做出诊断，例如气血两虚、湿热内蕴、阴虚火旺等。论治则是根据对患者体质的辨证结果，因时、因地、因人制宜，采取诸如汗、吐、和、下、温、清、消、补等治疗法则，制订包含有遣方组药、针灸、推拿、生活方式、食养、导引、情志调摄等中医药特色干预在内的个性化的治疗保健方案。

3. 丰富多样的治疗手段

中医药的干预治疗手段丰富，内外兼施，身心同治，不但符合人体生理病理多样性的特点，而且融入人们的日常起居生活中，使患者易于接受。

内服包括汤剂及膏、丹、丸、散等剂型；外治有艾灸、刺络、放血、按摩、拔罐、敷、洗、贴、搽、熏蒸、刮痧等疗法。

中医有“药食同源”的说法，不少中药材既是药物也是食物。在辨证原则指导下，通过食物的四气五味来纠正患者的体质偏差，使其达到“阴平阳秘”的目的，是中医药特有的食疗食养方法。

七情过极可使人体脏腑气机紊乱而致病，反过来说，以情胜情也可以治病。譬如在七情生克制约中，“喜伤心，恐胜喜”，喜极而狂，则心窍开张，不可复合，此时让患者产生惊恐的情绪，可使其心窍收闭。因喜为心志，恐为肾志，肾水可克心火，是以情胜情之法。

七情调摄常常是中医治病一张不可小觑的大牌，中医大夫通过共情引导患者进行情绪疏泄，或借助外部手段，如音乐（五音疗疾）、旅行、书法、绘画、社交、艺术观赏等，使患者的情绪愉悦平和，有利于促进疾病的康复。

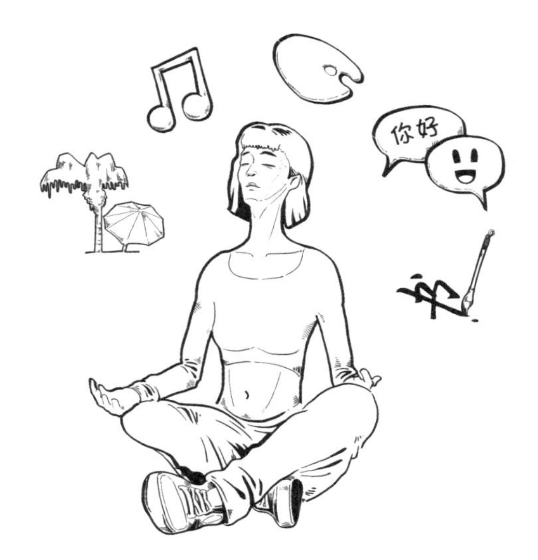

借助外部手段疗疾

运动不能治愈所有的疾病，但却没有任何药物和疗法可以代替运动所起到的功效。中医讲究“形神统一，动静结合”，非常重视通过各种运动达到强身祛病的目的。体疗项目丰富多样，自古有“医武同源”的说法，习武者通过站马步桩、打拳练功等活动，使周身筋脉气血畅通、肌肉丰隆、骨骼强壮。此外，还有各种养生操及气功导引，如五禽戏、八段锦、太极拳等，适合不同年龄和体质的人群练习。

二、中医药应用于妇科疾病防治的历史

女子因其特有的经、带、胎、产、哺乳等特殊生理活动，不少疾病病种为女性所特有。中医药学从诞生时起就观察到女性这些特殊的生理、病理现象，在病因病机、诊治规律和预防保健等方面形成了深厚而独特的理论，并积累了丰富的经验，

几千年来有效地指导着临床实践。中医学认为，女性一生所经历的各个生理过程均“以血为本，以血为用”，因而在内治法中突出一个“调”字，“谨察阴阳所在，以平为期”。中医中药发挥调经、种子、安胎、产后调养和杂病等特色优势，在妇产科中具有不可取代的地位。中华民族历史上有着追求“多子多福”的传统观念，中医药对防治妇科病、保障母子健康、繁衍绵延子孙作出了巨大的贡献。

早在春秋战国时期，我国就出现了妇科医生，当时的名医扁鹊，因精于治疗妇科疾病被称为带下医。中医学的经典著作《黄帝内经》里提出了妇科的相关理论，奠定了中医妇科的理论基础。例如，《素问·上古天真论》记载:“女子七岁，肾气盛，齿更发长；女子二七，天癸至，任脉通，太冲脉盛，故有子……女子七七，任脉虚，太冲脉衰少，天癸竭，地道不通，故形坏而无子也。”

这段话阐述了肾气—天癸—冲任—胞宫这一月经产生的机理，以七为期，形象地描述了女子在二七至七七（即14～49岁）的育龄阶段里，从月经产生，气血旺盛，能怀孕产子，到逐渐绝经而失去生育能力，都是在肾气盛衰调节下出现的生理变化过程。东汉时期的医圣张仲景在《金匮要略》中著有妇人病3篇，详细地说明

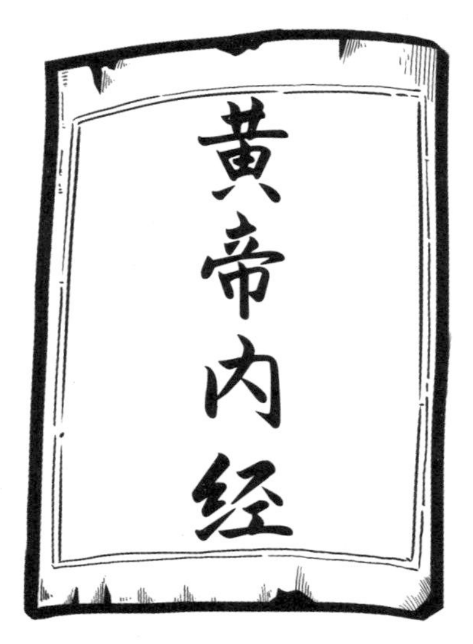

《黄帝内经》

了妇人病的病因、病状和治法。其中“妇人脏躁，喜悲伤欲哭，象如神灵所作，数欠伸，甘麦大枣汤主之”，描述了十分明显的女性围绝经期综合征常见的抑郁精神状态。张仲景指出其病是阴血不足所致的“脏躁”，并给出了治疗的汤剂。《金匮要略·妇人妊娠病脉证并治》中，明确地提出了养胎安胎的思想。隋代巢元方所著《诸病源候论》共1720候，妇科病就占了超过240候。唐代名医孙思邈在《备急千金要方》里把妇科病做了更系统的归纳，为后世妇科学奠定了基础。宋代开始设立医学十三科，提倡儒人通医，妇人胎产科已成为其中一个专科，此时出了不少女科论著，其中最有名的是陈自明的《妇人大全良方》，成为妇科有完整论著的开端，广泛地收集了大量治疗妇科疾病的药方。此后元明清数朝，中医妇科理论发展更趋于系统和完备，功擅妇科的历代名家著述的诸如女科辑要、心论、指南、要旨、要略、全书等妇科专著争相校刊，中医妇科学发展进入鼎盛时期。

三、中医药在妇科疾病防治中的优势分析及列举

女性由于其生理特征，会经历月经、妊娠、分娩、产褥、哺乳等特殊生理活动，中医学认为这些生理活动与“血”息息相关。女性在月经来潮时每月失血，怀孕时滋养胎儿，分娩时耗伤气血，哺乳时化生乳汁等，这些生理活动无不依赖于气血的转化，使女性机体常常处于气血相对不平衡的状态，再加情志不调、感受外邪、起居失常、房劳不节等原因，可使脏腑功能失调，气血不足或逆乱，从而导致各种妇科疾病的发生。

近年来，由于环境污染、生活方式改变，以及女性面临

竞争压力大，工作节奏明显加快，二胎、三胎政策出台等原因，妇科病的疾病谱也随之发生了较大的变化，像月经不调、不孕、卵巢早衰、经前紧张综合征、子宫内膜异位症、子宫肌瘤、多囊卵巢综合征、习惯性流产、妇科肿瘤、慢性盆腔炎、围绝经期综合征等妇科疾病发病率明显上升。

西医学虽然在妇科疾病的防治上卓有成效，但主要手段还是采取应用激素、抗感染药物及手术等治疗方法，在远期疗效和副作用等方面有不尽人意之处。中医学面对妇科病与西医学有着不同的研究思路和治疗策略，其主要特点是以整体观和辨证论治为核心，通过四诊收集的诸如患者的致病因素、个体体质及疾病不同阶段的特殊证候和体征等综合信息，分析归纳，明确诊断，再从整体出发，因人、因地、因时制宜，或同病异治，或异病同治。因每个患者都有独一无二的情况，采取个性化治疗，是中医的特色优势，不但在某些妇科病中可单独发挥疗效（如女性亚健康状态、术后康复和保健、产后康复、月经不调等），而且与西医学结合更是相得益彰，可发挥更出色的疗效，并避免其不良副作用（如某些妇科恶性肿瘤的术后和化疗，若患者能配合使用中医药，可提高机体免疫力和对化疗药物的耐受性，降低化疗药物的毒副作用，帮助患者恢复健康，提高生活质量）。

中医药在妇科疾病防治中具有诸多优势，临证撷取一二。

1. 优势一：女性亚健康

相比于男性，女性更容易处于亚健康状态，罹患各种功能失调性疾病。譬如情绪不稳定、失眠健忘、头晕心悸、四肢不温、关节冷痛、纳食不香、脸上黄褐斑、经常腹泻、精神萎靡

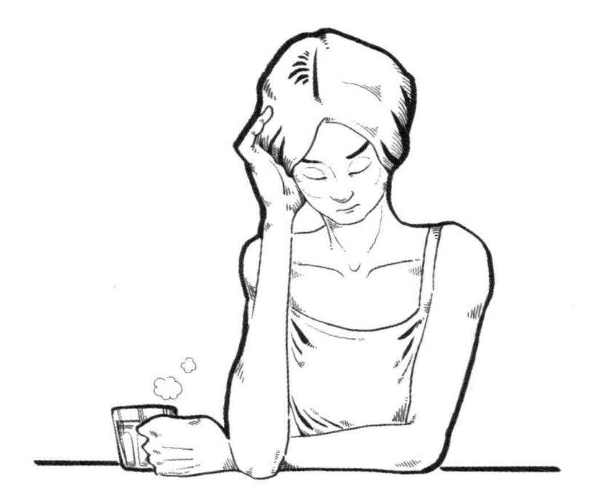

女性亚健康

不振等。尽管有明显的不适症状，但到医院去检查，各项体检指标却大多在正常范围内，单纯应用西医西药治疗，效果不明显。中医药预防和治疗女性亚健康，尤其是中医适宜技术，有明显的优势，并易于为女性所接受。例如个性化的膏方调养，药性温和且效力持久，有扶正祛邪、固本清源的功效；结合时令节气、个人体质及地方时鲜食材的药膳茶饮，能发挥药食同源的作用，从日常生活入手纠正女性的体质偏差，达到调其功能状态的目的。

2. 优势二：月经病

中医所说的月经病，是指月经周期、经量、经期的异常，包括了月经先期、后期，月经先后无定期，以及痛经、月经过多、月经过少、经前乳房胀痛、经前感冒等。对于这些功能性疾病，西医学大多应用激素治疗。中医药治疗手段丰富，综合动用大多可以收到较好的疗效，且中药材主要来源于天然动植物和矿物质，可避免某些激素类药物的副作用，易于被患者接受。譬如，中医学认为“女子以血为用”，血是月经的物质基础，女子因经带胎产乳易耗伤阴血，针对患者体质寒、热、虚、实的不同，运用中药温、清、补、泻的方法调理气血，使之平和，恢复正常的月经周期。例如，有妇科圣方之称的补血名方四物汤，可调治女性月经量少，甚至闭经，伴头晕目眩、面色苍白等症的血虚型月经不调，可在月经干净后饮用3～5天，有补血调经的作用；“医圣”张仲景的著名食疗方当归生姜羊肉汤，对寒凝胞宫所致的痛经疗效不俗。

3. 优势三：不孕

导致不孕的原因有很多，有排卵障碍、输卵管不通、子宫发育不良、免疫性因素等几大方面，此外还有一成左右的不明原因。尽管西医学的试管婴儿技术已发展到第三代，但在治疗不孕的过程中，中医药发挥调经、种子、养胎等特色调治，仍然有着西医难以取代的优势。在治疗不明原因引起的不孕方面，无法找出确切病因的西医难有用武之地，中医药却反而有所作为。中医学认为“无病有证”，可辨可治。在临床上，中西医结合治疗不孕，尤其是根据辅助生殖各个时期的变化特点调理阴阳气血，可实现优势互补，极大地提高临床疗效。譬如，不少不孕患者因精神压力过大，多伴有抑郁、焦虑等肝气郁结的症状，进而影响其内分泌环境，配合中药、针灸等以疏肝解郁为治法的治疗，或以五行音乐等进行情志疏导，有利于患者备孕。

4. 优势四：月子病

月子病又称产褥期疾病，包括产后恶露、产后发热、产后风、产后缺乳、产后乳腺炎、产后便秘等。中医学认为，产妇因分娩用力、出汗和产伤或失血过多，使阴血骤虚，百脉空虚，如果产后调养不慎，则很容易感受风寒，或瘀血内阻，导致脏腑功能失调，变生他病。这是月子病产生的原因。产褥期间，当血脉空虚之时，正气若不先占，则邪气来犯，此时可抓住“大虚有大补”的调养时机，为重塑产妇体质夯实气血基础。不少产妇在分娩前体质较弱，但坐月子期间通过中医药的调养，益气养血，祛瘀生新，产后反而身体素质好转，气血功能旺盛，有利于促进母婴健康。中医药在女性自然流产、人工流产、药物流产后的“小月子”里，可促进子宫复旧，调节内分泌，同样具有全面康复调养的独特功效。例如，具有温经止痛、养血祛瘀功效的名方生化汤，能帮助分娩不久的产妇尽快排出恶露，效果明显。

5. 优势五：围绝经期综合征

女性绝经前后，部分人由于雌激素迅速下降，会出现潮热盗汗、精神倦怠、烦躁易怒、头晕目眩、耳鸣心悸、失眠健忘等一系列症状。严重者会影响到生活、工作，乃至人际交往。西医学除了采取激素替代疗法外，也没有更好的办法。中医学认为，此年龄段的女性肾气不足，天癸将绝，以致阴阳失调而产生一系列症状。治疗本病宜从补肾入手，兼顾健脾、疏肝、养阴血，以中药为主，配合情志疏导、膏方和饮食调理，以及体疗功法等，通过重点调整脏腑的阴阳平衡，达到充养天癸、调补冲任、畅达气机的目的，从而不但在整体上改善围绝经期的不适症状，而且有助于养颜美容、延缓衰老。中医药调治效果好，患者的依从性也较高，形成了明显的治疗优势。例如，

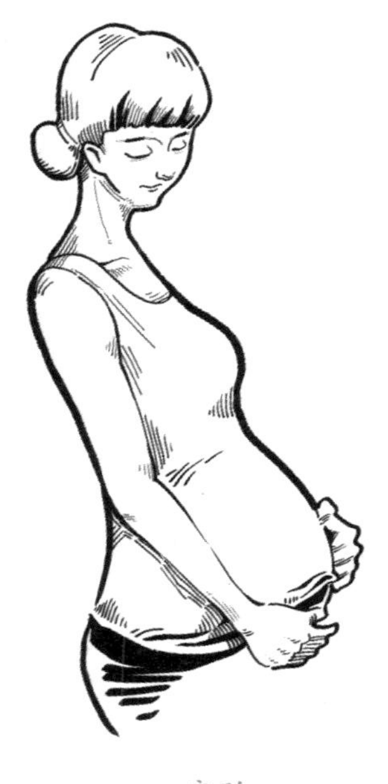
安胎

十大名方之一的六味地黄丸能够平补肾阴，调和阴阳。以六味地黄丸加减，可改善或减轻潮热、汗多、腰痛、失眠等症状，是预防和治疗围绝经期不适症状的好帮手。

6. 优势六：养胎安胎

中医学把先兆流产称为胎动不安和胎漏，其病因病机是冲任损伤，胎元不固。中医历来重视孕后的养护调理，提倡孕妇情志安和，静养其心；起居有度，静养其体；房事有节，用药平和，顾护胎气。中医主张通过饮食、情志、运动等方法安胎、养胎、长胎、保胎，使母体气血旺盛，达到先天培基、壮母益子、保产无忧、足月分娩的目的。

第二节　中医药在女性各生理期的养生保健

一、经期保健

经期是女性特殊的生理时期。中医学认为，女子“二七而天癸至，任脉通，太冲脉盛，月事以时下”。女性在月经期间，由于血海由满而溢，子宫处于泻而不藏的状态，此时血室开放，机体气血变化急骤，气血较为虚弱，若不注意保养调摄，则容易内受七情所伤，外为六淫所侵，可导致各种妇科疾病发生。

1. 注意保暖

女性行经期间，血室空虚，所谓“邪之所凑，其气必虚”，胞宫最易受寒邪侵袭，导致寒凝经脉，出现手足不温、少腹冷痛、经血色青带血块、月经后期，甚至宫寒不孕等症状。经期要避免涉水受凉，少摸凉水，空调温度勿调得过低，衣着勿穿过少，尤其要注意腹部保暖。如行经时觉得少腹冷痛，可外敷热水袋，使用电加热的中药护腰，或接受温和的艾灸保健。

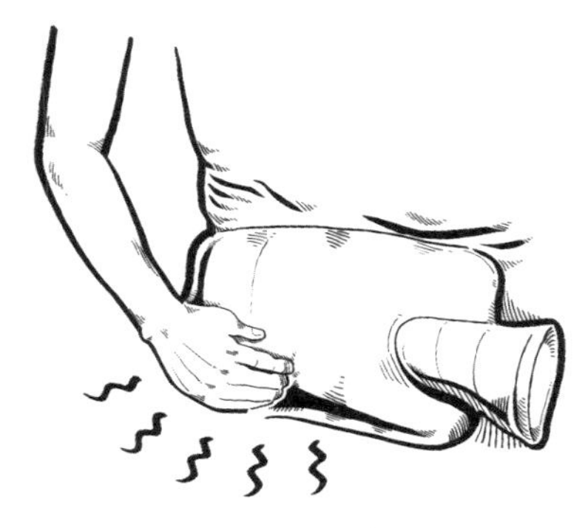

经期保暖

2. 劳逸结合

来月经是正常的生理现象，一般情况可照常工作、学习，从事一般的体力劳动，可以促进经血的正常排出。经期虽容易疲倦，但不宜久坐久睡，因身体长时间不活动可致胞宫处于瘀血状态，使经血排出不畅而感到腰酸腰痛。但要注意避免参加剧烈的体育活动和过度劳累，以免过劳伤气，血随气脱。此外，还应保证有充足的睡眠时间，以涵养气血。

3. 合理饮食

月经期饮食宜营养丰富而均衡，清淡温和，易于消化。除了不可过食寒凉生冷食物（指夏季的冰镇饮料、雪糕及中医认为性偏寒凉的食物）外，也不可多吃辛辣肥腻、香燥伤津的食物，以免动血耗血，使经量过多。可适当多吃优质蛋白及新鲜的水果、蔬菜，提高机体免疫力，保持大便通畅。

4. 注重卫生

由于经期时机体抵抗力相对较低，血室开放，外邪易乘虚而入，故应避免性生活，不坐浴，不到公共泳池游泳，使用质量有保证、透气舒适的卫生巾并经常更换，以避免引起妇科炎症。

5. 情志调节

经期里因经血下注，阴血偏虚，肝气偏旺。若女性不善于调整情绪，或因学习工作等精神压力过大，情绪焦虑抑郁，烦躁易怒，可使肝气升发不畅，导致肝气郁结或郁而化火，肝疏泄失职，从而出现经量过多，或经行不畅、夹有瘀块等症状。故女性在经期间应尽量保持心情舒畅，心境平和。

6. 中医药保健

女性在月经期间，可根据自己的体质适当选择一些中医药保健手段，以缓解和改善经期的不适症状，提高生活质量。

譬如，经期伴乳房胀痛、情绪闷闷不乐、痛经、经血排出不畅或有血块者，可以喝玫瑰花茶、桂花茶，可疏肝解郁，行气调经；月经不调、痛经、经行下肢水肿，可在经前吃益母草煮鸡蛋，活血调经，利水消肿；经行少腹拘急冷痛、手足不温、平素怕冷、经血暗紫有血块者，可吃当归生姜羊肉汤，取中极、关元、次髎、三阴交等穴位艾灸，或取粗海盐与具有温经暖宫、活血化瘀功效的中药，如红花、香附、当归等，一起炒制成中药盐包敷贴下腹部；气血不足者，可在经后喝点红枣桂圆乌鸡汤或四物汤、阿胶枣银耳羹等药膳滋阴养血。

值得注意的是，如果女性月经周期紊乱，经量过多或过少，行经时间过长或过短，或发生难以忍受的痛经，应及时到医院妇科诊治，接受进一步的检查，以便明确诊断，进行针对性的治疗。

二、青春期保健

青春期是指女性月经初潮到性器官发育成熟的时期，意味着从青少年阶段向成人阶段过渡。随着卵巢分泌雌激素增多，此时女性的心理和身体发生一系列明显的变化，如声调变尖、乳房发育、长出阴毛和腋毛、骨盆变得宽大、皮下脂肪增多、身材体态显现出典型的女性特征。少女的性意识觉醒，开始强烈关注自己的容貌和身材，对异性的好感和兴趣大增，对社会各种讯息的接收能力增强，却缺乏相关的性生理知识，并表现出明显的个性特征。可根据少女的心理和社会行为特点，帮助其树立正确的价值观，加强责任心和自我约束能力的培养，提高保健意识，培养良好的生活习惯，顺利地度过青春期。

1. 合理饮食

青春期是长身体的重要时期，需要大量丰富的营养物质。中医学认为，肾主生殖，为先天之本，但冲任气血旺盛也有赖于后天脾胃对水谷精微的化生，如此才能促进天癸发育，使月经正常来潮。故青春期少女应避免偏食和过度节食减肥，以免影响机体发育，注意摄入优质蛋白，日常荤素搭配，饮食多样化，保持均衡的营养。同时也要注意勿摄入过多高热量的食物，控制体重，避免肥胖。

2. 科学护理

指导青春期少女了解相关的生理知识，树立起正确的自我保健观念，注重经期卫生和护理，减少月经病的发生；及时佩戴大小适合的胸罩，不束胸，以免影响乳房发育；不滥用富含雌激素的药物和护肤品，不做过于成人化的装扮。新时代的女性不但是美丽的代名词，是经济和思想独立的个体，更肩负着孕育和培养下一代的责任，应鼓励青少年女性通过学习和日常熏陶，不断提高审美品位和个人素养，使其成年后身心健康，更好地承担未来在社会和家庭的角色。

3. 充足睡眠

青春期学习任务繁重，社会交际活动增多，再加上网络、影视、电玩等娱乐项目丰富，不少青少年为此严重透支睡眠时间。此期应保证每天至少有 7～8 小时的睡眠时间，避免熬夜，以满足身体快速发育的需要。

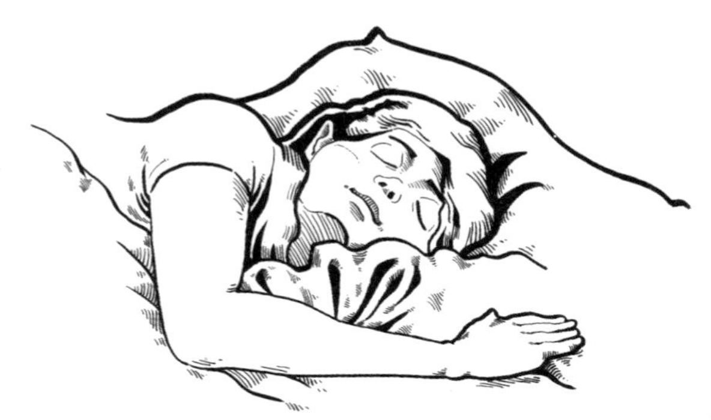

充足睡眠

4. 科普性知识

青春期少女既对性有强烈的好奇心，又对两性知识缺乏了解，容易在各诱惑下过早地出现性行为，从而危害少女的身心健康。在性发育前就要对少女要进行性知识的宣教，尤其是要普及性传播性疾病的预防等性安全教育，使其为维护自己的身心健康主动寻求保健服务。学校和家庭要关注少女身体和思想的变化，及时进行干预和提供人性化的帮助，以杜绝危害少女健康的危险行为。

三、婚姻期保健

结婚是男女双方建立家庭的开始，结束单身生活后开始共同生活，并共同承担起生养下一代的社会职能。从医学角度来看，结婚意味着性生活和怀孕、分娩、哺乳和抚养孩子。美好的婚姻生活是很多女人毕生追求的理想，也是女人幸福美满人生必不可少的组成部分。

1. 做好婚前检查

结婚前应做好婚前检查，以了解是否存在法律上规定的不宜结婚的疾病，如艾滋病、梅毒、淋病等；以及有遗传倾向不宜生育的某些疾病，如精神分裂症、躁郁症、先天性心脏病等，以便更好做出人生决策，使婚姻生活更加融洽、美满。

2. 优生优育

了解怀孕的原理，掌握好避孕常识，做好计划生育和优生优育，以避免意外怀孕，生育出健康的下一代。

3. 正确认识性

夫妻双方应该正确认识性的实质与学习性爱的技巧，彼此尊重，相互理解，适当表达自身的需求与愿望，发挥性爱在婚姻中的效用，促进融合，达成和谐。同时，应该保持良好的性卫生，事前事后清洗外阴，一方发现了可通过性传播的疾病，应暂停性生活或在性生活时戴安全套，并共同检查和治疗。

4. 经营婚姻

长期关系的稳定是需要维护和投入的，高质量的婚姻生活离不开双方在精神世界的彼此滋养、共同成长及对家庭建设的合作和付出。女性应在婚后保持自己的独立人格和价值，而不是在心理上和经济上依赖丈夫，为了丈夫和孩子放弃自己的成长。势均力敌的婚姻才更容易获得幸福，也更容易长久。

四、孕期保健

中医学认为，女性怀孕后，由于阴血下注，聚于冲任，以养胎元，故母体阴血不足，气盛易偏，容易出现气机逆乱的症状。譬如，妊娠早期，孕母最常见的有肝气太过，横逆犯脾，气逆上冲，可见恶心呕吐，不思饮食，或口味偏嗜。肝应酸味，故孕妇通常喜酸味食物。气有余便是火，故孕妇体质容易偏热，有“产前一盆火”的特点。根据母体的体质特点，适当运用中医药进行孕期保健，以缓解或改善孕妇在妊娠早期的不适症状，提高孕期的生活质量，使其心情愉快，孕至足月，顺利分娩。

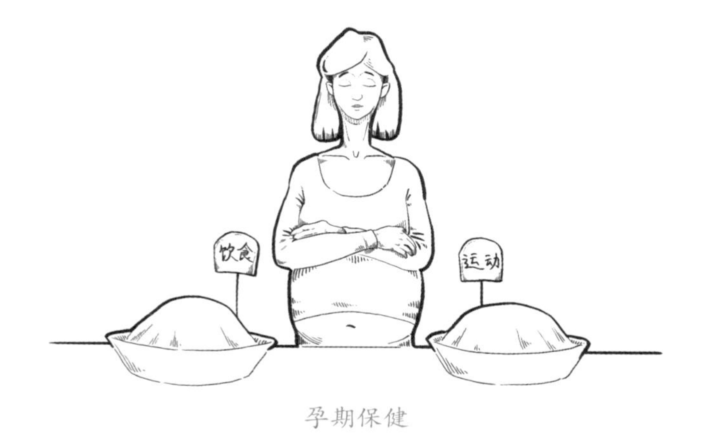

孕期保健

此外，中医非常重视胎教和优生优育。所谓“孕借母气以生，呼吸相通，喜怒相应，一有偏倚，即至子疾”，胎儿在胞宫里仰赖于母体的气血滋养而生长发育，与母体的气血、情志是一脉相通的，孕母在起居、性情、饮食、用药等方面对胎儿都会产生较大的影响。注重孕期保健，趋利避害，使孕妇气血旺盛，心情愉悦，可保胎元完固。

1. 起居有常

春暖夏热，秋凉冬寒，孕妇应顺应四时气候的变化，循时序，适寒温。六淫之邪，避之有时，人多嘈杂之地，宜少踏足。衣着宜宽松舒适，勿紧胸、束腰、缚腿，以免阻碍气血运行。日常生活作息有常，劳逸有度，动静结合。避免久坐久卧，可根据自己的体质情况，选择一些安全的锻炼项目，如孕妇体操、瑜伽、游泳、散步、跳舞等，帮助孕妇增强体质，控制体重，增加腹部肌肉力量，为顺利分娩创造有利条件。同时，孕妇也要注意避免久行久立、负重、攀高涉险，以及参加过于剧烈的运动，以免触动胎气，导致早产。

2. 饮食调理

中医学认为，妇人受胎后，调理饮食至为重要。口味常清淡，烹饪宜精熟，营养丰富均衡，且易于消化，食物要多元化，尽量避免膏粱厚味、煎炙辛辣和偏嗜偏食。多吃新鲜蔬果，使大便通畅。勿寒凉伐胃，但也不宜过于温补，常得清纯和平之气，否则易致胎动、胎热、胎动不安，甚至流产。

3. 调畅情志

孕期七情太过，如喜怒无常、忧思过度等，可导致脏腑功能异常和气血逆乱，不仅影响孕妇的健康，而且有碍胎儿的正常发育。中医历来讲究精神调摄，要求孕妇清心养性，品行端正。据西汉贾谊《新书·胎教》中记载，3000多年前周武王妃怀着文王时就“立而不跛，坐而不差，笑而不喧，独处不倨，虽怒不骂”，并认为这就是胎教。孕妇“行坐端严，性情和悦，常处静室，多听美言，令人诵读诗书，陈说礼乐”，可修身养性，陶冶性情，令五脏安和，气血顺调，促使胎儿正常发育，为其将来的性格打好基础。

4. 谨慎房事

在长达9个多月的孕期里，夫妇俩难免会“为爱鼓掌”。房事过频过剧，可耗损肾精，扰动胎气，故妊娠期间宜谨慎房事。尤其在孕期的前3个月里，应尽量避免性生活，有过先兆流产的女性应禁止性生活。

5. 合理用药

孕妇原来患有慢性疾病，需长期服药控制治疗的，应在医生的指导下监测服用，切勿认为所有药物都会影响胎儿健康就擅自停药、减药，母体病情不稳定或复发，对胎儿的健康威胁可能更大。此外，孕妇患感冒等疾病，需检查和服用药物治疗的，也应提前咨询医生并严格遵医嘱服用。认为中药材无毒副作用就随意服用的是一个认知误区，凡有峻下、逐瘀、破气、滑利、芳香走窍功效及有毒的中药，应列入孕妇使用药物的黑名单。

6. 按时产检

产检是根据胎儿和孕妇的不同生理阶段制订的检查方案，可连续观察胎儿在宫内发育是否正常，以及孕妇的营养状况和身体情况等，及时发现胎儿的病变和孕妇妊娠并发症，早期进行干预和治疗。

五、产褥期保健

产褥期是指女性分娩后，全身各器官除乳腺外，形态和功能恢复到正常所需要的时间，一般需要 6 周左右的时间。坐月子是我国特有的传统风俗习惯，距今已有 2000 多年的历史，产妇在分娩后用一个多月的时间进行休养，以免落下缠绵难愈的月子病，从而顺利度过女性从女儿到为人母的人生心理和生理转折阶段。

据宋代《妇人大全良方》记载：“产后身痛夫产则血气劳伤，脏腑虚弱而风冷客之，冷搏于血气，血气不能温于肌肤，使人虚乏疲顿，致羸损不平复。若久不平复，若久不瘥，风冷入于子脏，则胞脏冷，亦使无子，谓之风虚劳损也。”可见，女性在产褥期里气血亏虚，若没有做好保健工作，不慎感寒涉冷，则可致日后体质虚弱，甚至罹患不孕症。“当时虽未觉大损，满月之后即成蓐劳。手脚及腰腿酸重冷痛，骨髓间飕如冷风吹，继有名医亦不能疗。大都产妇将息，须是满百日方可平复。大慎”。

西方女性因摄入大量奶酪、红肉等高热量食物，性格外向好动，气血旺盛，体质偏温热，故没有坐月子的说法。东方女性则饮食大多荤素搭配，多静少动怕晒，审美崇尚体形纤瘦，体质壮实者少。正常人的筋骨腠理是处于闭合状态的，产妇分娩时用力努挣，筋骨腠理大开，亡津伤血，产后四肢百骸空虚，宛若护卫身体的大门洞开，此时若摄生稍有不慎，如吹冷风，喝冷饮，以凉水洗头、沐浴等，风、寒、湿等邪气最易

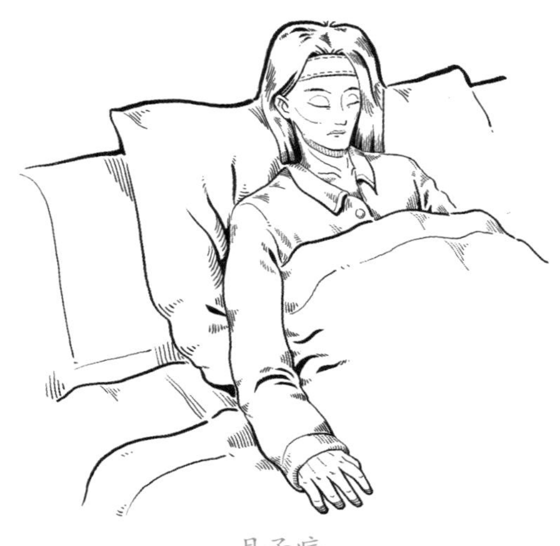

月子病

乘虚入侵，留滞经络、关节，可使经脉气血运行不畅。当产褥期结束后，产妇全身的筋骨腠理都会逐渐恢复到正常的闭合状态，此时则有如闭门留寇，月子期间进入体内的寒邪等外邪，也会随之地被闭锁在体内，并从此留下后患。寒邪流注阻筋骨、经脉，不通则痛，故见肢体、骨节重着，怕风怕冷，遇寒则加剧；气血受阻不达，筋脉失养，故见关节、肢体麻木、酸痛等。这些难言的症状在产后往往延至数月，或经年不愈，有的甚至到老年仍未痊愈，严重影响了患者的正常生活。个别产妇因产后体质严重下降，恹恹难息，甚至引发心理障碍，不但无法继续工作，而且影响了家庭和睦。此外，产妇产后还要承担起哺乳的重担。中医学认为，乳汁为气血所化。因此，坐月子并非陈规陋习，是东方女性根据本民族的生活习性和体质特点，科学对待产褥期的保健，可有效地预防产后风等月子病的发生。

1. 慎避风寒

产后应根据不同的季节和环境，穿合适的衣物，要慎避风寒，勿贪凉喜饮、猛吹风扇或空调，但也不能一味死捂，不知变通地让产妇穿着过分厚紧的衣服，大暑天也不采取降温措施，任由产妇扛热，大汗淋漓，以致腠理疏松，气随汗脱，更易感受风寒外邪。

2. 饮食调补

产后应加强饮食营养，提高免疫力，多吃一些中医学认为可温补气血、祛瘀生新的食物，所谓“正气存内，邪不可干”，以增强自身体质，提高抗御外邪的能力，帮助子宫复旧，为新生儿提供优质的母乳，也为产妇日后的健康打下良好的基础。产妇也可以吃蔬菜水果，但月子餐里的蔬菜水果应该是适量且中正平和，避免摄入寒凉生冷和肥甘厚味之品。《傅青主女科》指出："新产后禁膏粱远厚味，如饮食不节必伤肠胃。"

中医在产妇食补方面积累了不少行之有效的经验做法，在民间深受认可。例如，新产一周后饮用著名的生化汤，月子里进食广东传统的乌醋猪脚姜、木耳煮鸡酒等，具有行气温经、活血化瘀的功效，可祛瘀生新，养血活血，帮助产妇子宫复旧、排除恶露。临床实践证明，抓住产褥期的调理时机，在不同阶段适时介入祛瘀、温补、通调，寓通于补，产妇的体质可乘坐月子之机得到彻底恢复，甚至对于原本体质虚弱又虚不受补的产妇，若产后有特殊的进补机会，体质会"更上一层楼"。

3. 居家静养

"邪之所凑，其气必虚"。产妇产后体质虚弱，应保证充足的睡眠时间，勿过早劳作，或过早开始剧烈运动，尤其不能搬抬重物，避免到人多的公共场所，以免损伤正气，感染病邪。

4. 关爱孕妇

坐月子的传统习俗，实际上是中国人举全家之力，从精神上关心、身体上悉心照顾产妇的表现。在家人营造的爱的氛围中，产妇也要注意调节自身情绪，保持心情愉悦，乐观豁达。家人要密切观察产妇的情绪变化，若发现其有抑郁症状，应带其及时就诊和治疗。

5. 产后运动

产妇在营养充足、休息充分的基础上应及早下床活动，循序渐进地参加体育运动，可促进腹部及骨盆肌肉群功能恢复，同时也有助体内阳气生化，预防产后风的发生。

六、围绝经期保健

围绝经期是女性从生殖期过渡到老年期的一个特殊生理阶段。此期女性的卵巢功能减退，雌激素水平急剧下降，进入绝经期，生育功能从旺盛转向衰退乃至丧失。体内受雌激素影响的器官和组织也会发生系列变化，部分女性会出现抑郁焦虑、潮热盗汗、心悸失眠等更年期综合征。此外，更年期也是多种老年疾病的萌发期，如骨质疏松、心脑血管疾病等。

中医学认为，女子“七七之年”，肾气渐衰，冲任二脉亏虚，可致阴阳失调，气血不和。若调摄得当，可避免或缓解围绝经期综合征。

1. 精神调摄

围绝经期女性应正确认识自己的生理变化，衰老是人生不可避免的自然规律，无论处在人生的哪个阶段，都要树立正确的健康意识，保持愉快的心情和良好的生活方式。这对提高生活质量、延缓衰老具有积极作用。消除对围绝经期不必要的紧张、焦虑和恐惧情绪，避免不良的精神刺激。临近退休阶段，应学会逐渐调整自己的生活重心，从忙碌的职场打拼和照顾家庭，转向关注自己的身体状况和丰富内心的精神世界。可根据自己的性格爱好选择适当的方式怡情养性，积极参加社交活动，遇事少计较，保持心胸豁达，乐天知命。

2. 控制体重

随着新陈代谢水平和体能的进一步下降，围绝经期女性大多出现明显的发福现象，脂肪堆积，肌肉流失加快，身材开始变得松垮、走形，骨质开始疏松。肥胖不但会使外观显老，而且带来一系列健康问题，如高血压、高血脂、糖尿病、痛风等慢性基础性疾病。控制好体重，就能管住很多健康问题。围绝经期女性饮食应以低脂、新鲜而富于营养的蔬菜水果及含优质蛋白质的乳制品、白肉为主，每餐摄入七八分饱就好，口味以清淡为宜。进入初老阶段，围绝经期女性仍然可以参加很多运动项目，如游泳、快走、跳舞等。尤其是一些中等强度的无氧运动，如平板、俯卧撑、卷腹、阻力训练等，既可增加肌肉量，也可减脂，同时也锻炼了心肺功能。

3. 定期体检

这个年龄段是各种慢性病和肿瘤的高发时期，即使觉得自己身体健康也要定期到医院体检，以便及早发现疾病的蛛丝马迹，及早进行干预和治疗。

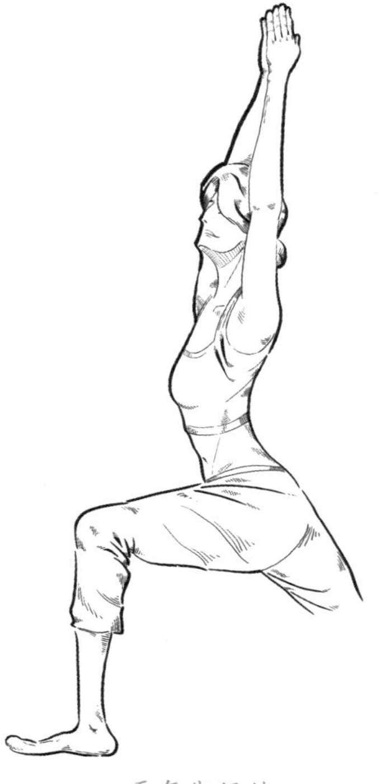

更年期保健

4. 切勿滥补

有的围绝经期女性为了留住青春，延缓衰老，改善围绝经期的不适症状，大量摄入蜂王浆、雪蛤膏、蛋白粉等保健品。其中不少保健品富含雌激素，很容易导致月经紊乱，引发子宫内膜癌和乳腺等方面的疾病。此外，一些外用精油同样可能含有雌激素，经常接受乳腺按摩、卵巢保养等美容项目，也有“中招”的风险。

5. 及时就诊

部分围绝经期女性认为，像潮热、烦躁、失眠、心悸等围绝经期综合征症状是自然老化的生理现象，因而选择了默默忍受，不愿意去医院就医。实际上，中西医结合对围绝经期综合征有较好的临床疗效，患者应及早就医控制。围绝经期近期症状有焦虑、潮热、出汗等，远期症状则包括泌尿生殖道萎缩、心血管疾病发生率增高、骨质疏松等。如果得不到重视和有效治疗，会给患者的生活带来很大的影响。

第二章

月经病的中医药防治

第一节　月经不调

一、正常的月经是怎样的

在女性一生中，最光彩照人、最充满女性魅力的阶段，都有月经相伴。从这个意义上说，月经是女性的朋友，是慈爱的“大姨妈”。只要“她”还能有规律地依约而来，就能让你更具女性魅力，让你实现生儿育女的理想，保护你骨骼和心脑血管的健康。

月经又称月事、例假，俗称“大姨妈”。当女性生殖功能成熟，子宫内膜会随着卵巢每月周期性的激素改变而出现有规律的周期性脱落而出血，所以称为月经。女性月经初潮的时间会受到多方面因素的影响，个体的差异容易导致月经初次来潮的年龄不同。绝大多数青春期女孩在 10 ～ 15 岁的时候月经来潮，极少数早于 10 岁或迟于 18 岁才来月经。女性的绝经年龄一般为 45 ～ 55 岁，月经期的平均值为 35 年左右。

正常情况下，女性的月经周期为 21 ～ 35 天，平均 28 天，一次月经通常持续 3 ～ 7 天，月经量 20 ～ 80mL。

二、月经不调有哪些表现

月经不调是妇科常见疾病，表现为月经周期或出血量的异常，可伴月经前、经期的腹痛及全身症状，其病因可能是器质性病变或是功能失常。主要症状有以下几点。

1. 月经先期

月经先期指月经提前 7 天以上，甚至 10 多天一次，连续 3 个月经周期以上。

2. 月经后期

月经后期指月经推迟 7 天以上，甚至 3 ～ 5 个月，连续 2 个月经周期以上。

3. 月经先后不定期

月经先后不定期指月经没有正常周期，有时提前，有时推后在 7 天以上，连续 3 个月经周期以上。

4. 经期延长

经期延长指月经周期基本正常，但行经时间超过 7 天以上，甚至点滴流血至半个月才干净。

5. 月经过多

月经过多指月经周期正常，但一个月经周期的失血量超过 80mL，可伴有头晕、心慌、乏力等贫血症状。

6. 月经过少

月经过少指月经周期正常，但一个月经周期的失血量少于20mL，甚至点滴即净，或经期缩短到2天内，月经量也少，均为月经过少。

三、哪些因素可导致月经不调

1. 精神刺激

长期的情绪压抑、精神紧张或遭受重大精神刺激和心理创伤、过度劳累等，都可导致月经失调。这是因为女性的月经受下丘脑－垂体－卵巢轴的调节，情绪和精神压力对内分泌有着较大的影响，当女性受到重大精神刺激，或压力较大时，就会导致月经失调。

2. 疾病影响

某些疾病，如脑垂体病变、贫血、甲状腺疾病、子宫肌瘤、子宫内膜异位症等可并发月经不调的症状。

3. 环境变化

女性经期受到寒冷刺激，如摄入冰冻饮料，身体受害，尤其是小腹受凉，会使盆腔内的血管过分收缩，可引起月经过少甚至闭经。因此，女性日常生活应注意经期防寒避湿。此外，旅行、转换学习或工作环境等因素，也会导致月经受影响。

4. 减肥节食

在当今以瘦为美的审美时代里，节食减肥成为不少女性的日常自我要求。但过度节食减肥，导致体内脂肪过低，会把“大姨妈”拒之门外。这是因为脂肪是雌激素的合成来源，当体脂率过低时，雌激素合成障碍，就会影响月经来潮，导致经量稀少甚至闭经。若女性的体脂率低于17%，月经就不来了；低于21%，月经也会不规律。因此，追求身材苗条的女性要科学减肥，并非越瘦越好，体脂率应维持在正常范围内。

5. 嗜烟好酒

长期吸烟饮酒不但是不健康的生活习惯，而且可对月经周期产生较大的负面影响。酒精会干扰月经周期正常活动，烟里面的有毒化学物质尼古丁可刺激血管收缩。研究显示，每天吸烟1包以上或饮高度白酒100mL以上的女性，月经失调者是不吸烟、不饮酒女性的3倍。

四、如何治疗月经不调

患者首先最好到医院妇科诊治，了解引起月经不调的具体原因。如果排除了器质性病变，仅仅是月经时间推后或者提前，患者首先要放松心情，改变自己的生活习惯，尽量使月经周期自行恢复正常。

1. 西医治疗

对于月经不调，西医学的治疗原则是找出病因，再针对具体病因进行相应的治疗。常见处理如下。

（1）内分泌失调

对于月经后期者，可用孕激素促进月经来潮；对于月经先期或先后不定期者，可用雌激素加孕激素周期疗法，也可以使用复方短效口服避孕药来调整月经周期。对于甲状腺功能异常引起的月经不调，需要治疗甲状腺疾病来调经。

（2）子宫器质性病变

譬如子宫肌瘤、子宫内膜息肉引起的月经失调，可以根据患者的具体情况选择手术治疗，如宫腔镜检查、诊刮、腹腔镜治疗等。

（3）卵巢病变

譬如卵巢囊肿，需要根据囊肿的大小、性质、增长的速度来决定是否需要手术治疗。

2. 中医治疗

中医主要是通过辨证论治的方法，根据了解月经的量、颜色及全身症状，结合舌象和脉象进行整体辨证分型，从调理女性的体质入手，纠正月经不调的症状。中医对月经不调的主要分型如下。

（1）气血两虚

常见症状：月经提前或推迟，月经量增多或减少，经期延迟或缩短，或伴有头晕眼花，精神疲倦，胃口不好，面色苍白或萎黄，大便偏烂。舌淡红，苔薄白，脉细或弱。

常用方药：归脾汤加减。白术 15g，人参 10g，黄芪 15g，当归 10g，甘草 5g，茯苓 15g，远志 10g，酸枣仁 10g，木香 10g（后下），龙眼肉 10g，生姜 10g，大枣 15g。

若兼有唇色暗、舌底静脉曲张等血瘀证者，可在方中加炒蒲黄10g，五灵脂10g。

药膳食疗：杞子红枣煲鸡蛋。将枸杞子20g，红枣8枚，鸡蛋2个一同放入锅中煮，待鸡蛋煮熟后剥去壳，再煮片刻即可，吃蛋饮汤。

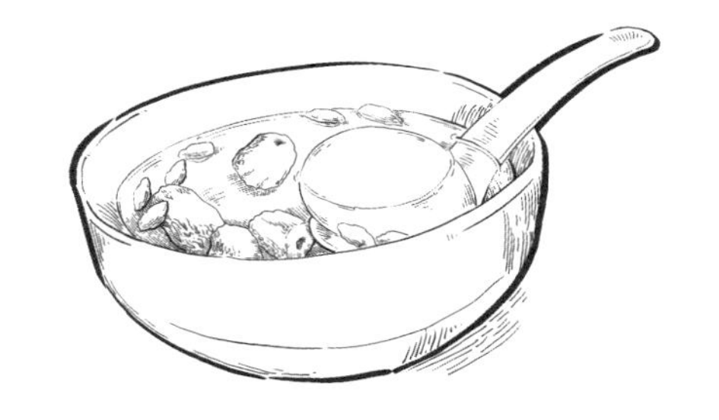

杞子红枣煲鸡蛋

穴位自我按摩：选足三里（双侧交替进行）、气海，大拇指点压，重按轻放，每次2～3分钟，每天3次。

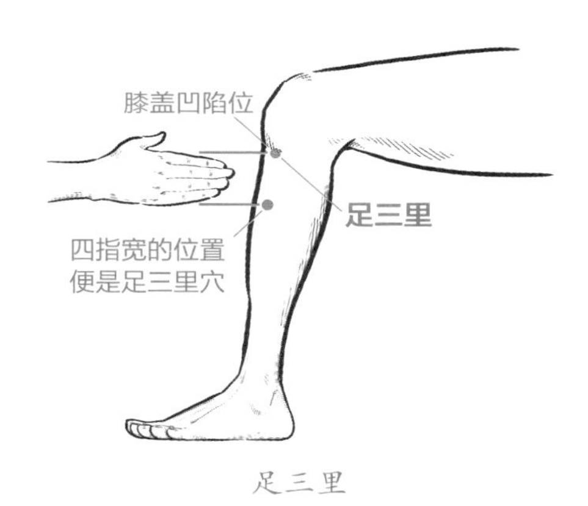

足三里

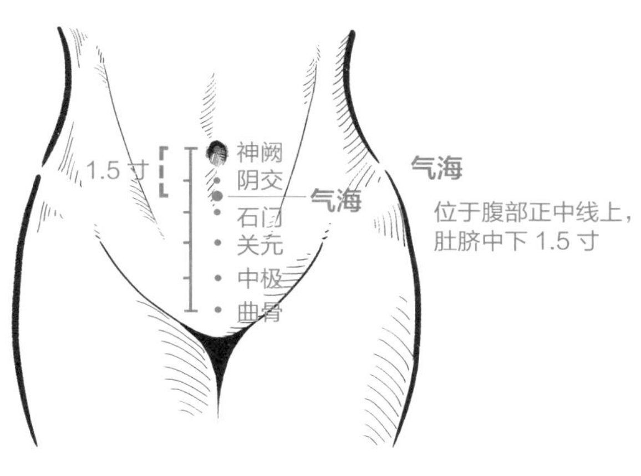

气海

（2）寒凝胞宫

常见症状：月经推后，月经量少，经血中夹杂有瘀块，小腹冷痛，热敷可缓解小腹疼痛，伴有手足不温，怕冷，脸色青白，食欲不振，恶心易吐。舌暗红，苔白，脉沉紧。

常用方药：温经散寒汤加减。当归 10g，川芎 10g，白术 10g，胡芦巴 10g，炒五灵脂 10g，川楝子 10g，延胡索 10g，制香附 10g，小茴香 10g，艾叶 10g。

若伴有头晕、乏力、容易疲劳等气虚症状，方中可加用黄芪 15g，党参 10g，陈皮 10g 等。

药膳食疗：当归生姜羊肉汤。当归 10g，生姜 15g，羊肉 500g。生姜切片。锅中放水，加入羊肉，焯水去腥、去血沫。锅中放水，大火煮沸，倒入煮过的羊肉及药材，大火炖 1.5 小时，加盐调味即可。

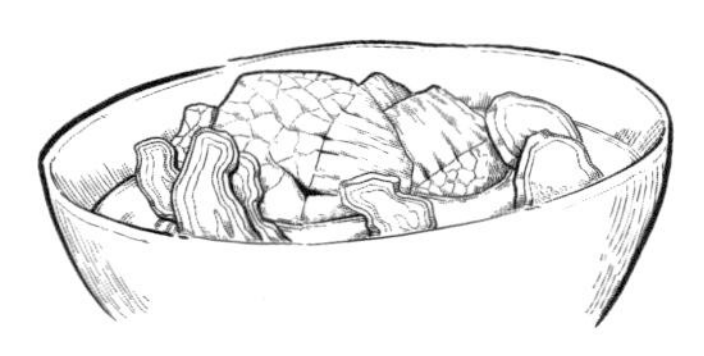
当归生姜羊肉汤

穴位自我按摩或艾灸：关元、血海、三阴交、归来、命门，大拇指点压，浅按快放，每次 2 ～ 3 分钟，每天 3 次；或点燃艾条后悬灸以上穴位。

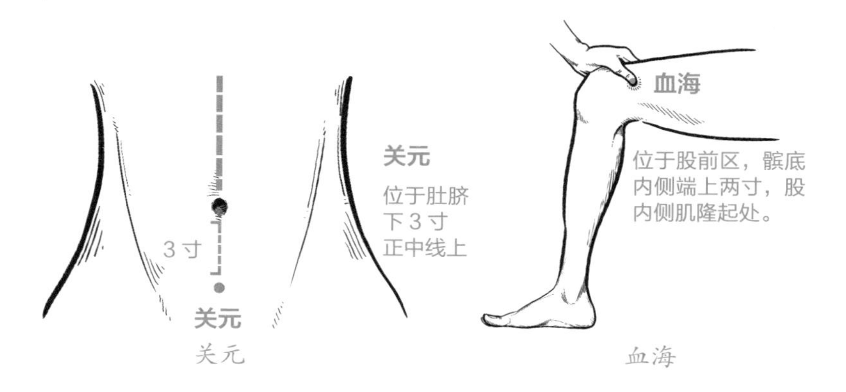

关元　　血海

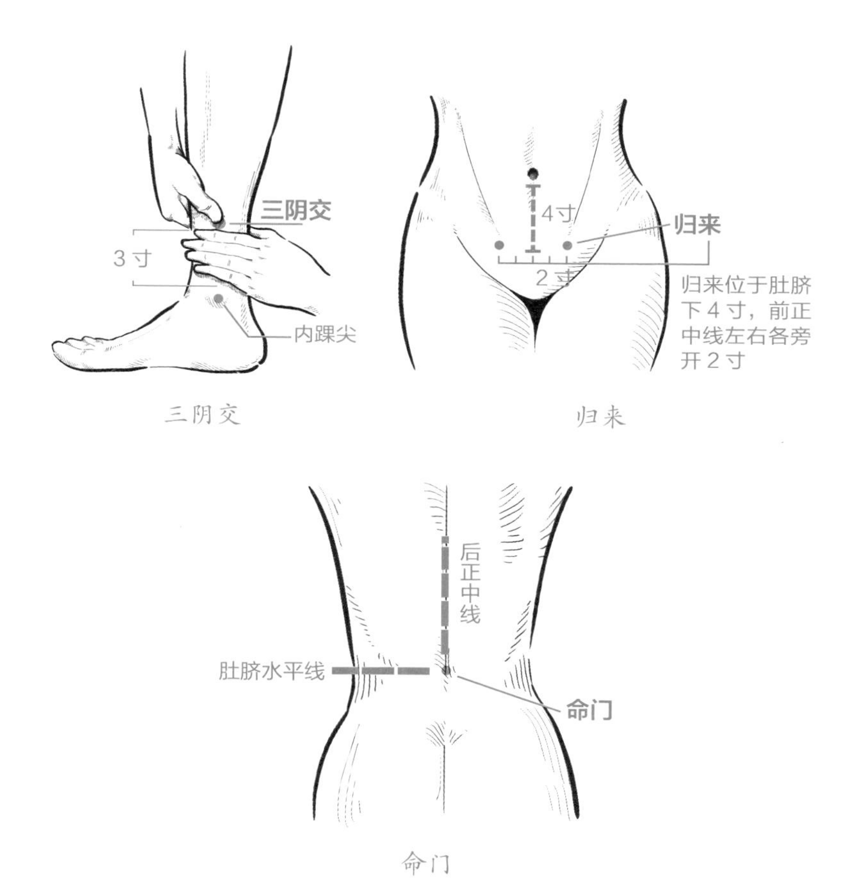

三阴交　　归来

命门

（3）气滞血瘀

常见症状：月经周期没有规律，月经量或多或少，月经颜色较暗，有血块，或伴有痛经，情绪不好，或焦虑，或烦躁易怒，经前乳房胀痛。舌暗红，苔白，脉弦。

常用方药：血府逐瘀汤合柴胡疏肝散加减。五灵脂10g，当归10g，川芎10g，桃仁10g，牡丹皮10g，赤芍15g，乌药10g，延胡索10g，甘草5g，香附10g，红花5g，枳壳10g。

药膳食疗：玫瑰花茶。每次取玫瑰花 5 ～ 10 朵，放入杯子中，用热水冲泡 10 分钟即可（可放入白糖或蜂蜜调味）。

穴位自我按摩：内关、足三里、三阴交、脾俞、阴陵泉、太溪等，大拇指点压，浅按快放，每次 2～3 分钟，每天 3 次。

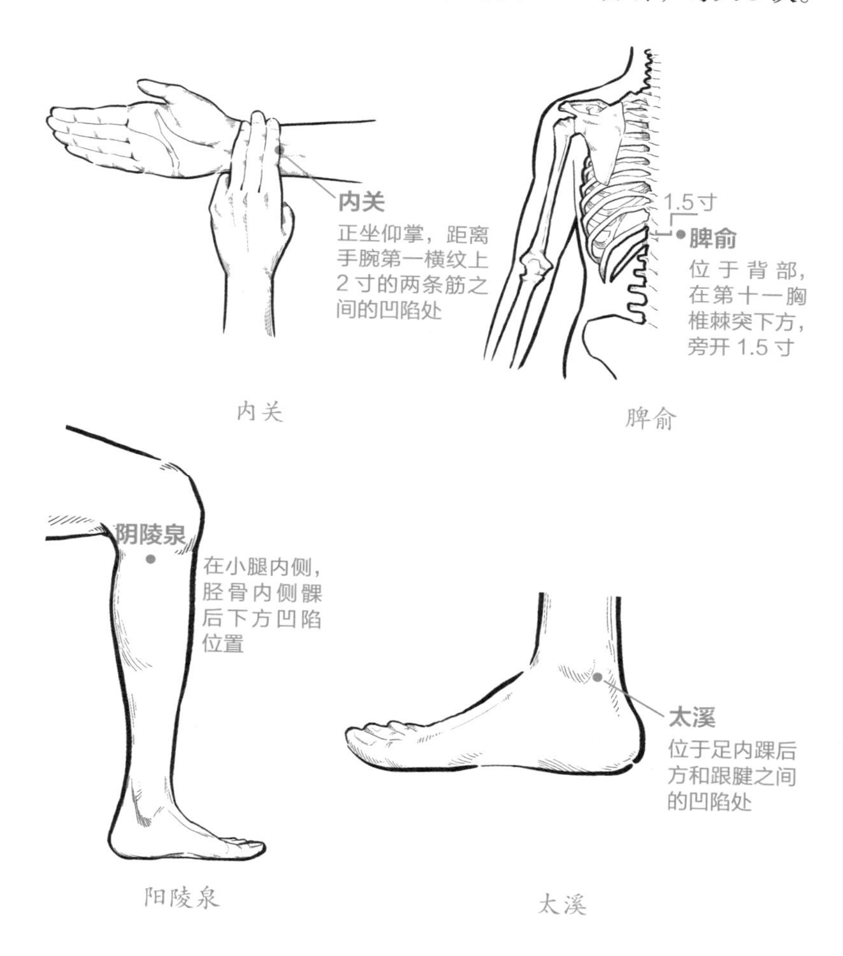

内关　　脾俞

阳陵泉　　太溪

（4）阴虚血热

常见症状：月经先期，行经时间延长，量多，月经颜色鲜红，质稠，咽干舌燥，潮热颧红，手足心热，大便干结。舌红，苔少，脉细数。

常用方药：两地汤合二至丸加减。生地黄 15g，地骨皮 10g，麦冬 10g，白芍 15g，玄参 10g，女贞子 10g，墨旱莲 10g。

药膳食疗：沙参玉竹炖排骨。沙参 15g，玉竹 15g，生姜 3 片，排骨 200g。将材料放入炖盅内，加水 500mL，隔水炖 1 ～ 2 小时即可。

穴位自我按摩：关元、血海、三阴交、足三里，大拇指点压，重按轻放，每次 2 ～ 3 分钟，每天 3 次。

（5）湿热内蕴

常见症状：行经时间延长，量不多，色暗红，质黏腻，或伴白带增多，色黄，口渴不欲饮，大便臭秽黏腻。舌红，苔黄腻，脉濡数。

常用方药：固经汤加减。黄芩 10g，黄柏 10g，椿根皮 10g，败酱草 10g，鱼腥草 10g，龟甲 15g（先煎），香附 10g，白芍 15g。

药膳食疗：薏米莲子赤小豆汤（粥）。薏苡仁 15g，莲子 15g，赤小豆 15g，可加瘦肉 200g，煮汤，或直接清汤，或煮粥均可。

穴位自我按摩：关元、血海、三阴交、丰隆、行间、地机等，大拇指点压，浅按快放，每次 2 ～ 3 分钟，每天 3 次。

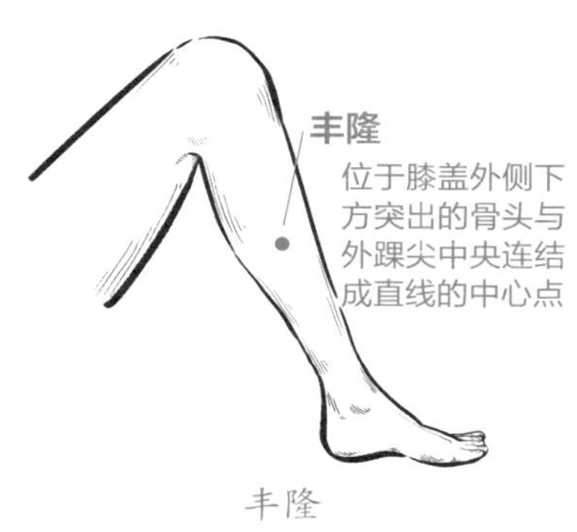

丰隆

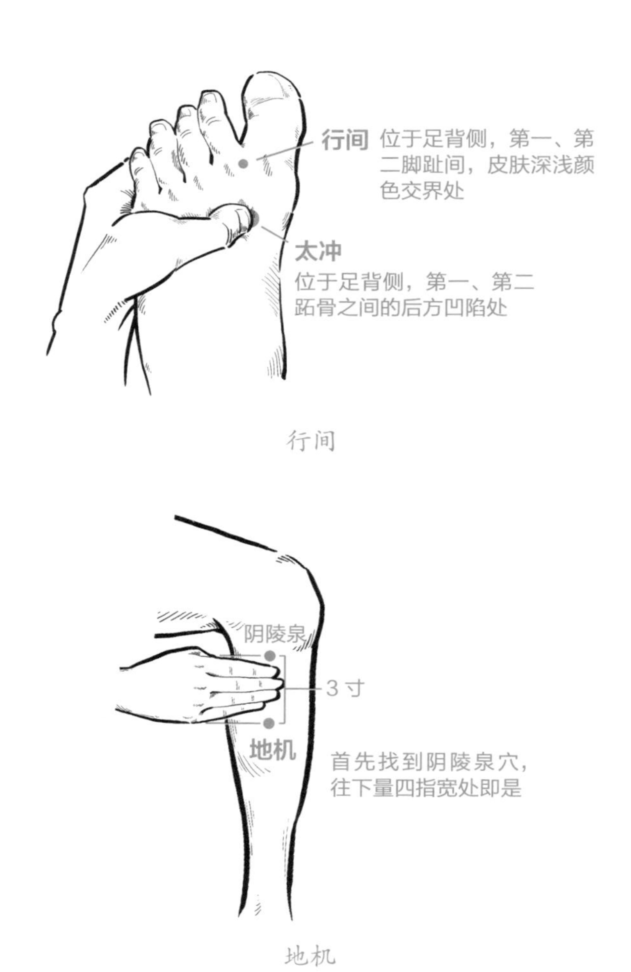

行间

地机

五、如何预防月经不调

部分女性的月经不调是由于日常不健康的生活方式和习惯引起的，预防月经不调应该从饮食保健、生活作息、情志调摄、体育锻炼等方面入手。

1. 调畅情志

学会缓解压力，保持心情愉快，可避免不良情绪对内分泌的影响。

2. 合理膳食

避免偏食和过度节食减肥，注意营养均衡，荤素搭配，避免碳酸饮料保鲜剂，避免烟酒，避免长期摄入寒凉生冷的食物，保持大便的通畅。同时也要注意勿摄入过多高热量的食物，控制体重，避免过度肥胖。

3. 休息规律

起居有时，保证充足的睡眠，避免熬夜和过度疲劳。

4. 适当运动

女性不但平时应该坚持运动，而且即使在月经期间，适当地参加运动也是有好处的，可以促进经血排出，减缓月经期引起的不适症状。但经期里不宜进行剧烈的体育运动，也不能参加游泳、滑雪等运动。

5. 经期保健

经期应注意会阴部卫生，勤换卫生巾，避免经期性生活。经期尤其注意保暖，避免受寒受凉，经期不冲冷水澡。

发现有月经不调症状需及早进行调理，反复拖延加重者，譬如月经过多引起贫血等，将导致体质严重下降，甚至影响日常工作学习及生育功能。

第二节　闭经

一、为什么会出现闭经

闭经是一种常见的妇科症状，是指从未来过月经，或月经周期建立后又停止。闭经并非全都是病理症状，在青春期前、妊娠期、哺乳期及围绝经期后不来月经，属于正常的生理性闭经，不需要治疗。

临床上说的闭经通常是指病理性闭经，在女性到了青春期或超过青春期，还没到围绝经期的育龄时期里，在排除了怀孕、哺乳后，没有月经或月经停止的情况。这是由中枢神经下丘脑 - 垂体 - 卵巢轴及子宫的各个环节的功能性或器质性病变引起的闭经，医学上分为原发性闭经和继发性闭经。

原发性闭经是指年龄超过 14 岁，但第二性征未发育，或者年龄大于 16 岁，第二性征已发育，月经还未来潮。

继发性闭经是已经建立正常月经周期之后，月经停止来潮 6 个月以上，或者按自身原来的月经周期停止 3 个周期以上。

在排除了妊娠和哺乳期、绝经期的生理性闭经后，凡是出现闭经都应该到医院就医，查明原因。

二、哪些因素可引起闭经

引起闭经的常见原因有精神应激、体重过低或肥胖、营养不良、持续过度运动、极寒环境、长期应用避孕药及某些精神类药物等，以及部分脑肿瘤、卵巢功能紊乱、子宫发育异常，或因宫腔手术、放疗后导致宫腔粘连等。临床上的继发性闭经，如多囊卵巢综合征、产后大出血导致的希恩综合征、人流手术后等都可导致闭经。此外，还有溢乳性闭经、肥胖性闭经、厌食性闭经、结核性闭经和药物性闭经等。

引起闭经的原因比较多，医生会通过询问病史，进行妇科检查或相关的辅助检查，如超声、内分泌、宫腔镜等，了解其有无节食减肥，避孕方法、甲状腺功能有无异常等，找出导致其闭经的确切原因，再针对具体病因进行相应的治疗。

三、如何治疗闭经

1. 西医治疗

西医对闭经的治疗原则主要是针对具体的发病原因进行对症治疗。譬如，闭经的原因在于卵巢性激素水平低，从而导致子宫内膜无周期性变化的，多用雌孕激素类药物；病变在垂体，因垂体前叶的器质性病变（如垂体肿瘤）引起闭经的，通过手术等方法处理；由于神经性厌食、营养不良症、药物抑制、闭经溢乳综合征、多囊卵巢综合征等，导致下丘脑功能失调影响垂体，进而影响卵巢而引起闭经的，通过改善营养、调整药物、治疗相应疾病等措施以达到治疗目的；精神因素引起闭经的，要对患者进行心理治疗，解除精神压力。此外，还要结合患者有无生育要求等个性化需求，以选择是否行促排卵治疗和辅助生殖治疗等。

2. 中医治疗

中医学认为女子月经的产生是肾气、天癸、脏腑、气血、经络相互协调作用于胞宫，使之定期藏泻的生理现象。中医文献中有“闭经”“不月”“月事不来”等记载，当脏腑、天癸、气血、冲任任何一个环节发生功能失调都会导致闭经。闭经的病机有虚有实，虚为血海空虚，源头不足，无血可下，如壶中缺水，虽倾倒亦无水泻出；实为邪气壅阻，脉道不通，经血不得下行，如壶中虽有水，但因出口为外物所堵塞，水也不能倾泻。病机虚实不同，治疗上攻补各异。月经周期是一个定期藏泻的过程，故治疗原则为虚则补其蓄积；实则疏通经络，以泻其邪；虚实夹杂者，攻补兼施。以下为本病常见的中医辨证分型。

（1）虚证

①肾阳不足

常见症状：月经初潮时间推迟，或月经后期量少，渐至闭经，头晕耳鸣，腰痛，畏寒肢冷，性欲冷淡，小便清长，夜尿多，大便溏薄，面色晦暗，或目眶暗黑。舌淡，苔白，脉沉弱。

常用方药：十补丸。炮附子 15g（先煎），五味子 10g，山茱萸 10g，炒山药 15g，牡丹皮 10g，鹿茸 10g，熟地黄 15g，茯苓 15g，肉桂 10g，泽泻 10g。

若闭经日久，畏寒肢冷甚者，酌加菟丝子 10g，紫河车 10g；夜尿频数者，酌加金樱子 10g，覆盆子 10g。

药膳食疗：羊肾汤。羊肾 1 对，肉苁蓉 15g，枸杞子 10g，巴戟天 10g，熟地黄 10g。羊肾切片与药物共煮 30 ～ 40 分钟，弃药渣，食盐调味，食肉饮汤。

穴位自我按摩：合谷、足三里、商阳、关元，用指压法按摩刺激，重按轻放，每次 2 ～ 3 分钟，每天 3 次。

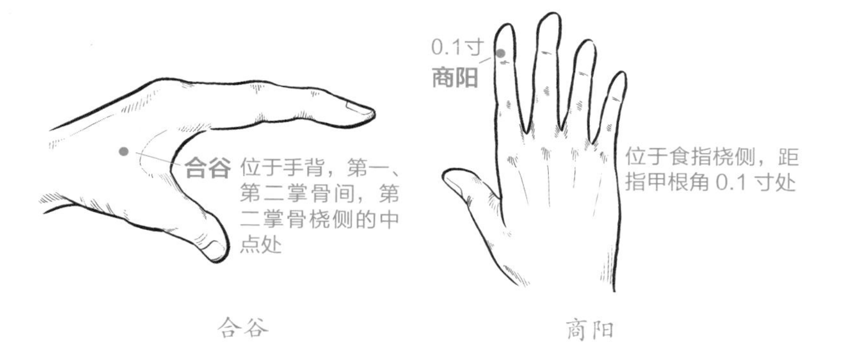

合谷　　商阳

②肾阴不足

常见症状：月经初潮推迟，或月经后期量少，渐至闭经，头晕耳鸣，腰膝酸软，或足跟痛，手足心热，潮热盗汗，心烦少寐，颧红唇赤，尿黄而少，大便干结。舌红，苔少或无苔，脉细数。

常用方药：左归丸。熟地黄 15g，山药 10g，枸杞子 10g，山茱萸 10g，川牛膝 10g，菟丝子 15g，鹿胶 10g，龟甲胶 10g。

若见潮热盗汗者，酌加青蒿 10g，鳖甲 10g，地骨皮 10g；心烦不寐者，酌加柏子仁 10g，丹参 15g，珍珠母 15g；阴虚肺燥，咳嗽咯血者，酌加白及 10g，仙鹤草 15g。

药膳食疗：怀山枸杞水鱼汤。怀山药 20g，枸杞子 10g，水鱼 1 条，生姜、盐适量。把水鱼洗净切块放锅中，加入怀山药、枸杞子、生姜，加水适量，大火烧开后转慢火煮 1 小时，加盐调味即可食用。

穴位自我按摩：按摩涌泉，每日睡前用拇指来回推按 100 次左右。

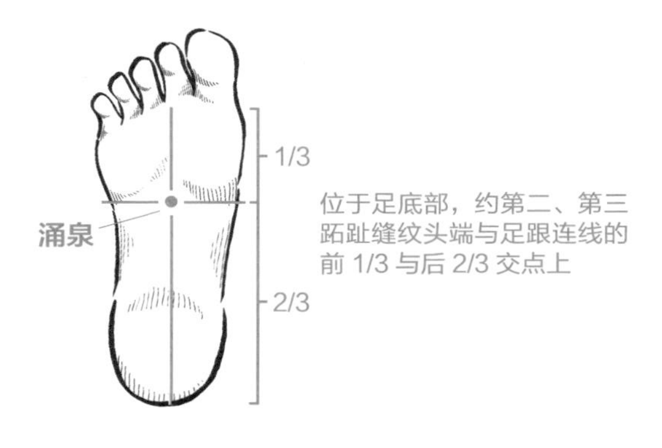

涌泉

③脾胃亏虚

常见症状：停经数月，神疲肢倦，食欲不振，脘腹胀闷，大便溏薄，面色淡黄。舌淡胖有齿痕，苔白腻，脉缓弱。

常用方药：参苓白术散加味。党参 10g，白术 10g，茯苓 15g，炒白扁豆 15g，甘草 5g，山药 15g，莲子肉 15g，桔梗 10g，薏苡仁 15g，砂仁 10g（后下）。

药膳食疗：党参乌鸡汤。乌鸡 1 只，洗净去皮切块，党参 20g，麦冬 15g，五味子 10g，生姜 3 片，加水适量，大火烧开后转慢火炖 30 分钟左右，加盐适量调味即可喝汤吃肉。

穴位自我按摩：关元、三阴交、足三里、天枢，用指压法按摩刺激，重按轻放，每次 2 ～ 3 分钟，每天 3 次。

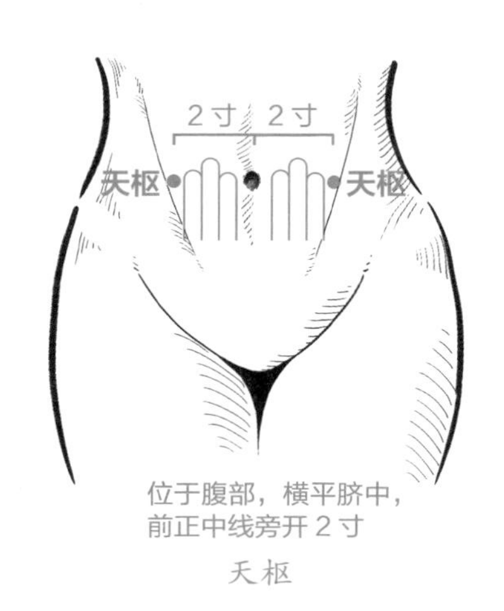

天枢

④气血虚弱

常见症状：停经数月，头晕眼花，心悸怔忡，少寐多梦，皮肤不润，面色萎黄。舌淡，苔少，脉细。

常用方药：小营煎加味。当归 10g，熟地黄 15g，白芍 15g，山药 15g，枸杞子 10g，炙甘草 10g，鸡内金 10g，鸡血藤 10g。

药膳食疗：姜丝炒墨鱼。姜丝适量，墨鱼 250g 洗净切片，加油同炒，当菜食用。

穴位自我按摩：天枢、关元、期门、血海，用指压法按摩刺激，重按轻放，每次 2 ～ 3 分钟，每天 3 次。

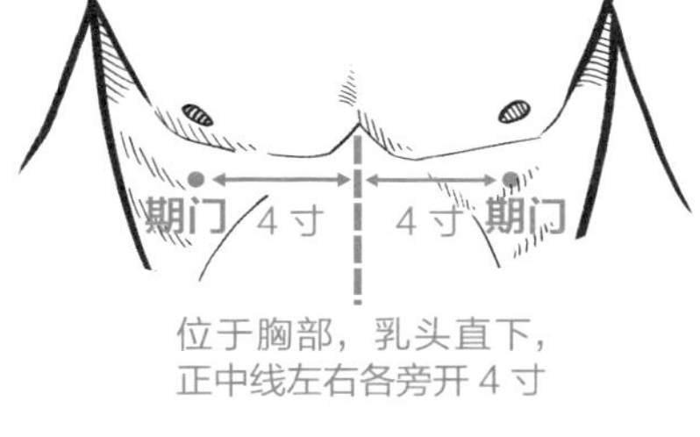

期门

（2）实证

①气滞血瘀

常见症状：停经数月，小腹胀痛拒按，精神抑郁，烦躁易怒，胸胁胀满，嗳气叹息。舌紫暗或有瘀点，脉沉弦或涩而有力。

常用方药：膈下逐瘀汤。当归 10g，赤芍 10g，桃仁 10g，川芎 10g，枳壳 10g，红花 5g，延胡索 15g，五灵脂 10g，牡丹皮 10g，乌药 10g，香附 10g，甘草 5g。

药膳食疗：香附桃仁粥。香附 20g，桃仁 15g，粳米 50g，红糖 30g。香附、桃仁水煎取液，与粳米、红糖同入砂锅，加水适量，用文火煮成稀薄粥。温食用，连服 3 ～ 5 日。

穴位自我按摩：神门、内关、天泉、曲池、合谷，用指压法按摩刺激，重按慢放，每次 2 ～ 3 分钟，每天 3 次。

②寒凝胞宫

常见症状：月经停闭数月，小腹冷痛拒按，得热则痛缓，形寒肢冷，面色青白。舌紫暗，苔白，脉沉紧。

常用方药：温经汤。吴茱萸 10g，麦冬 10g，当归 10g，白芍 15g，川芎 10g，党参 10g，桂枝 10g，阿胶 10g（烊化），牡丹皮 10g，生姜 10g，甘草 5g，法半夏 10g。

若小腹冷痛较剧者，酌加艾叶 10g，小茴香 10g，姜黄 10g；四肢不温者，酌加制附子 10g（先煎），淫羊藿 10g。

药膳食疗：当归羊肉汤。当归 25g，羊肉 500g，生姜适量，羊肉汆烫后，将羊肉、生姜放入炖锅中，加水适量，大火烧开后转小火炖 1 小时，再加入当归炖 15 ～ 20 分钟，加盐调味即可食用。

穴位自我按摩：拇指揉按脚底子宫反射区、生殖腺反射区 3 ～ 5 分钟，力度可稍大，推按足部膀胱反射区、输尿管反射区、肾反射区、肾上腺反射区 3 ～ 5 分钟，力度可稍大，以感觉酸胀痛为宜。可以点燃艾灸盒或艾灸盆里的艾条，置于少腹部。

③痰湿阻滞

常见症状：停经数月，带下量多，色白质稠，形体肥胖，或面浮肢肿，神疲肢倦，头晕目眩，心悸气短，胸脘满闷。舌淡胖，苔白腻，脉滑。

常用方药：丹溪治湿痰方。苍术 10g，白术 15g，半夏 10g，茯苓 15g，滑石 10g，香附 10g，川芎 10g，当归 10g。

药膳食疗：薏米陈皮粥。薏苡仁 30g，陈皮 6g，大米适量，加水适量煮粥服用。

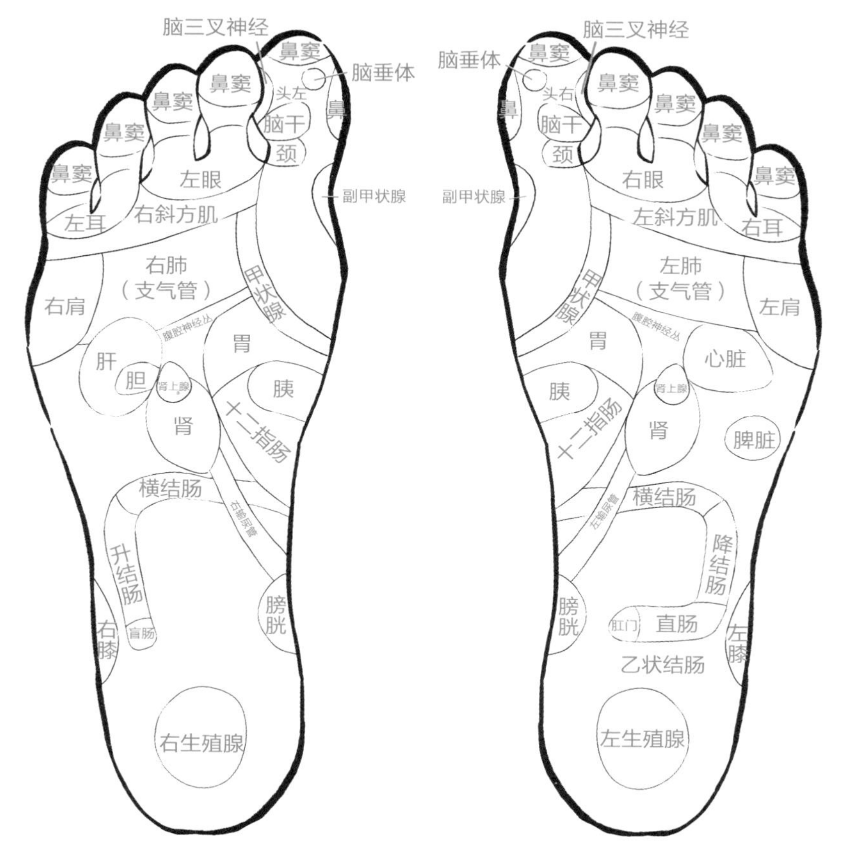

足底反射区

穴位自我按摩：点按关元、三阴交、足三里、血海，每处约按 1 分钟，每天 3 次。可点燃艾条，悬灸以上穴位。

值得注意的是，对顽固性闭经单用中药或西药效果不佳者，可采用中西药结合周期治疗，待起效后逐渐减少西药剂量，进行中医药治疗。

四、如何预防闭经

1. 营养均衡

注意饮食有规律，食物摄入要多元化，营养搭配要均衡，尤其要注重蛋白质的摄入，如肉类、蛋类、鱼类、豆制品等。此外，应多摄入蔬菜水果和适当的坚果类食物，勿偏食。注意保持合理的体重，不要过度节食和追求过低的体重。

2. 劳逸结合

健康的生活习惯是身体健康的基础。女性在平时的生活中要养成良好的作息习惯，尽量避免经常性熬夜，戒烟戒酒。坚持劳逸结合，避免过度劳累和过度运动，以免使人体免疫功能下降，内分泌系统紊乱，诱发闭经。

3. 避免久坐

久坐会直接影响盆腔生殖器官的血液循环，进而影响卵巢的正常功能，从而诱发闭经。适当运动，如打八段锦、练瑜伽、跳舞、跑步等。这样就能增强体质，提高人体的免疫力和抵抗力，使身体的机能保持正常。

4. 合理用药

有些药物必须在医生指导下服用，防止其不良反应。长期使用精神类药物、避孕药等可能导致闭经，当出现月经异常时，需与主治医生沟通，及时调整治疗方案。

5. 心情舒畅

保持一颗喜乐的心是防治多种疾病的良药，心情舒畅能使人体的内分泌系统稳定。女性若长期情绪抑郁不舒，可直接对乳房和卵巢产生不良影响。中医学认为肝经循行路线经过乳房和输卵管、卵巢，乳房和卵巢是相通的，长期肝气郁结直接影响卵巢功能，加重闭经。

6. 积极治疗

月经过少或月经后期都可发展为闭经，积极治愈月经过少或后期，可以减少闭经的发病率。

7. 避免人工流产

反复多次人工流产可破坏子宫内膜，引发闭经。女性应自尊自爱，避免意外妊娠。

第三节　痛经

一、痛经有哪些表现

痛经是指行经前后或月经期间出现下腹部疼痛、坠胀，伴有腰酸或其他不适，严重者可伴有恶心、呕吐、冷汗淋漓、手足厥冷，甚至剧痛晕厥，亦称经行腹痛。在育龄期里，几乎每个女性在一生中都或多或少地出现过痛经的症状。

痛经可分为原发性痛经和继发性痛经。

原发性痛经是指生殖器官无器质性病变的痛经，通俗地说，就是经过医生检查也查不出来生殖器官有问题的痛经。这种痛经在青春期多见，常在初潮后 1 ～ 2 年内发病，以伴随月经周期规律性发作的小腹疼痛为主要症状。

继发性痛经是指由盆腔出现器质性疾病，如子宫内膜异位症、子宫腺肌症等引起的痛经。通俗地说，这种痛经就是生殖器官有问题而引起的，应该到医院进行治疗，相应的疾病治好了，痛经也就痊愈了。继发性痛经多在月经来潮初期数年后才逐渐出现，并可能会逐渐加重。

二、为什么会出现痛经

原发性痛经多半是由于患者平时体质虚弱，缺乏锻炼，对经期生理反应敏感性过强所致。譬如，有些人对体内所分泌的前列腺素敏感性比较低，疼痛的阈值比一般人低一些，或者体内分泌的前列腺素相对比较多，所以每次月经来潮时就会感觉疼痛。另外，还有些人的子宫弯曲度过大，过度前倾或者过度后屈，这种情况会使经血排出受阻，导致子宫痉挛，经血排出时引起子宫收缩，感觉疼痛。

继发性痛经患者本身生殖器官就有问题，如盆腔炎症、盆腔充血综合征、肿瘤或子宫内膜异位症、子宫腺肌症、子宫内膜息肉、子宫肌瘤、黏膜下肌瘤、宫腔粘连、宫颈狭窄、子宫畸形、宫内节育器、处女膜闭锁、阴道横隔等，均可引起痛经。

三、如何治疗痛经

1. 西医治疗

对原发性痛经患者，可通过心理疏导、适当的休息和保暖、合理的运动来缓解，当疼痛不能忍受时，可以口服止痛药或注射解痉药来缓解。临床实践证明，服避孕药者，痛经发生率明显降低，对有避孕要求的痛经患者，可以口服避孕药或宫内放置药物环来解决。

继发性痛经主要是由相应生殖系统疾病引起的，故需要先治疗会引发痛经的生殖系统病变。譬如，盆腔炎的患者经抗炎治疗后盆腔状况改善，痛经的情况也会缓解；宫颈狭窄的患者在分娩后宫颈会得到一定程度的改善，经血排出不畅引起的痛经减轻；对于子宫内膜异位症、子宫腺肌症引起的痛经，需根据患者的年龄和有无生育要求来决定是否手术及手术方式。

2. 中医治疗

中医学认为，女子在月事期间，冲任二脉气血骤变，可导致胞宫的气血运行不畅，“不通则痛”；或胞宫失于濡养，“不荣则痛”，发为痛经。临床上四诊合参，根据患者的体质情况，常分型如下。

（1）气滞血瘀

常见症状：经前或经期小腹胀痛拒按，胸胁、乳房胀痛，经行不畅，经色紫暗有块，块下痛减。舌紫暗，或有瘀点，脉弦。

常用方药：膈下逐瘀汤。五灵脂 10g，当归 10g，川芎 10g，桃仁 10g，牡丹皮 10g，赤芍 10g，乌药 10g，延胡索 10g，甘草 5g，香附 10g，红花 5g，枳壳 10g。

药膳食疗：调经草汤。肥瘦猪肉、调经草各 60g，葱、姜、八角、茴香各少量，豆油、盐、糖、料酒各适量。猪肉、调经草洗净，猪肉切成小块，调经草及八角、茴香装入纱布袋备用；炒锅内加入少量油，油热后放入猪肉，翻炒至水气散出时，加清水 1000mL，放入盐、糖、料酒及纱布袋，汤开后改用文火煮 90 分钟即可，佐餐食。

穴位自我按摩：期门、足三里、命门、太溪等，大拇指点压，浅按快放，每次 2 ～ 3 分钟，每天 3 次；或点燃艾条后，悬灸以上穴位。

（2）寒凝胞宫

常见症状：经前或经期小腹冷痛拒按，得热则痛减，经血量少，色暗有块，畏寒肢冷，面色青白。舌暗，苔白，脉沉紧。

常用方药：少腹逐瘀汤。小茴香 2g，干姜 5g，延胡索 10g，没药 5g，当归 10g，川芎 10g，官桂 3g，赤芍 10g，生蒲黄 10g（布包），五灵脂 6g。

药膳食疗：生姜大枣饮。生姜 20g，大枣 3 ～ 5 枚，红糖适量。前两味加水煎，去渣取汁，入红糖烧煮即可。经前 3 ～ 5 天开始，连服 1 周。

穴位自我按摩：中极、次髎、地机、三阴交、关元、归来等，大拇指点压，浅按快放，每次 2 ～ 3 分钟，每天 3 次；或点燃艾条后，悬灸以上穴位。

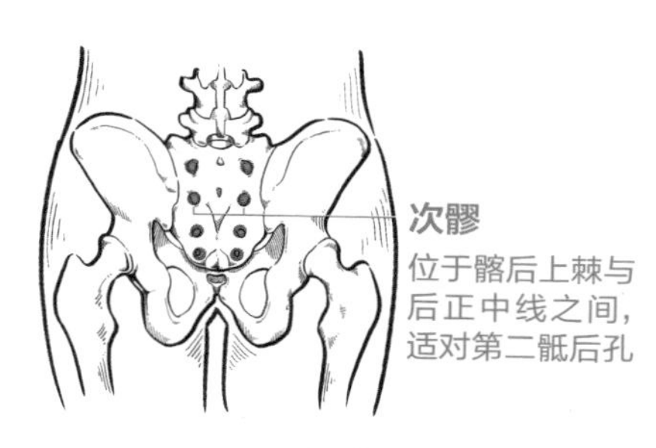

次髎

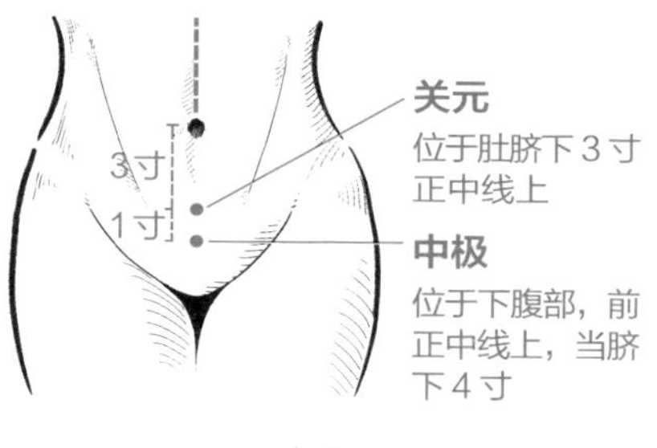

中极

（3）湿热蕴结

常见症状：月经前或经期小腹灼痛拒按，痛连腰骶，或平时小腹痛，至经前疼痛加剧，经量多或经期长，经色紫红，质稠或有血块，平素带下量多，黄稠臭秽，或伴低热，小便黄赤。舌红，苔黄腻，脉滑数或濡数。

常用方药：清热调血汤加减。牡丹皮10g，黄连3g，生地黄15g，当归10g，白芍10g，川芎10g，红花5g，桃仁10g，莪术10g，香附10g，延胡索10g，红藤10g，败酱草10g，薏苡仁15g。

药膳食疗：茵陈山楂饮。茵陈20g，山楂10g，金银花10g。上药洗净后放入锅内，加水适量，烧开后转慢火，煮30分钟左右，可加入适量红糖，分次服用。

穴位自我按摩：中极、阴陵泉、三阴交、太白等，大拇指点压，浅按快放，每次2～3分钟，每天3次。

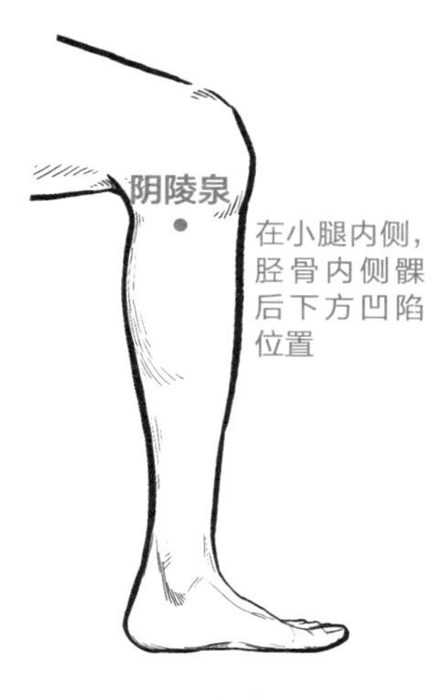

阴陵泉

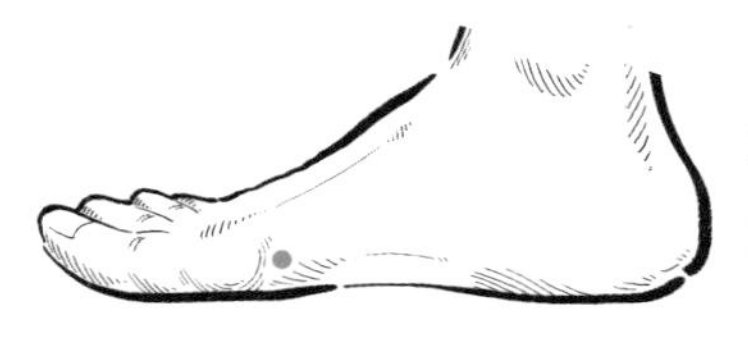

太白

（4）肝肾亏损

常见症状：经期或经后小腹隐隐作痛，喜按，月经量少，色淡质稀，头晕耳鸣，腰酸腿软，小便清长，面色晦暗。舌淡，苔薄，脉沉细。

常用方药：益肾调经汤。杜仲10g，续断10g，熟地黄10g，当归10g，白芍10g，益母草15g，艾叶10g，巴戟天10g，乌药10g。

药膳食疗：枸杞女贞甲鱼汤。甲鱼1000g，枸杞子30g，山药（干）45g，女贞子15g。将甲鱼宰杀，洗净切块，女贞子用纱布包好；将甲鱼、山药、女贞子，同枸杞子共入锅中炖烂，拣去药包即可食用。

穴位自我按摩：血海、三阴交、归来、关元等拇指点压，慢按快放，每次2～3分钟，每天3次。

（5）气血虚弱

常见症状：经期或经后小腹隐痛喜按，月经量少，色淡质稀，神疲乏力，头晕心悸，失眠多梦，面色苍白。舌淡，苔薄，脉细弱。

常用方药：黄芪建中汤加减。黄芪15g，桂枝10g，白芍10g，生姜10g，炙甘草10g，大枣15g，当归10g，党参10g。

药膳食疗：归芪酒。当归150g，黄芪150g，红枣100g，黄酒 500mL。上四味加盖密封 7 天即可饮用，每天 2 次，每次 10mL，经前 5 天开始饮用。

穴位自我按摩：气海、关元、足三里、三阴交、涌泉等，拇指点压，慢按快放，每次 2 ～ 3 分钟，每天 3 次。

四、如何预防痛经

坚持良好的生活习惯有助于预防痛经的发生。

1. 避免长期饮用冷饮，减少穿露脐装，注意腹部的保暖，特别是经期保暖，避免受寒及经期感冒。

2. 保持外阴清洁，注意经期卫生。如果是使用卫生棉条，及时更换棉条，减少细菌滋生及上行感染。

3. 调畅情志，保持乐观积极的心态，精神处于过度紧张的状态，使人对疼痛更加敏感。

4. 保证足够的休息和睡眠，避免熬夜，生活作息不规律容易引起内分泌失调，加重痛经症状。

5. 坚持规律而适度的锻炼，但在月经期也要避免过于剧烈的运动。

6. 避孕工具的选择很重要，育龄期间避孕，使用避孕药发生痛经的概率明显要低于使用宫内节育器。

7. 戒烟限酒，烟和酒的成分都会对月经的生理过程有干扰，容易导致痛经的发生。

8. 定期检查和规范治疗妇科病。

第三章

妊娠病的中医药防治

妊娠病是指在妊娠期间发生的与妊娠有关的疾病。妊娠病不但影响孕妇的健康，还可妨碍胎儿的正常发育，甚至造成堕胎、小产。因此，孕妇在怀孕前后应注意预防妊娠病的发生和发病后的调治。

中医学认为，女性受孕以后，阴血聚于冲任以养胎，致使孕妇机体处于阴血偏虚、阳气偏亢的生理状态。同时，随着胎儿渐长，往往影响到孕妇气机的升降。这些怀孕后的生理变化，多数孕妇都能够适应，但对于素有脏腑气血偏盛偏衰，或孕后复感邪气者，则可累及脏腑、气血或冲任，从而发生妊娠病。

第一节　先兆流产

一、什么是先兆流产

先兆流产一般指妊娠28周以前出现阴道少量流血、下腹部或者腰部出现阵发性的疼痛。一般在临床检查中，胎儿大小基本与孕周相近，胎膜完整，宫口未开，子宫内没有妊娠物流出。如果不及时采取措施，有可能会造成流产。

中医把妊娠期出现阴道少量出血，而无腰酸、腹痛、小腹下坠者，称为胎漏；把妊娠期间有腰酸、腹痛、小腹下坠，或伴有阴道少量出血者，称胎动不安。两者均属西医学所称的“早期先兆流产”范畴。

二、先兆流产有哪些症状表现

正常的妊娠女性在停经后，可能会出现乏力、嗜睡、食欲不振、恶心、呕吐、尿频，多数症状到妊娠 3 个月后自行好转。如果出现以下症状，就要警惕先兆流产。

1. 停经

很多先兆流产的患者都有明显的停经症状，所以出现停经时也应该警惕先兆流产。

2. 阴道流血

先兆流产一般出血量少，常为暗红色，或为血性白带，但有时可达 4 ～ 5 天或 1 周以上。

3. 腹痛

在出现阴道流血后，可伴有肛门坠胀感、轻度下腹痛或腰背痛等不适。

三、哪些因素可引起先兆流产

1. 染色体异常

这是最常见的导致先兆流产的原因，包括染色体数量异常及结构异常两大类。

2. 母体自身疾病

孕妇全身性的疾病、全身的感染、高热及严重的心力衰竭、严重的贫血、严重的高血压、慢性肾炎、慢性炎症、先天子宫发育异常及重度的营养不良等均可以导致流产。

3. 某些疾病的感染

弓形体病、单纯疱疹、病毒、人型支原体感染、巨细胞病毒感染等均可导致流产。

4. 不良生活习惯

孕妇如有吸烟、酗酒、过量饮用咖啡、过度劳累等不良生活习惯，以及吸食海洛因等，可引起流产。

5. 有害环境

孕妇长期吸入甲醛、苯、铅等有害化学物质，可引起流产。

四、如何治疗先兆流产

1. 西医治疗

西医主张孕妇卧床休息，禁止性生活。黄体功能不足者应用黄体酮肌注及口服孕酮类药物；阴道出血多时加用止血类药物；孕周大于12周，有明显宫缩感，可用静脉滴注间苯三酚缓解宫缩。

2. 中医治疗

中医学认为，肾主生殖，为冲任之本，胞胎系于肾，故在补肾固冲安胎的基础治疗方法上，同时根据临床辨证分型治疗。先兆流产中医辨证分型如下。

（1）肾阳亏虚

常见症状：阴道少量出血，色淡暗，小腹坠痛，腰酸痛，两膝酸软，头晕耳鸣，夜尿频多，或屡有堕胎。舌质淡，胎薄白，脉沉细滑。

常用方药：寿胎丸加味。菟丝子 15g，桑寄生 15g，阿胶 5g（烊化），川续断 10g，苎麻根 10g，杜仲 10g。

药膳食疗：杜仲母鸡汤。杜仲 15g，母鸡 100g，生姜 15g。上三味炖汤，加入适量食盐即可。

（2）脾胃气虚

常见症状：阴道少量出血，色淡，腰酸痛，食欲不振，头晕耳鸣，神疲乏力，腹胀，大便溏泻。舌质淡，胎薄白，脉细缓滑。

常用方药：寿胎丸合补中益气汤加减。菟丝子 15g，桑寄生 15g，阿胶 5g（烊化），川续断 10g，党参 15g，炒白术 10g，怀山药 10g，黄芪 10g。

药膳食疗：党参杜仲粥。党参 30g，杜仲 30g，糯米 100g。前两味煮好后去渣取汁，与糯米一起煮至熟烂食用。

（3）肾虚血热

常见症状：阴道少量出血，色鲜红或深红，腰酸痛，小腹下坠，两膝酸软，夜尿频多，心烦少寐，口干咽燥，手足心热，小便短黄，大便干结。舌质红，苔黄或苔腻，脉滑数或脉滑细数。

常用方药：寿胎丸合保阴煎加减。生地黄 15g，熟地黄 10g，白芍 10g，黄芩 10g，黄柏 10g，续断 10g，菟丝子 15g，桑寄生 15g，阿胶 5g（烊化），墨旱莲 10g。

药膳食疗：枸杞苗炒蛋。枸杞苗 100g，鸡蛋 3 枚；鸡蛋打散炒熟后加入枸杞苗，一起炒熟后加入适量食盐。

（4）气血虚弱

常见症状：阴道少量出血，色淡质稀，小腹坠痛或伴腰酸痛，神疲乏力，心悸气短，面色苍白。舌质淡，苔薄白，脉细缓滑。

常用方药：胎元饮加减。党参 15g，白术 15g，熟地黄 10g，当归身 5g，桑寄生 15g，白芍 10g，杜仲 10g，陈皮 10g，炙甘草 5g。

药膳食疗：乌鸡糯米粥。乌鸡 1 只，糯米 100g。将乌鸡切小块煮烂后加入糯米，一起煮烂后放入食盐即可食用。

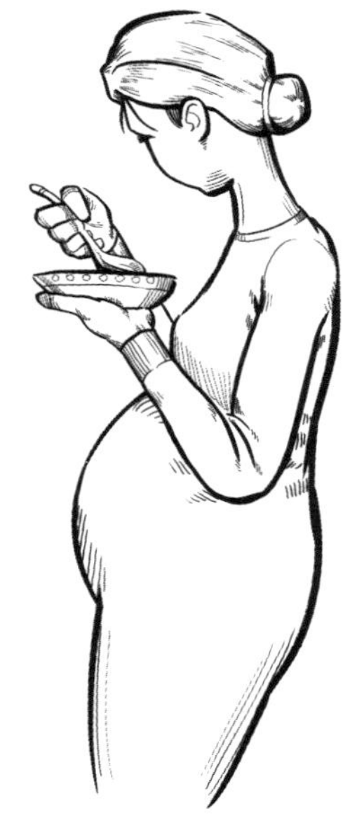

孕期食疗

（5）肾虚血瘀

常见症状：阴道少量出血，色暗红，腰酸痛，或有妊娠外伤史，小腹刺痛，耳鸣头晕。舌暗红，苔薄白，脉涩或细滑。

常用方药：寿胎丸合加味圣愈汤加减。黄芪 15g，党参 15g，当归 5g，三七 3g，熟地黄 10g，白芍 10g，菟丝子 15g，桑寄生 15g，阿胶 5g（烊化），杜仲 10g，续断 10g，砂仁 5g（后下）。

药膳食疗：阿胶鸡蛋羹。鸡蛋 1 个，阿胶 20g。阿胶烊化，鸡蛋加入适量盐打散，加入阿胶中，一起煮熟。

五、如何预防先兆流产

1. 孕期保持外阴清洁，怀孕 3 个月内应禁止性生活。

2. 避免激烈运动和劳累过度，建议穿平底、软底鞋防滑倒。

3. 作息规律，饮食宜清淡而富含营养食物，保持情绪稳定。

4. 密切观察自己的身体，发现出现先兆流产的症状，应马上卧床休息。

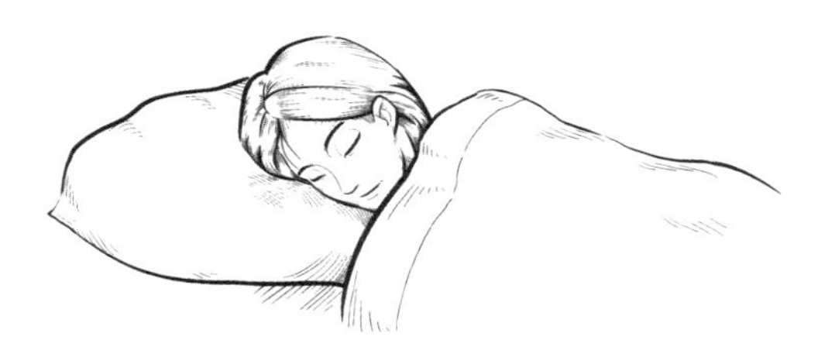

卧床休息

5. 妊娠期应定期复查妊娠相关的血 HCG、孕酮值及 B 超，了解胚胎发育情况。

6. 既往有自然流产史的患者，更应及早在孕前进行体质调理，孕后及早进行安胎治疗。安胎的治疗时间应超过以往流产发生周数的

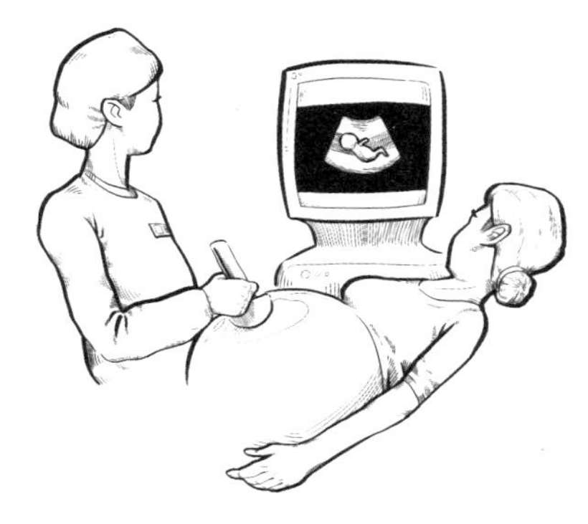

孕期定期检查

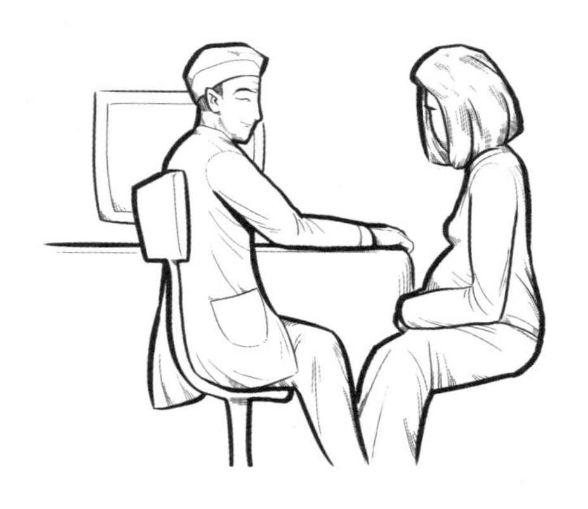

做好孕前检查

2 周以上。

7. 应避免一切引起流产或诱发胎儿畸形的不良因素，如接触放射线、服用对胎儿有害的药物等。

第二节　妊娠恶阻

一、什么是妊娠恶阻

正常妊娠早期，即受孕后 2 ～ 3 个月，会出现轻微恶心、呕吐反应，但如果反复出现以恶心、呕吐，或食入即吐为主要症状的孕期病症，甚至不吃东西也吐者，伴有头晕厌食，中医称为妊娠恶阻。古人因其恶心而阻碍饮食，所以称为恶阻，如《胎产心法》所说：“恶阻者，谓有胎气，恶心阻其饮食也。”西医学则称为妊娠剧吐。

轻度的妊娠恶阻不需特殊治疗，只要注意调节饮食即可。但若孕妇出现频繁呕吐，甚至食入即吐，神疲乏力，体重明显减轻，全身皮肤干燥，眼球凹陷，说明体内已经出现脱水情况，不及时治疗会影响胚胎发育及母体机能，这时候需要马上就医。

发展到严重脱水者会导致循环血容量减少，组织缺氧缺血，表现为血压下降、体温升高、意识模糊、昏迷等时，则需要抢救。

二、如何治疗妊娠恶阻

1. 西医治疗

发生妊娠呕吐的孕妇应该吃容易消化、清淡的食物，呕吐厉害时可吃粥类流质饮食，少食多餐，不要吃辛辣、生冷食物。避免因呕吐引起的恐惧、焦虑心理，保持心情舒畅，树立战胜疾病的信心。

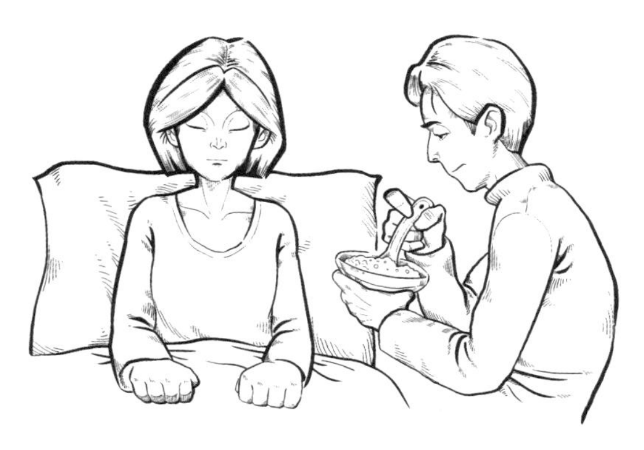

情绪稳定，少食多餐，家人关心

如果呕吐严重者，可首选维生素 B_6 止吐，若效果不佳，再选择其他镇静止吐剂及胃黏膜保护剂。若发生电解质紊乱、肝功能异常、尿酮体阳性者，需要静脉补液维持电解质平衡，并进行护肝治疗及纠正酸中毒等。

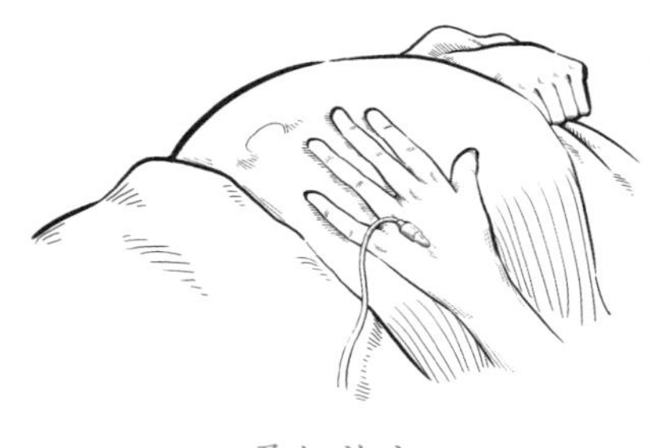

孕妇补液

妊娠恶阻若得到及时治疗，大都可以治愈。但若持续出现体温增高达38℃以上，心率超过120次/分，持续黄疸时，或伴有意识模糊、昏迷等危及孕妇生命时，需要考虑终止妊娠。

2. 中医治疗

中医以调气和中、降逆止呕为治法，用药时需要照顾胎元，方药中酌情加用安胎中药。常见辨证分型如下。

（1）脾胃气虚

常见症状：妊娠早期，恶心呕吐，甚至食入即吐，脘腹胀闷，纳呆，头晕乏力。舌淡，苔白，脉缓滑无力。

常用方药：香砂六君子汤加减。人参10g，白术10g，茯苓10g，甘草10g，木香10g（后下），砂仁10g（后下），陈皮10g，半夏10g，生姜3g，大枣3g。

若伴唾液分泌多者，加益智仁、白豆蔻。

口服中成药：香砂六君子丸6g，日2次，口服。

药膳食疗：砂仁陈皮瘦肉汤。砂仁5g，陈皮15g，白术10g，瘦肉100g，大枣15g。上五味慢火煮，加入适量盐调味。

（2）肝郁蕴热

常见症状：妊娠早期，呕吐酸水或苦水，胸胁满闷，嗳气叹息，头晕目眩，口苦咽干，渴喜冷饮，便秘，小便黄。舌红苔黄燥，脉弦滑数。

常用方药：加味温胆汤去枳实。陈皮10g，制半夏10g，茯苓15g，甘草10g，生姜5g，竹茹10g，黄芩10g，黄连10g，麦冬10g，芦根15g。

若有便秘者，可加胡麻仁润肠通便。

药膳食疗：芦根麦冬饮。芦根、麦冬各15g。上二味大火煮开，根据个人口味可加入少许糖调味，放温代水饮用。

（3）痰湿内停

常见症状：妊娠早期，呕吐痰涎，胸膈满闷，不思饮食，口中黏腻，头晕目眩。舌淡胖，苔白腻，脉滑。

常用方药：青竹茹汤。鲜竹茹15g，橘皮10g，白茯苓15g，半夏10g，生姜3g。

口服中成药：香砂养胃丸6g，日2次，口服。

药膳食疗：生姜陈皮瘦肉汤。生姜15g切丝，陈皮15g切丝，茯苓15g，瘦肉50g切丁。将上述材料用慢火煮约1小时，加入适量盐即可。

（4）气阴两亏

常见症状：妊娠剧吐，频繁呕吐黄疸水或血水，精神疲倦，萎靡消瘦，两眼无神，眼眶凹陷，皮肤皱缩无光泽，低热口干，尿少，大便干。舌红少津，苔薄黄或光剥，脉细滑数无力。

常用方药：生脉散合增液汤。人参10g，麦冬10g，五味子10g，生地黄15g，玄参10g。

若伴有呕吐带血者，加白及15g，藕节20g。

药膳食疗：五指毛桃麦冬瘦肉汤。五指毛桃、麦冬各20g，百合15g，瘦肉100g。将上述材料用慢火一起煮，煮好后放入适量盐即可。

自我穴位按摩：可选用内关、足三里、攒竹等穴位，肝热者加太冲，双侧交替进行，大拇指点压，深按慢放，每天3次，每次2～3分钟。

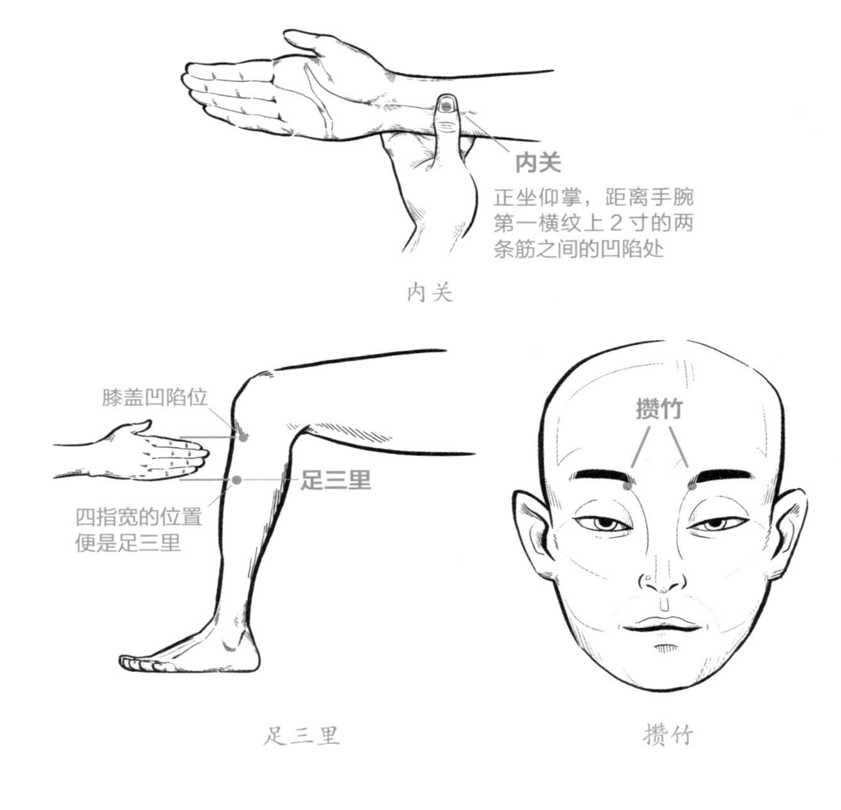

内关

足三里　　攒竹

梅花针扣刺：用梅花针叩打患者额颞部经络及穴位，重点敲打印堂、太阳，从印堂直上到额中线发际处，再沿发际至两侧太阳，轻叩以能忍受为度，每天1次，每次10分钟左右。

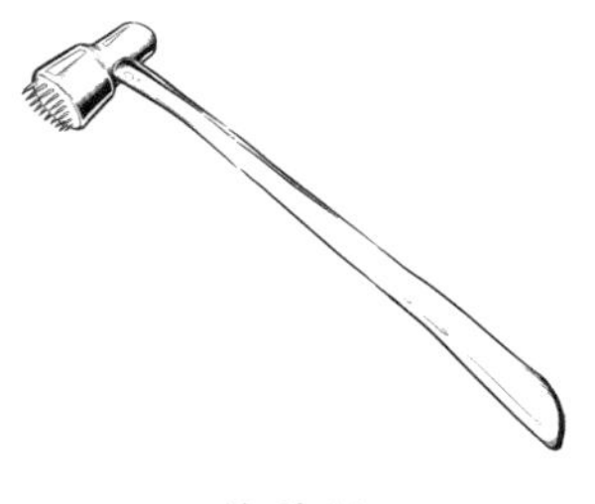

梅花针

三、如何预防妊娠恶阻

1. 饮食调养

饮食调养是减轻和防止妊娠恶阻的关键。孕妇饮食宜清淡而富于营养。《庄子·达生》认为孕妇饮食："宜淡泊，不宜肥浓，宜轻清，不宜重浊，宜甘平，不宜辛热。"在妊娠反应重的期间吃容易消化食物，适当配合当季新鲜蔬菜、水果，以流质、半流质饮食为主，少吃辛辣、生冷、油腻食物，食物中适当加入生姜、紫苏、陈皮等可助理气止呕。

2. 心情舒畅

保持愉快的心情，避免情绪大幅波动，可多参加娱乐活动，多听令人愉悦的音乐。

3. 适当休息

妊娠恶阻明显时，孕妇进食少且体力下降，需要多休息，但可适当在家中或附近散步帮助消化。家中注意通风透气，可在家中放置一些柠檬（切开）或姜花等带自然、清新气味的水果、花朵，以芳香疗法减少呕吐反应。

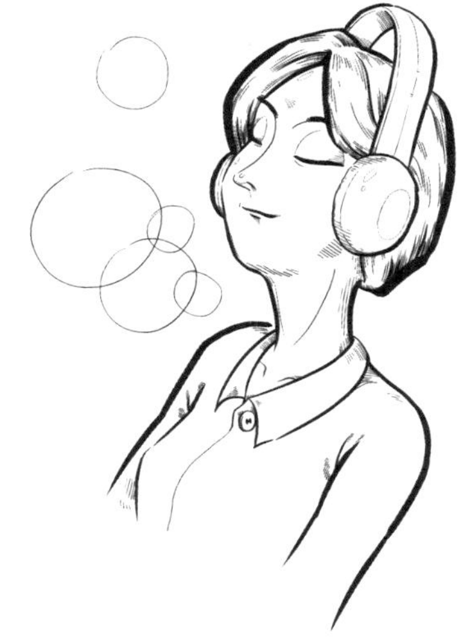

听音乐

第三节 妊娠水肿

一、什么是妊娠水肿

妊娠后，孕妇的肢体、面目等部位发生浮肿，称妊娠水肿，多发生在妊娠的中后期，会导致孕妇活动或身体不适。轻度的妊娠水肿是因为妊娠后孕妇内分泌改变，使体内组织中水分及钠潴留；或妊娠时子宫压迫盆腔及下肢静脉，阻碍血液回流，故水肿常发生在肢体远端，以足部及小腿为主。较为严重的妊娠水肿，则多是由营养不良性低蛋白血症、贫血及妊娠高血压疾病等原因引起。

妊娠水肿属中医学“子肿”范畴。轻者，小腿以下有明显的指压性（凹陷性）水肿；严重者，遍身俱肿，皮薄光亮，并伴有脘腹胀满、气短懒言、口中淡腻、食欲不振等症，小便短少，大便溏薄，舌体胖嫩，边有齿痕，苔薄白或薄腻，脉缓滑无力。

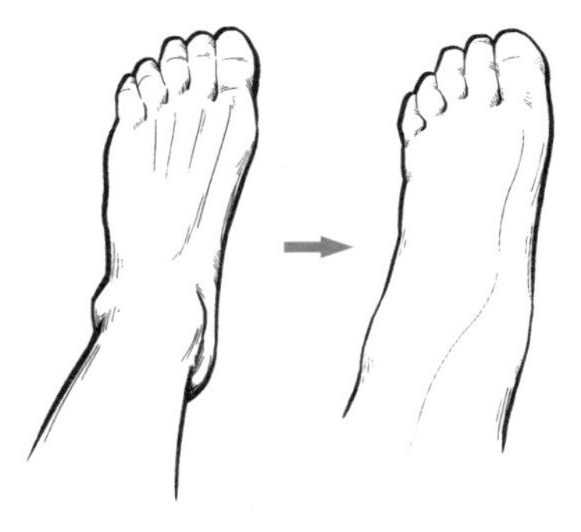

妊娠水肿

二、如何治疗妊娠水肿

1. 西医治疗

孕妇需多卧床休息，适当抬高下肢，特别是左侧卧位，可改善胎盘血液供应，减轻浮肿；同时适当限制食盐的摄入。另外，可经常散步，散步时通过小腿肌肉的调节，可以改善一些静脉被压迫的现象。

如果经常进行上述调整，水肿情况持续无改善甚至更加严重，或者肿胀部位涉及面部和手部，伴有眩晕、血压增高等不适可能是合并其他疾病的征兆，请立即就医，检查血压、尿常规、肾功能等。

2. 中医治疗

中医学认为本病主要是脾肾阳虚所致。妊娠期间，阴血聚以养胎，有碍肾阳温化，脾阳失运，以致水湿泛滥，而为肿胀。此外，胎气壅塞，气机阻滞，水湿不化，也可造成肿胀。结合孕妇全身症状、舌脉，常见辨证分型如下。

（1）脾虚证

常见症状：妊娠数月，面浮肢肿，甚则遍身俱肿，皮薄光亮，按之凹陷，脘腹胀满，气短懒言，口淡，食欲不振，小便短少，大便溏薄。舌体胖嫩，边有齿痕，苔薄白或薄腻，脉缓滑无力。

常用方药：白术散。白术 15g，茯苓 15g，大腹皮 10g，生姜皮 10g，橘皮 10g。

若肿势明显，小便短少者，酌加猪苓 15g，泽泻 15g，防己 10g，以利水消肿。若肿甚以致胸闷而喘者，酌加葶苈子 10g，杏仁 10g，厚朴 10g，以宽中行气，降逆平喘。若食少便溏者，酌加山药 15g，扁豆 10g，芡实 10g。若气短懒言、神疲乏力者，酌加人参 10g，黄芪 15g，以补脾益气。

药膳食疗：鲤鱼赤小豆汤。鲤鱼 500g，赤小豆 30g，陈皮

6g，生姜 6g。鲤鱼洗净，用少许油双面各煎 1 分钟后，加入赤小豆、陈皮、生姜同煮，加少许食盐调味，食鱼饮汤。

穴位艾灸治疗：艾灸脾俞、水分，每天 1 次，每次 10 分钟。

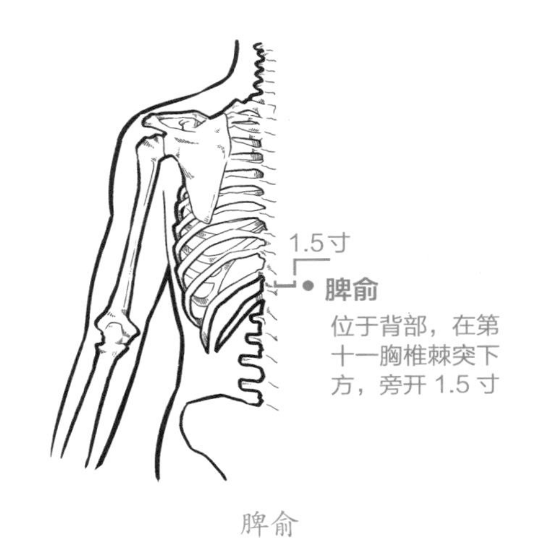

脾俞

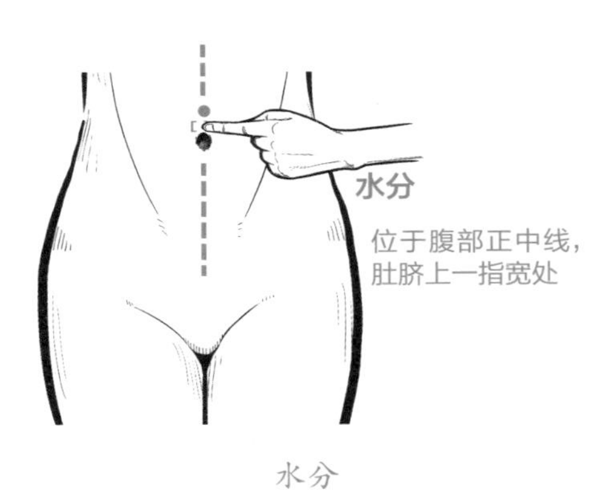

水分

（2）肾虚证

常见症状：妊娠数月，面浮肢肿，下肢尤甚，按之没指，头晕耳鸣，腰酸无力，下肢逆冷，心悸气短，小便不利，面色晦暗。舌淡，苔白滑，脉沉迟。

常用方药：五苓散加味。桂枝 10g，白术 15g，茯苓 15g，猪苓 15g，泽泻 15g，山药 15g，菟丝子 15g。

若腰痛甚者，酌加杜仲 10g，续断 15g，桑寄生 15g，以固肾强腰安胎。

药膳食疗：川断羊肉汤。川续断 15g，羊肾 2 对，羊肉 250g，葱和佐料各适量，粳米 50g，薏苡仁 20g。先将川续断、羊肾、羊肉并入佐料煲汤，汤成下粳米和薏苡仁熬成粥，晨起作早餐服用。

穴位自我按摩：每日可用中指按摩双侧委中，直至穴位处有轻微疼痛为止，每日 2 次。

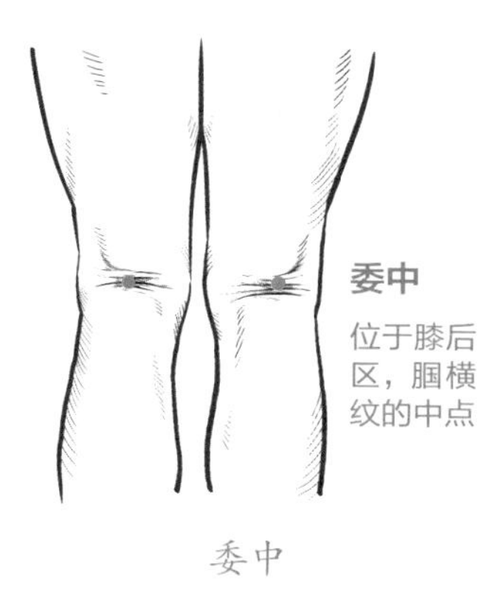

委中

（3）气滞证

常见症状：妊娠数月，肢体肿胀，始肿两足，渐及于腿，皮色不变，压痕不显，头晕胀痛，胸胁胀满，饮食减少。舌淡红，苔薄腻，脉弦滑。

常用方药：安胎利水汤。人参 10g，生白术 15g，大腹皮 15g，砂仁 5g（后下），茯苓皮 15g，紫苏梗 10g，天仙藤 15g，冬葵子 15g。水煎服，每日 1 剂，日服 2 次。

药膳食疗：砂仁炖鲫鱼。鲫鱼 1 条，砂仁 6g，炙甘草 5g。将鱼去内脏，将甘草、砂仁一并放入鱼腹内，用线缚好，放入锅内；加水适量，用武火烧沸，后用文火炖至鱼熟烂即成，每日 1 次。

足部按摩：温水洗脚后，分别搓两只脚的脚背，直至搓到脚部发热，每日 1 ～ 2 次。

三、如何预防妊娠水肿

预防妊娠水肿应从孕前开始进行体质调理，并贯穿整个孕期。可从以下日常生活细节做起。

1. 孕前

妊娠水肿常见于体质为脾肾阳虚、气血失调的孕妇，重视孕前体质调理（可参照以上对应证型的食疗、穴位治疗），坚持适当地做八段锦、太极拳、瑜伽等运动，进行专业的体质辨识，等体质明显改善后再计划妊娠。

2. 孕期

孕期仍然可以继续通过食疗进行体质调理，譬如补充优质蛋白质、蔬菜和水果，避免食用高盐、加工、腌渍或罐头食物。要保证充足的休息和睡眠时间，不能过于紧张和劳累。不要久站、坐。坐位工作时间长的准妈妈，可以在脚下垫个矮凳。工作间隙可要适当走动，以增强下肢血液循环。在躺着休息时，尽量平躺或左侧卧。平常坐着时，不要跷二郎腿，要常常伸展腿部，活动脚跟、脚趾，旋转脚踝关节，伸展小腿肌肉。贫血的孕妇每周还要注意进食 2 ～ 3 次动物肝脏以补充铁。同时要控制适当的体重，监测好血压。

第四章

产后病的中医药防治

产妇在产褥期内发生的与分娩或产褥有关的疾病，称为产后病，有些产后病如产后身痛等，甚至可延续至产后数月、数年甚至数十年，对女性的生活质量影响较大。常见的产后病有产后恶露、产后身痛、产后汗症、产后抑郁、产后虚劳、产后便秘、产后腹痛、产后缺乳、产后痉病等。

中国女性产后坐月子的习俗延续了2000多年，产妇的母亲和婆婆等女性长辈从爱护产妇和自身经历的角度出发，在月子文化中往往成为坚定的指导者和执行者。这种亲情之爱使得坐月子的习惯代代相传。近年来，受西方生活方式的影响，产妇是否需要坐月子引起了较大的争论。中医学从治未病的角度出发，认为产后一个月（即产褥期）或一百日里，正是产妇体质转换的关键时期，对产妇日后体魄和精神上的健康影响意义重大，强调产妇应珍惜和重视月子期间的体质调摄时机，趁此机会调整好体质。平素身体不错的产妇可以避免患产后病，继续保持健康；而体质虚弱的女性则可通过“大虚有大补”的调理时机，月子期间经过精心调理后，体质反而比以前要健壮不少，也有更好的体格和精力照顾家庭，承担起母亲的责任。

月子之所以能够成为女性一生中调整体质的不可多得的机会，是因为平时正常人的筋骨腠理是处于闭合状态的，产妇分娩时亡津伤血，费力出汗，产后四肢百骸空虚，全身筋骨腠理处于开放松弛的特殊状态，宛若大门洞开。此时正气若不来填补，则邪气最易乘虚入侵，风、寒、湿等邪气可留滞经络、关节，使经脉气血运行不畅。当月子结束或满百日后，产妇的骨盆和全身的筋骨腠理都会逐渐恢复到正常的闭合状态。这就好比闭门留寇，月子期间进入体内的寒邪等外邪也就会随之被闭锁在体内。这是产后病发生的主要原因。相反，如果利用好月子的进补时机，祛瘀生新，温补气血，让产妇气血充和，经络通畅，则体质可获得较好的改善。

产后病貌似很可怕，是不是月子没坐好一旦患上产后病就一辈子不能翻身？确实，如果“流寇”在屋外，比较容易防范、击败和驱赶；若不慎让“流寇”入了门，再把它打出去往往就要耗费大的力气了，治疗难度随之加大。但这并不代表产后病无法治愈。产妇在患上产后病以后，如果能及时发现病情并进行积极的治疗，那么产后病是可以很快被成功治愈的。中药、膏方内服，配合针灸、中药封包等中医外治法，在治疗多种产后病方面取得了非常好的疗效，可以说，像产后身痛、产后汗证等产后病是中医中药治疗的优势病种。如果产后病已发展到比较严重的程度，患者也要树立起战胜病魔的信心，保持积极向上的心态，坚持配合医生进行治疗。临床上，很多患者在接受中医治疗而彻底恢复健康后，那种喜出望外、重获新生的惊喜给医生留下了深刻的印象。可见，坐月子不但是中国人的一种文化或是习俗，更是闪烁着中医智慧的历久弥新的光芒。中医中药对月子病优越的治疗效果，恰好体现了对产妇在产褥期间没坐好月子的亏欠的“补课”，从反面印证了坐好月子的重要性。

第一节　产后恶露不绝

一、什么是产后恶露

产后恶露，这个名词听起来有点恐怖，也让不少新妈妈感到烦恼。实际上，这是每个健康产妇在分娩后都会经历的修复过程。产后恶露形成的根本原因，是由于子宫收缩而导致胎盘从子宫壁上剥落，而子宫壁上的血管自然会出血，然后随着子宫的恢复而慢慢关闭血管断端。恶露实际上就是阴道内排出的血液和黏液，以及脱落的子宫内膜、胎盘附着物处蜕膜、坏死的组织等子宫产后复旧过程中排出的废物。

恶露恢复的早晚跟个人体质有关系，正常情况下，产后6周左右恶露可以完全干净。如果新陈代谢好，身体体质比较好，产后3周左右就可以恢复。

二、正常的恶露的是什么样的

一般正常恶露有点血腥味，但无臭味，总排量在500～1000mL左右。恶露的排出一共要经历3个阶段，不同阶段的恶露具有不同的特点。

在汉族女性的月子文化里，最为人所熟知的是各种各样的禁忌。在历代医家中，南宋医家陈自明在《妇人大全良方》里开列的一长串产妇禁忌，在一千多年后的今天看来仍然非常科学，具有指导意义："若未满月，不宜多语、喜笑、惊恐、忧惶、哭泣、思虑、恚怒、强起离床行动、久坐；或作针线，用力工巧，恣食生冷、黏硬果菜、肥腻鱼肉之物；及不避风寒，脱衣洗浴，或冷水洗濯。当时虽未觉大损，满月之后即成蓐劳。手脚及腰腿酸重冷痛，骨髓间飕飕如冷风吹，继有名医亦不能疗。”

第一阶段：红恶露。

分娩后 3 ～ 6 天，此期间恶露中血液成分较多，故呈红色，称为红恶露。

第二阶段：浆液性恶露。

分娩后 7 ～ 14 天，此期间恶露中所含血液量较少，主要成分为坏死蜕膜组织和黏液，故呈淡红色，称为浆液性恶露。

第三阶段：白恶露。

分娩后 2 ～ 3 周，此期间恶露内含有大量白细胞、表皮细胞及部分蜕膜组织，不含血色的分泌物，量多，质稀，呈白色，称为白恶露。

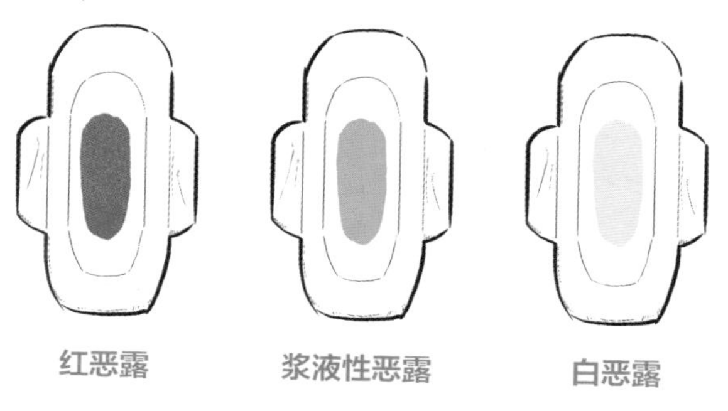

正常产后恶露分类

三、如何识别产后恶露异常

若出现以下 3 种情况，为产后恶露异常的表现，产妇应到医院就诊治疗。

①红恶露出现持续 10 天以上仍不干净、量多或血块多，或有臭味；②产妇持续低热，少腹出现阵痛；③产妇复查时 B 超发现子宫恢复情况不佳，甚至子宫内有残留的胎盘组织。

恶露异常最常见的表现是恶露不绝，即分娩后子宫排出血性分泌物（即红恶露），持续 10 天以上仍不干净。

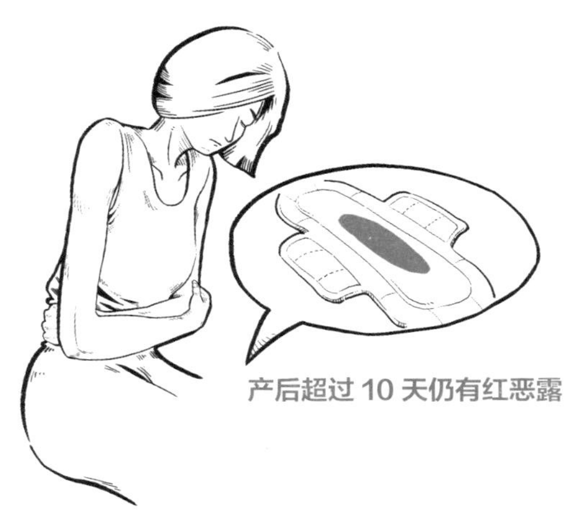

产后恶露异常

四、哪些因素可导致产后恶露不绝

1. 产后没有做好卫生护理，发生了子宫感染，此时恶露会有异味，产妇会时常出现腹痛或体温升高的情况。

2. 产程过长，或产妇体弱，产后没有及时休息，子宫的收缩能力下降，不能有效排出宫内废物，导致恶露不净。

3. 分娩后若子宫内有胎盘、胎膜组织残留，尤其是胎盘残留，则容易发生产褥感染。子宫复旧不全，可引起产妇恶露不绝，臭味大并带有血块，腹部阵痛不断。

五、如何治疗产后恶露不绝

产后恶露是每个产妇都会面临的问题，产妇分娩后以观察自己的恶露情况，如颜色、气味、量及持续时间等。若出现了产后恶露不尽，要尽快到医院查明恶露不尽的原因，然后根据原因，及早进行治疗。

1. 西医治疗

对于产后恶露不绝，西医学治疗原则是促进子宫收缩、止血、抗感染。治疗方案需要明确病因后针对治疗，常见处理如下。

（1）子宫复旧不良

对子宫复旧不良，使用催产素等宫缩剂促进子宫收缩。

（2）胎盘组织残留

发现有胎盘组织残留，则选择清宫手术，同时予宫缩剂及抗生素抗感染。

（3）剖宫产切口异常

发现剖宫产切口异常，常选择抗感染、止血对症治疗。必要时重新清创缝合切口。

2. 中医治疗

中医根据恶露的持续时间、颜色、量、黏稠度及全身症状，结合产妇其他症状表现，以及二便和舌、脉进行整体辨证分型，然后根据辨证分型对应给予治疗。中医常见辨证分型如下。

（1）气虚证

常见症状：恶露超过 10 天仍不干净，色淡红或色黄，量多，质稀，无臭味，伴有疲倦乏力，气短懒言，下腹空坠感。舌淡红，苔白，脉细或弱。

常用方药：补中益气汤加减。黄芪 15g，党参 15g，白术 10g，柴胡 10g，当归 10g，陈皮 10g，升麻 10g，炙甘草 5g，益母草 15g。

若产后出血多，兼有头晕、脸色苍白等血虚者，可在方中加熟地黄 15g，黄精 15g。

若恶露时间长，兼见唇色暗、舌底静脉曲张等血瘀证者，可在方中加炒蒲黄 10g，五灵脂 10g。

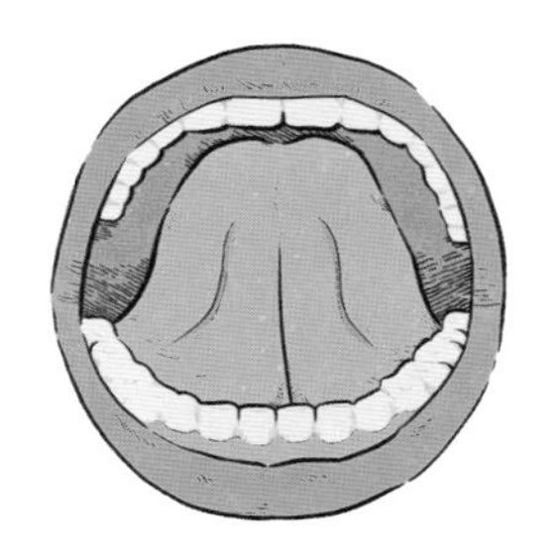

正常舌底静脉
直径不超 2.5mm

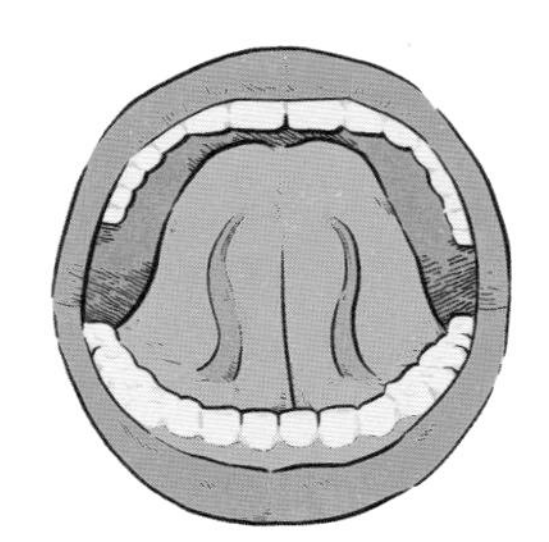

血瘀证舌底静脉
静脉粗大

正常舌底静脉与血瘀证舌底静脉

药膳食疗：①五指毛桃猪骨汤。五指毛桃 30g，生姜 10g，猪排骨 200g，慢火炖。②党参陈皮瘦肉汤。党参 10g，陈皮 5g，瘦肉 100g，慢火炖。③党参北芪鱼头汤。党参 15g，北芪 20g，红枣 3 个，龙眼肉 10g，鱼头 1 个，生姜 1 块，隔水炖盅慢火炖。

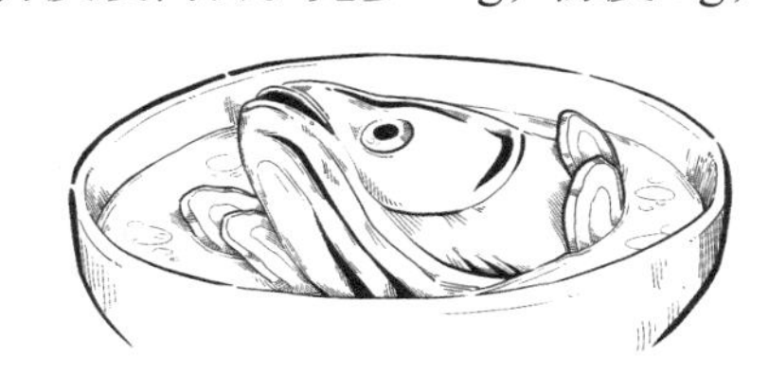

党参北芪鱼头汤

穴位自我按摩：选足三里（双侧交替进行）、关元、气海，大拇指点压，重按轻放，每次 2 ～ 3 分钟，每天 3 次。

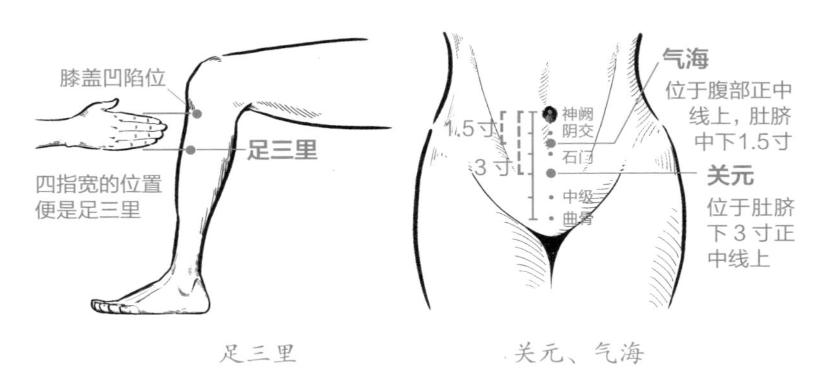

足三里　　关元、气海

（2）血瘀证

常见症状：红恶露超过 10 天仍不干净，色暗红或呈咖啡色，常伴有血块，下腹疼痛拒按，舌暗红或紫暗，可伴有舌边尖瘀斑或舌底静脉曲张，脉细涩或沉涩。

常用方药：生化汤加减。当归 10g，川芎 10g，桃仁 10g，炮姜 5g，炙甘草 5g，益母草 15g。

若兼见下腹胀满感，血块排出后胀满感缓解，有烦躁感等气滞证者，可在方中加盐牛膝 15g，制佛手 15g，素馨花 10g。若合并有小腹冰冷感，热敷小腹部恶露排出顺畅等阳虚证者，可在方中加艾叶 10g。若出血时间长，常伴有气虚证（乏力、头晕等），方中可加用黄芪 15g，党参 10g，陈皮 10g。

药膳食疗：①红糖鸡蛋水。红糖 20g，鸡蛋一个连壳慢火煮至鸡蛋熟，剥壳后再放入糖水中同煎 5~10 分钟。②黑木耳鸡汤。黑木耳 10g 泡发，鸡肉 100g，同煎 30 分钟。③田七排骨汤。熟田七 15g，丹参 15g，川芎 15g，排骨 250g，生姜

1 块，炖盅隔水炖 1.5 小时。

穴位自我按摩：选血海、三阴交、太冲（双侧交替进行），大拇指点压，浅按快放，每次 2 ～ 3 分钟，每天 3 次。

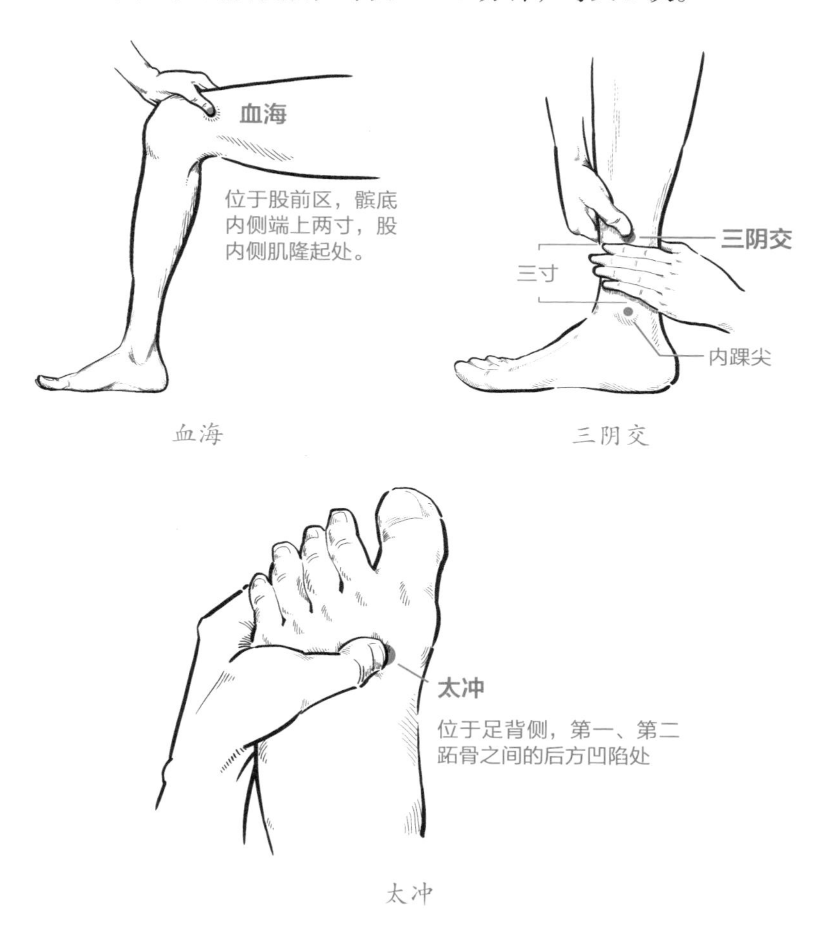

血海

三阴交

太冲

（3）阴虚血热

常见症状：恶露超过 10 天仍不干净，量偏多，色鲜红或紫红，质稠，明显臭味，伴有面色潮红，口干咽燥。舌红，苔薄白（黄），质偏干，脉细数。

常用方药：保阴煎加减。生地黄 15g，熟地黄 10g，白芍 15g，怀山药 10g，续断 10g，黄柏 10g，黄芩 5g，甘草 5g，茜草 10g。

若合并有心烦、喜欢叹气、口苦等肝郁证，方中可加牡丹皮 10g，郁金 10g。

药膳食疗：①沙参雪耳粥。北沙参 5g，雪耳 15g，小米或大米 100g，慢火熬。②玉竹百合猪骨汤。玉竹 5g，百合 10g，猪骨 100g，慢火炖。③无花果煲瘦肉汤。无花果 20g，红萝卜半条，瘦肉 250g，炖盅慢火隔水炖 1 小时。

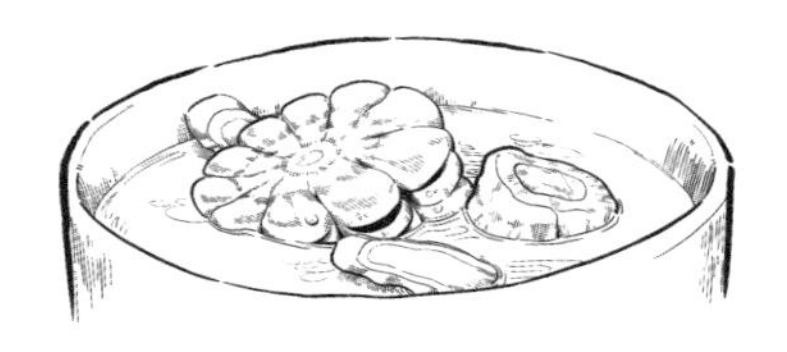

玉竹百合猪骨汤

穴位自我按摩：取涌泉、三阴交、照海、太溪，每次 2 ～ 3 分钟，每天 3 次。

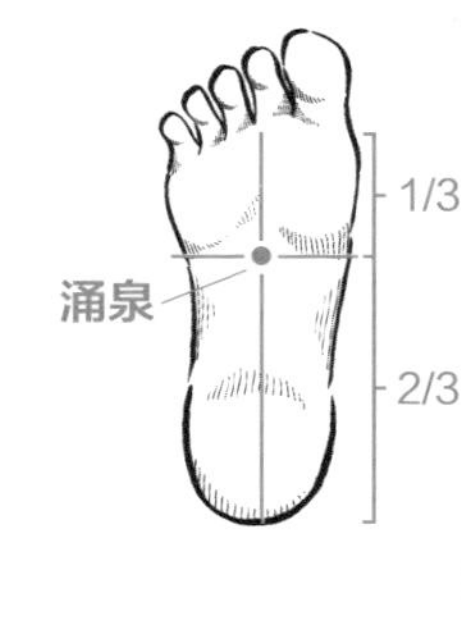

涌泉

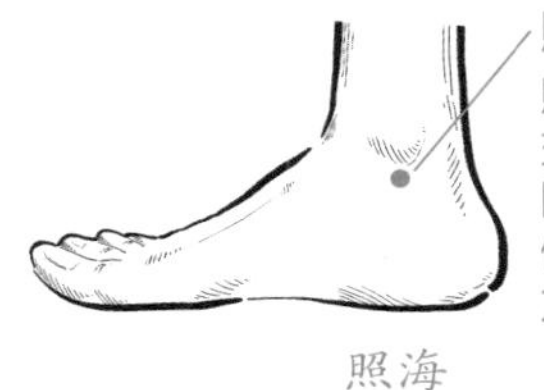

照海

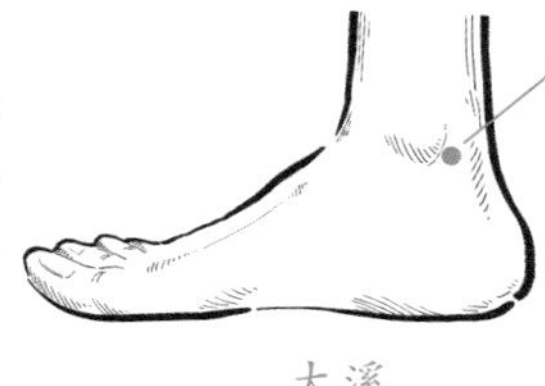

太溪

六、如何预防产后恶露不绝

预防产后恶露不绝，应从孕前开始进行体质调理，孕期及产后均应注意体质及日常生活调理。

1. 孕前调理

注重孕前体质调养。产后恶露不绝常见于气血失调，尤其是气虚、血瘀、阴虚体质的女性。重视孕前体质调理（可参照以上对应证型的食疗、穴位治疗），包括接受专业的体质辨识，若有阴阳偏盛偏衰者，可在经过中医调理、体质明显改善后再计划妊娠。

2. 孕期调理

积极治疗妊娠期的相关疾病，如阴道炎、妊娠期高血压、妊娠期合并糖尿病、贫血等。多胎妊娠、妊娠期合并糖尿病或高血压等高危妊娠人群更要加强严密产检及听从医生对于分娩方式的建议。孕期仍然可以继续通过食疗进行体质调理，但不建议行穴位治疗。

3. 产后调理

坐月子并非中国人的陋习，而是有着合理依据的。但坐月子不要“一本通书读到老”，不知变通，而是要了解坐月子的原理，科学地坐好月子，调理好身体才利于身体恢复及恶露排出，具体要关注以下几点。

（1）注意观察

分娩后要每日观察恶露的颜色、量和气味，正常的恶露应是无臭味但稍带有血腥味。如果发现恶露有恶臭味，要警惕产后感染，应立即就诊。

（2）定期复诊

产后按照医生嘱托按时回医院检查，排除相关疾病的发生。

（3）母乳喂养

坚持母乳喂养，宝宝吸吮乳头时，通过神经反射刺激子宫收缩，帮助产妇子宫复旧，有利于产后恶露的排出。

（4）注意卫生

产后要保持外阴及阴道卫生，选择柔软舒适的干净卫生巾，勤换卫生巾及内裤，保持外阴清爽。每天用温开水清洗外阴，但不要进行盆浴，因为产后盆浴、泡澡易增加产后阴道及盆腔感染风险。产后未满42天绝对禁止房事。

（5）空气流通

不要盲目关闭门窗，把产妇捂得严严实实，应保持室内空气流通，以祛除秽浊之气，但要注意产妇保暖，避免产妇受寒。若产妇体质较热，衣服不宜过多过紧。秋冬季节时可以多晒太阳。

（6）调节情绪

分娩后保持好心情有利于产后恢复。产后是抑郁症的高发阶段，产妇家人要多关心和呵护产妇，

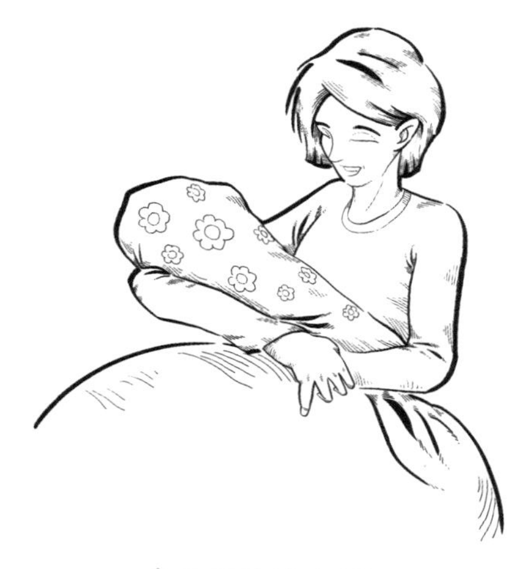

产后保持情志舒畅

尽量为产妇提供一个心情舒畅的环境。产妇本人应保持乐观向上的心态，遇事多与家人朋友沟通，平时可以多听柔和优美的音乐，消除不良情绪。

（7）保证休息

产妇要保证充足睡眠和休息，但适当的活动有助于恶露排出及身体恢复，顺产的产妇可在产后第2天、剖宫产的产妇在术后7天拆线后不感到腹部伤口疼痛的时候，开始逐步进行八段锦、太极拳、产后操、产后瑜伽等运动，运动时间不宜过长，建议每天不超过1个小时，以不感到疲劳为度。

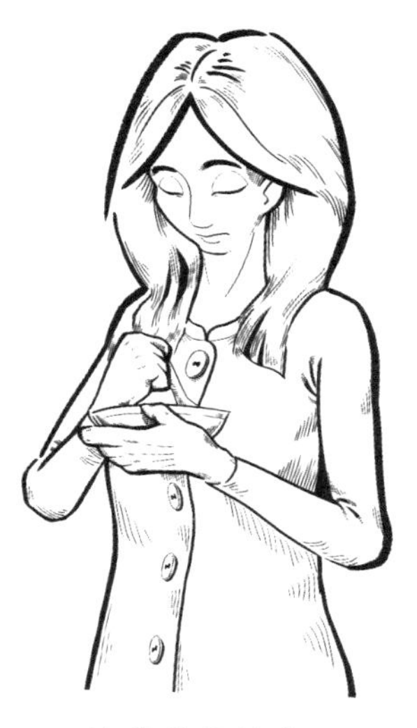

注意月子饮食

（8）合理膳食

产后宜进食易消化并富含营养的食物，并适当配合当季新鲜蔬菜，忌食油腻、生冷、辛辣、煎炸之品。同时可以配合一些补气血、活血类食物，促进产后正气恢复，改善血流，能更好地促进恶露尽早排净。常用的食材：猪肚、鸡肉、猪肉、木耳、大枣、花生、怀山药、当归、陈皮、龙眼等。

第二节　产后乳汁不足

一、什么是产后乳汁不足

母乳含有宝宝生长发育所需要的各种营养元素，是宝宝最好的食粮。刚刚“卸货”的新手妈妈，还没来得及适应新角色，立马就要“上岗”产奶和投喂嗷嗷待哺的新生儿了。有的新妈妈第一次哺乳自己的小宝贝，却发现自己没多少奶水，就开始着急了。像其他哺乳动物一样，新妈妈的乳汁也有一个从少变多、从黄变白的过程。

初乳：产后 5 天内母体乳腺分泌淡黄色液体，每日正常量约 30 ～ 100mL。

过渡乳：产后 5 ～ 10 天母体乳腺分泌相对初乳偏白的液体，每日正常量约 60 ～ 200mL。

成熟乳：产后 10 天母体分泌的乳白色液体，每日正常量约 100 ～ 600mL。

比照上述标准，产妇分娩后乳房不胀或松软，每日分泌乳汁量少于每日正常量的低值，乳汁分泌少或完全无分泌，不能满足宝宝正常需要，可判断为产后乳汁不足。

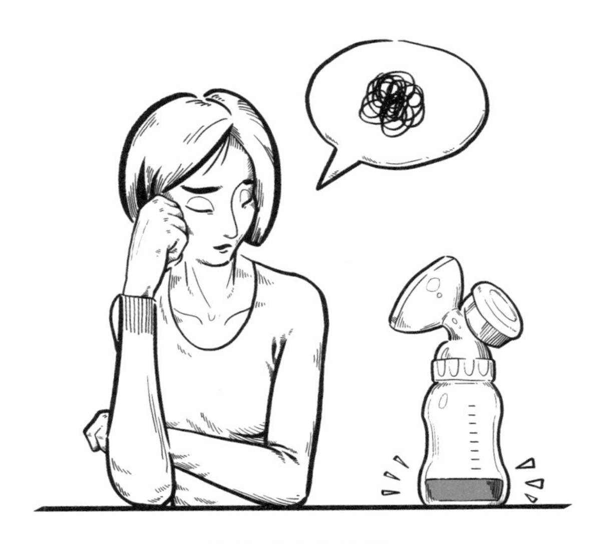

乳汁不足的烦恼

二、如何治疗产后乳汁不足

1. 西医治疗

孩子出生以后，首先鼓励新妈妈经常让孩子吸吮奶头，以刺激乳腺分泌乳汁。妈妈的奶水越少，越要增加婴儿吮吸的次数。一般情况，妈妈应该每 24 小时喂宝贝至少 8 次以上，每次在乳房上吸吮时间不少于半个小时。当然也要根据宝贝的需求来喂。宝贝只要饿了就喂，喂得越多，奶水分泌得就越多。其次要保障乳腺管通畅，通过专业仪器或人工乳腺按摩保持乳腺管的通畅来促进乳汁的正常流通。此外，新妈妈应加强营养，多喝汤水来保证乳汁分泌。

2. 中医治疗

中医学认为，奶水为产妇的气血所化生。新妈妈乳汁不足，应根据乳汁的浓稠程度、乳房的柔软程度及全身症状，结合舌象和脉象进行虚实辨证，然后根据辨证分型给予中医中药治疗。常见的辨证分型如下。

（1）气血虚弱

常见症状：产后乳汁少甚至无乳汁，乳汁色淡，不黏稠或清稀，乳房松软无胀感，可伴有面色苍白无光泽，疲倦乏力，头晕眼花。舌淡，苔薄白，脉细弱。

常用方药：通乳丹加减。人参 10g，黄芪 15g，当归 15g，麦冬 15g，木通 10g，桔梗 15g，猪蹄 30g（先炖猪蹄 30 分钟，用汤再煎煮其他药物）。

产后若见出血多、头晕眼花、脸色苍白等血虚明显者，可在方中加熟地黄 15g，黄精 15g，丹参 10g。

药膳食疗：①鲫鱼木瓜通草汤。鲫鱼 1 条（500g 左右），木瓜半个，通草 15g，先慢火炖通草 15 分钟，再加入鲫鱼和木瓜慢火再炖 15 分钟。②当归猪蹄花生陈皮汤。当归 15g，陈皮 10g，猪蹄 100g，红衣花生 100g，慢火炖 2 小时左右，喝汤吃料。

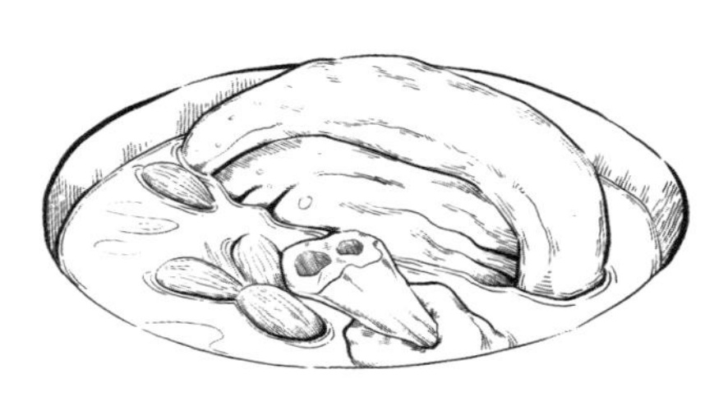

当归猪蹄花生陈皮汤

穴位自我按摩：选足三里、三阴交（双侧交替进行）、气海，大拇指点压，深按慢放，每次 2 ～ 3 分钟，每天 3 次。

（2）肝郁气滞

常见症状：产后乳汁分泌少，甚至无乳汁分泌，乳汁浓稠，乳房胀痛，局部有硬块，常伴有情志抑郁或焦虑，胸胁部不舒且喜欢叹气，饮食欠佳。舌质红或正常，苔薄黄，脉弦或弦滑。

常用方药：下乳涌泉散。当归 10g，白芍 15g，川芎 10g，生地黄 15g，柴胡 10g，青皮 10g，天花粉 15g，漏芦 15g，通草 10g，桔梗 15g，白芷 10g，王不留行 15g，甘草 5g。

若乳房胀痛明显的，但无灼热感及包块的，可加橘络 15g，丝

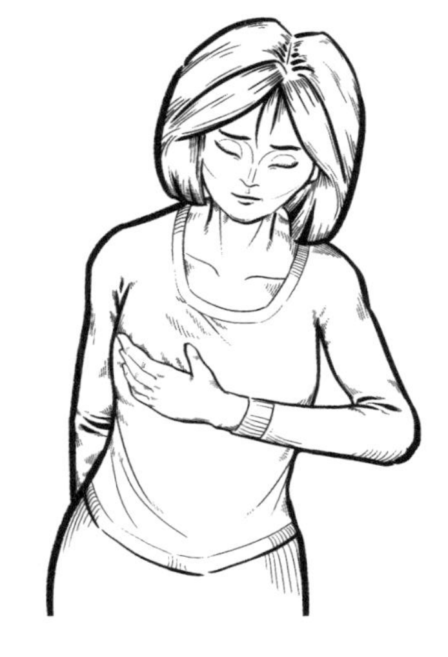

乳房疼痛明显

瓜络 15g。若乳房胀痛明显，且伴有乳房灼热甚至包块存在的，可加蒲公英 15g，夏枯草 15g，赤芍 10g，茜草 10g。

药膳食疗：①陈皮通草鸡肉汤。陈皮 15g，通草 15g，鸡肉 100g 慢火炖。②玫瑰花鸡蛋糖水。玫瑰花 10g，红糖 30g，慢火煮 30 分钟，鸡蛋 1 个搅碎加入煮开即可。

穴位自我按摩：三阴交、太冲、行间（双侧交替进行），大拇指点压，浅按快放，每次 2 ～ 3 分钟，每天 3 次。

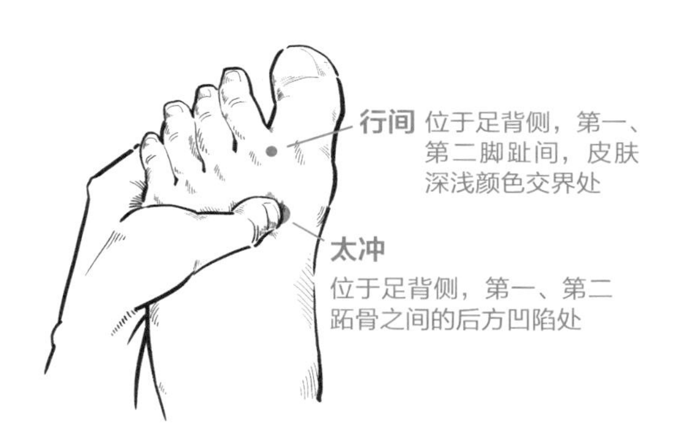

太冲、行间

（3）痰浊阻滞

常见症状：产后乳汁少，甚至无乳汁，乳汁不黏稠，乳房偏大但松软甚至下垂，可伴有形体肥胖，胸闷痰多，大便烂或大便黏。舌体胖大，舌淡红，苔白腻，脉沉细。

常用方药：苍附导痰丸合漏芦散。茯苓 15g，半夏 10g，陈皮 10g，甘草 6g，苍术 10g，香附 10g，胆南星 10g，枳壳 15g，生姜 10g，神曲 10g，当归 10g，川芎 9g。

若合并有疲倦乏力等症的气虚者，可在方中加党参 15g，黄芪 15g，白术 10g。合并有情绪低落、乳房胀痛等气滞者，可在方中加漏芦 15g，瓜蒌皮 15g，牡丹皮 10g。

药膳食疗：①陈皮芡实蹄筋汤。陈皮 15g，芡实 30g，猪蹄筋 50g，慢火炖。②党参鲫鱼冬瓜汤。党参 15g，鲫鱼 1 条（500g 左右），冬瓜 100g，慢火炖 30 分钟。

穴位自我按摩：足三里、丰隆、阴陵泉（双侧交替进行），大拇指点压，浅按快放，每次 2～3 分钟，每天 3 次。

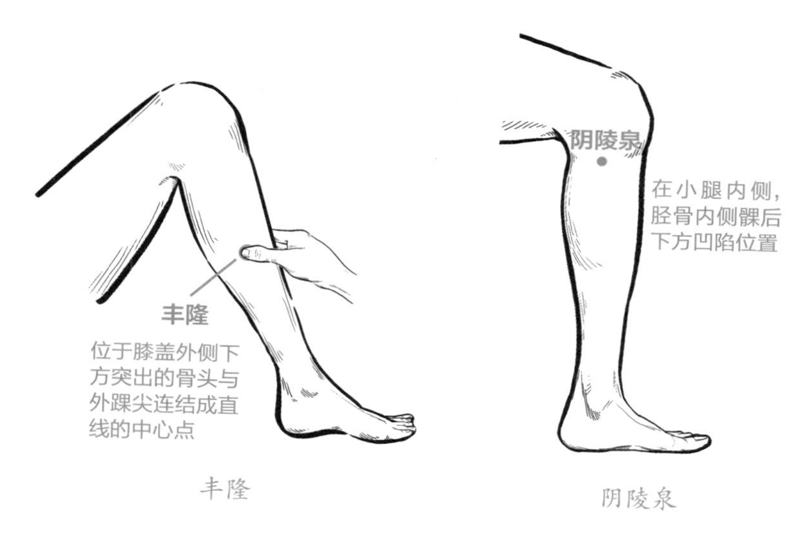

丰隆　　阴陵泉

三、如何预防产后乳汁不足

要预防产后乳汁不足，在孕期开始就要从生活细节入手，为宝宝储备出生后的“食粮”。

1. 孕期

怀孕后产妇应树立母乳喂养的信心，保证营养摄入，纠正孕期贫血；保持心情愉快；孕后期时做好乳头护理，如有乳头凹陷，要开始定期向外拉伸乳头，防止因乳头凹陷造成哺乳困难；选择相对宽松舒适的棉质内衣；适当活动，促进血液循环。

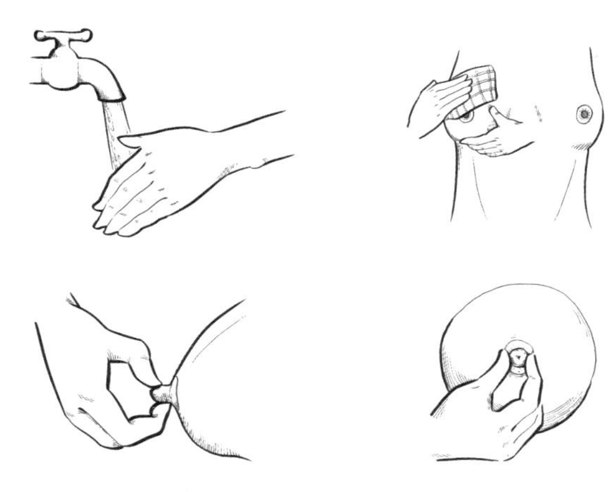

牵拉乳头纠正乳头内陷

2. 产后

分娩后，产妇应避免居住在潮湿密闭的环境里，母婴同室，及早开奶，产后30分钟开始哺乳，按需哺乳，促进乳汁的分泌；加强营养，合理搭配膳食，进食富含蛋白质食物和新鲜蔬菜、水果，以及充足的汤

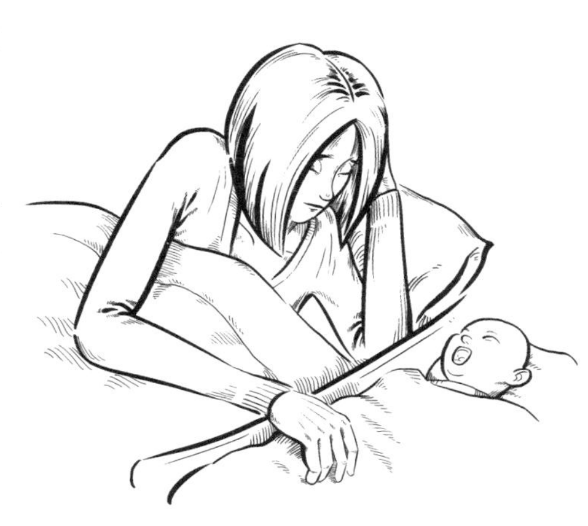

母婴同室

水，避免过于肥腻的食物；保证有足够休息的同时，适当参加体育运动，如打八段锦、做瑜伽、散步等锻炼，以增强体质；哺乳期妈妈要特别注意调节自己的情绪，不要焦躁，尽量消除不良情绪，以免影响乳汁分泌。

第三节　产后身痛

一、什么是产后身痛

产后身痛又称产后风，是指女子在产后或人流术后，由于机体在经历了耗气动血、亡汗伤津后，气血不足，营卫空虚，在产褥期内没有进行合理的保健，如受寒、过劳、营养状况跟不上等，使得外邪乘虚而入与体内瘀血痰浊互结，阻滞经络，导致出现四肢肌肉、关节疼痛、酸胀、麻木、沉重，怕风怕冷等症状，统称为产后身痛。

产后身痛是十分常见的月子病，大多在产后六周内开始出现，可持续数天、数月甚至数年。民间常说的“女人月子没坐好，容易落下病根”，指的多数是产后身痛。产后身痛于四肢、肌肉、关节均可发病，可以是单部位或局部发病，也可是多部位甚至全身发病，除了冷痛感外，酸胀、麻木、沉

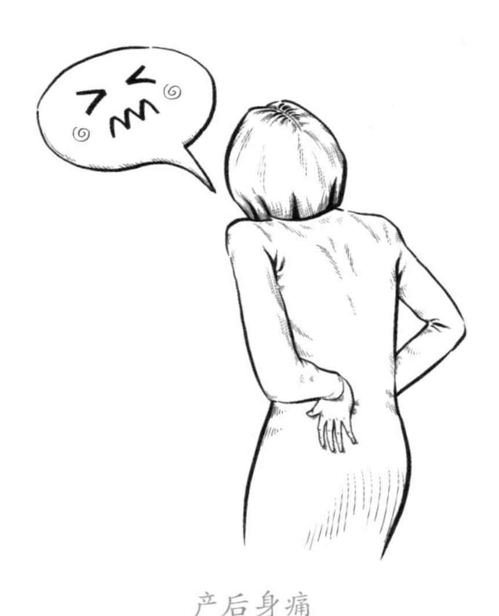

产后身痛

重感、僵硬感及活动不畅等都属于产后身痛的范畴。特别是受寒或受风后，以上症状加重时更需警惕本病的发生。

二、如何治疗产后身痛

产后身痛的恢复时间与年龄、体质和病情的严重程度有关，越早治疗效果越好，尤其是要在产褥期内及时调补治疗。此时筋骨腠理尚未完全闭合，通过中医气血双补、温能通络、逐寒化湿等治疗，能把停留在关节、经络等处的风、寒、湿等外邪驱除体外，通常能较快达到治愈效果。

1. 西医治疗

西医学对产后身痛，主要通过完善风湿类相关检查，如血沉、类风湿因子、X 线摄片等，以排除风湿、类风湿疾病引起的关节痛、产后坐骨神经痛、多发性肌炎、产后血栓性静脉炎。治疗上主要使用非甾体类抗炎药止痛对症治疗。

2. 中医治疗

中医学认为，“邪之所凑，其气必虚”。产后身痛主要是由于产妇分娩后气血亏弱，正是百脉空虚时，风、寒、湿邪乘虚入侵机体，使得气血凝滞、经络不通，不通则痛。常见辨证分型有血虚、风寒、血瘀、肾虚。中医常见辨证分型如下。

（1）血虚证

常见症状：产后全身关节酸胀、疼痛，肢体麻木，伴有面色苍白发黄，头晕心悸。舌淡苔薄，脉细弱。

常用方药：黄芪桂枝五物汤加减。黄芪 30g，芍药 15g，桂枝 10g，生姜 10g，大枣 15g，当归 10g，秦艽 10g，丹参

15g，鸡血藤 15g。

若产时、产后出血多，气随血脱，兼见有疲倦乏力、气短懒言等气虚证者，可在上方加党参 15g，白术 10g，陈皮 10g。

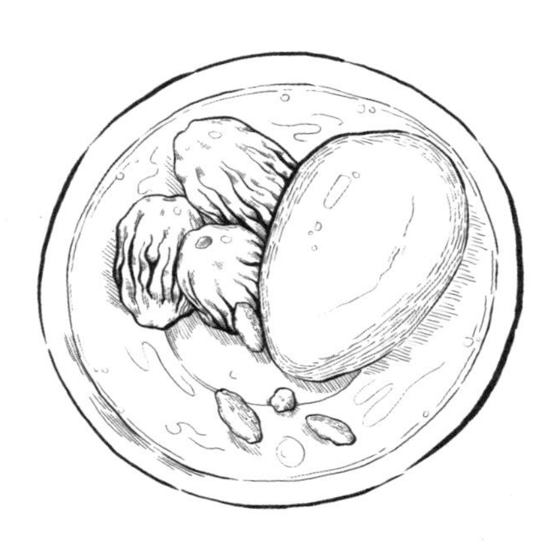
大枣黄酒鸡蛋糖水

药膳食疗：①陈皮当归猪尾巴汤。陈皮 10g，当归 10g，猪尾 100g，慢火炖 30 分钟。②大枣黄酒鸡蛋糖水。大枣 15g，枸杞子 15g，二味同煮 15 分钟后加入鸡蛋 1 个搅碎，煮 1 分钟后再加黄酒 50g 煮半分钟即可。

穴位自我按摩或艾灸：选血海、足三里（双侧交替进行），大拇指点压，深按慢放，每次 2 ～ 3 分钟，每天 3 次，也可对上述穴位进行艾灸治疗。

（2）风寒证

常见症状：产后全身关节酸胀、疼痛，肢体麻木，活动不畅，受风或受寒后疼痛加重，温暖时症状可缓解。

常用方药：独活寄生汤。独活 10g，桑寄生 15g，秦艽 10g，防风 5g，细辛 5g，当归 10g，川芎 10g，生地黄 15g，杜仲 15g，牛膝 15g，人参 15g，茯苓 15g，甘草 5g，桂心 10g，白芍 15g。

若有产后受风史，疼痛部位不固定、游走性疼痛者，防风加量至 10g，可适当加黄酒 50g。若有产后受寒史，全身关节肿胀明显，活动不畅、疼痛明显者，独活加量至 30g，再加羌活 15g。

药膳食疗：①芡实陈皮猪骨汤。芡实30g，陈皮10g，猪筒骨100g，慢火炖40分钟。②木瓜鲫鱼汤。木瓜半个去皮切块，鲫鱼1条（两面煎至金黄后加入沸水），同煮20分钟。饮汤吃料。

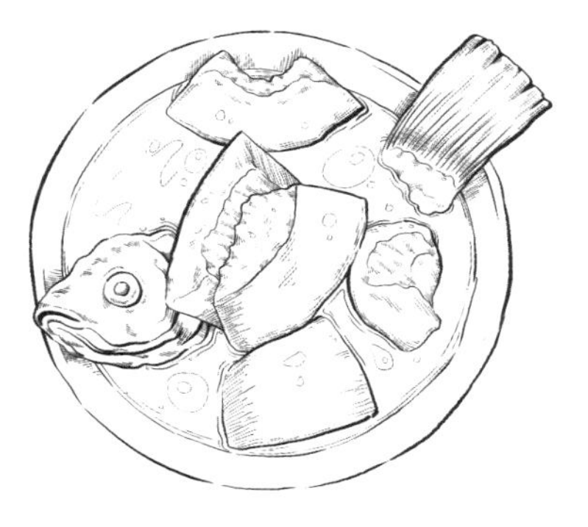
木瓜鲫鱼汤

穴位自我按摩或艾灸：肾俞、血海，双侧同时大拇指点压，深按快放，每次2～3分钟，配合关元穴大拇指点压，深按慢放，每次2～3分钟，也可艾灸上述穴位。

（3）血瘀证

常见症状：产后身痛，多发于下肢，下肢疼痛、麻木、发硬、沉重感、肿胀明显，屈伸不畅，小腿压痛，可伴有恶露量少，色暗夹有血块，小腹疼痛，拒按或刺痛。舌暗，苔白，脉弦涩。

常用方药：身痛逐瘀汤。秦艽10g，川芎10g，桃仁10g，红花5g，甘草5g，羌活10g，没药10g，当归10g，五灵脂10g，香附10g，牛膝15g，地龙10g，毛冬青15g，忍冬藤15g，益母草30g，木瓜10g。

若受寒后症状加重的，可在方中加乌药10g，肉桂5g。若见疲倦乏力，声低懒言，容易反复感冒，可在方中加黄芪30g。若见夜尿增多，腰酸冷痛，小便清长，性欲冷淡，可在方中加杜仲15g。

药膳食疗：①益母草煮鸡蛋。益母草50g，鸡蛋2个，先把鸡蛋煮熟，剥壳后加益母草同煮，早晚吃1个。②黑木耳鸡肉汤。黑木耳 10g 泡发，鸡肉丝 100g，生姜丝适量，加水同煎 30 分钟。

穴位自我按摩或艾灸：血海、三阴交、阳陵泉（双侧交替进行），大拇指点压，浅按快放，每次 2 ～ 3 分钟，每天 3 次，也可以艾灸上述穴位。

（4）肾虚证

常见症状：主要表现为腰膝、足跟疼痛，弯腰困难，伴有头晕耳鸣，夜尿多，性欲冷淡，白带量多清稀。舌淡暗，脉沉细弦。

常用方药：养荣壮肾汤。当归 10g，川芎 15g，独活 15g，肉桂 5g，川续断 10g，杜仲 15g，桑寄生 30g，防风 5g，生姜 10g，秦艽 10g，熟地黄 15g。

若有下肢沉重感，可在方中加苍术 10g。

药膳食疗：肉桂鸡脚汤。肉桂 15g，鸡脚 100g，适量姜片，加水同煮 30 分钟。

穴位自我按摩：委阳、阳交、膝阳关（双侧交替进行），大拇指点压，深按慢放，每次 2 ～ 3 分钟，每天 3 次，也可以艾灸上述穴位。

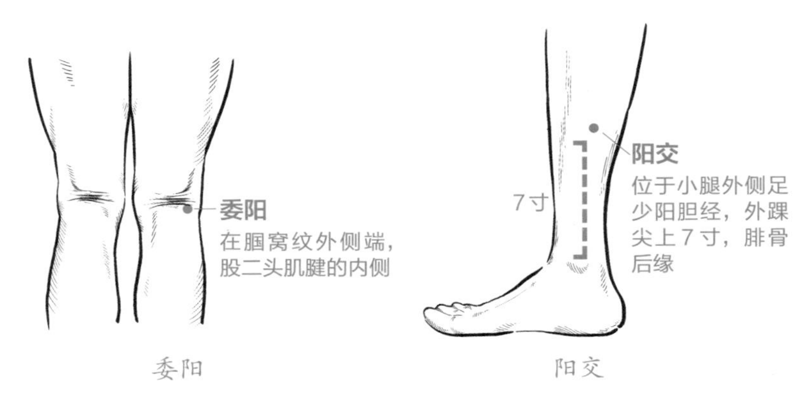

委阳　　阳交

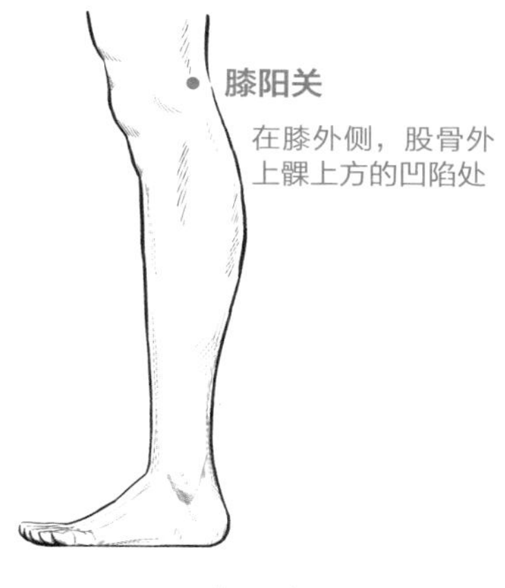

膝阳关

三、如何预防产后身痛

产后身痛的产妇在孕期里就要注意加强营养，增强体质，产后要科学坐月子，做好以下几点。

1. 注意外阴卫生，预防产后感染，产褥期内禁止性生活。

2. 居住环境舒适，不要过冷过热，避免潮湿环境，保持通风，但切勿迎面吹风，特别是夏季不能贪凉直对空调。

3. 注意休息，产妇产后体质虚弱，应保证充足的睡眠时间，勿过度劳累，或过早开始剧烈运动，避免到人多的场所。

4. 注重饮食调理，产妇坐月子期间可进食温补气血、祛瘀生新的食物，如乌醋猪脚姜、糯米酒煮鸡等。

5. 注意调节自身情绪，保持心情愉悦，乐观豁达。

6. 适当运动，产妇在营养充足、休息充分的基础上可适当活动，循序渐进地进行体育运动，如做产后保健操、八段锦等。

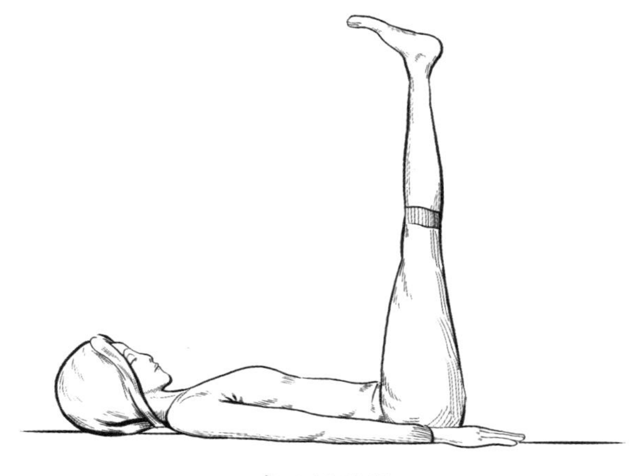
产后保健操

第四节　产后汗证

一、什么是产后汗证

产后汗证是产后病的一种，是指产妇在分娩后大量出汗的现象。如果只是在产后一周左右的时间里出汗较多，那么还属于正常的生理现象。因为这样的出汗可能是产妇体内多余水分排出的过程。但如果出汗量多，且时间较长或数月不止，就是病理性的，称为产后汗证。

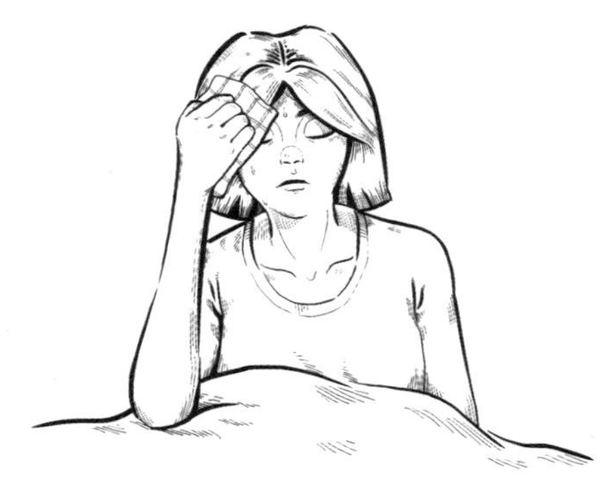
产后多汗

二、中医如何看待产后汗证

产后汗证是中医学的说法，西医学无此诊断病名。中医学认为，产后盗汗主要是由于产妇自身体质虚弱导致的。产妇在分娩时努挣用力，耗气动血，不但身体极其疲劳，而且气随汗脱，气随血脱，使得气虚而卫阳不固，腠理不密，从而出现阳不敛阴、气虚失摄的汗证。若产妇体质偏热，加上产时失血失汗伤阴，虚阴生内热，睡觉时候阳乘阴分，热破津液外泄，从而发生产后盗汗。产妇汗出过多，因而出现疲倦乏力、口干、乳汁不足等症状。

据此，产后汗出包括产后自汗和产后盗汗。

产后自汗：即静坐时汗出较平常多，汗如水状，不能自止，甚至能湿透衣物，触之不粘手，且伴有动则加剧、恶风怕冷、面色苍白、气短懒言、语声低怯、倦怠无力、容易感冒的特点。

产后盗汗：即睡眠时汗出量多不止，醒后汗出自然停止，触之有粘手感，甚至有油腻感，色黄，患者常伴有午后潮热、颧红、五心烦热、口干口渴、小便短黄、大便干结等症状。

三、如何治疗产后汗证

1. 西医治疗

西医主要是针对出汗进行相关检查，以排除如感冒、结核等相关疾病。在排除上述疾病后，因西医学目前没有止汗治疗的特效药物，故处理措施多是建议产妇补充足够的水分及盐分，维持人体电解质平衡。

2. 中医治疗

根据出汗特点进行中医辨证分型，然后给予对应治疗。

（1）气虚自汗

常见症状：产褥期内汗出过多，如水状，不能自行停止，活动时汗多加重，伴有疲倦乏力、气短懒言、面色偏白。舌质淡，苔薄白，脉细弱。

常用方药：黄芪汤加减。黄芪 30g，白术 15g，防风 5g，熟地黄 15g，煅牡蛎 15g，白茯苓 15g，麦冬 15g，甘草 5g，大枣 15g。

若汗出日久，兼有头晕、脸色苍白、乳汁减少等血虚证者，可在方中加熟地黄 15g，丹参 10g。

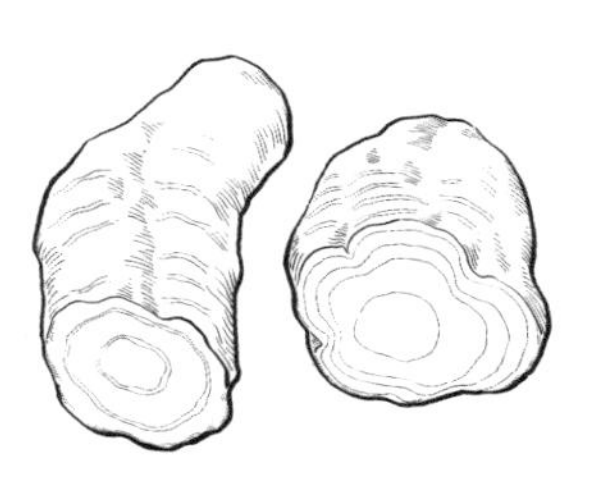
生葛根

药膳食疗：①五指毛桃肉碎汤。五指毛桃 50g，陈皮 5g，大枣 15g，猪肉 200g，慢火炖 1 小时。②葛陈猪骨汤。生葛根 100g，陈皮 10g，猪骨 100g，慢火炖 1.5 小时。

穴位自我按摩：选足三里（双侧交替进行）、气海、中脘，大拇指点压，重按轻放，每次 2～3 分钟，每天 3 次。

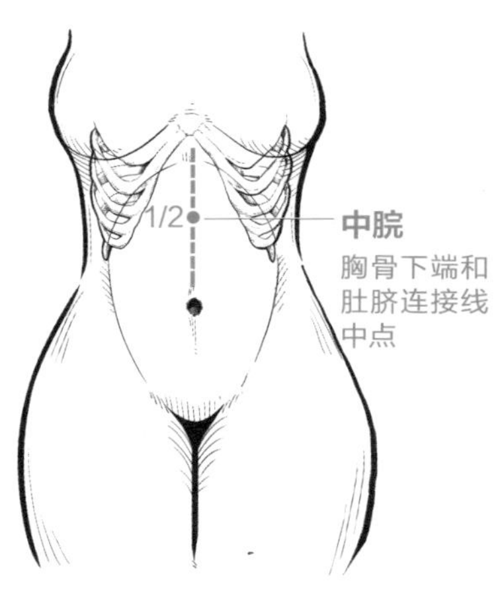

中脘

（2）阴虚盗汗

常见症状：产后睡觉时

汗出不止，甚至能湿透衣物，醒后汗出则停，面色潮红，口燥咽干，但不想饮水，或手脚心自觉发热，腰膝酸软，头晕耳鸣。舌质红，苔少，脉细数。

常用方药：生脉散。人参10g，麦冬15g，五味子15g，煅牡蛎30g（先煎），浮小麦30g，山茱萸10g，糯稻根15g。

若汗出日久，伴有疲倦乏力、白天也汗出多等气虚证者，可在方中加黄芪15g，葛根15g，升麻5g。

药膳食疗：①玉杞百合猪骨汤。玉竹10g，百合15g，麦冬10g，猪骨100g，慢火炖30分钟，再加枸杞子15g，同煮10分钟。②石斛鸡肉汤。石斛10g，太子参10g，鸡胸肉100g，慢火炖40分钟。

穴位自我按摩：足三里、内关、阴陵泉（双侧交替进行），大拇指点压，深按慢放，每次每穴位1～2分钟，每天3次。

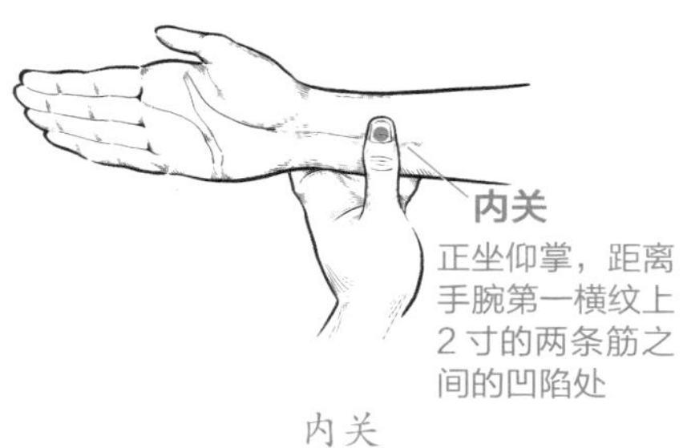

内关

三、如何预防产后汗证

产后汗证与产妇的体质有较大的关系，因此要预防产后汗证，从孕前就应该着手调理，增强体质，调整机体阴阳失调的状况。

1. 孕前加强锻炼，多做一些有氧运动，如慢跑、游泳、快走、练八段锦、打太极拳等以增强体质，减少孕期产后的相关疾病，预防产后汗证的发生。

2. 孕期要加强营养，适当活动，尽量让母婴保持健康状态。

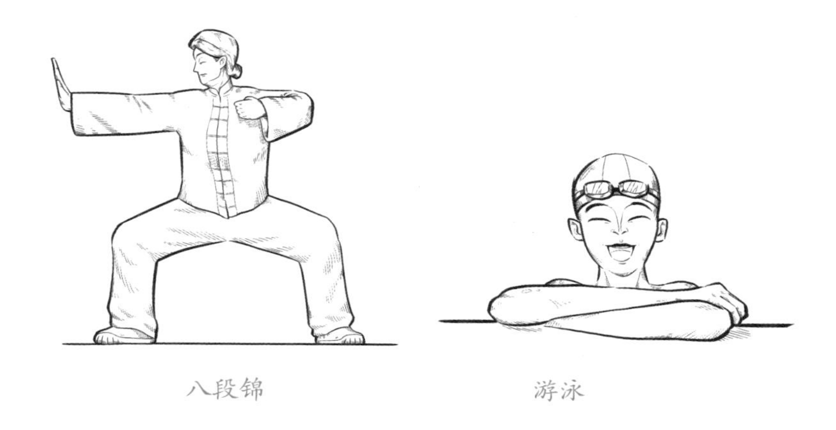

八段锦　　游泳

3. 产后的居住环境温度、湿度要适宜，窗户要常开，以使室内空气新鲜，但避免直接吹风；产妇的穿衣、被褥等要适当，切勿过厚或过薄，以产妇觉得舒适为度，尤其要注意夏天坐月子不要捂得太严；产妇应保证有足够的睡眠，不要因熬夜耗伤人体阴液；注意产后营养均衡。

第五节　产后抑郁

一、什么是产后抑郁

产后抑郁是一种比较特殊的心理疾病，指产妇在分娩后开始出现的以情绪低落、精神抑郁为主要症状的病证，一般在产后 6 周内第一次发病，表现为抑郁、悲伤、沮丧、哭泣，容易激惹发火，严重时失去生活自理和照顾婴儿的能力，悲观绝望，自伤自杀。

当产后女性出现以下异常表现时，家人就要警惕产妇是否有产后抑郁的情况了。譬如郁闷、情绪低落、爱流泪、不想与人交流，或烦躁易怒，因小事而生气，感觉空虚，觉得人生无意义，甚至有想自杀或伤害他人的想法。比较隐匿的表现还有，产妇不但对日常的活动缺乏一定的兴趣，并且对各种的娱乐活动都不感兴趣，自己常常会感觉到自卑、内疚，或者意志活动减低，不能专心地工作，产后长时间地出现失眠、头痛、头昏、耳鸣等情况。

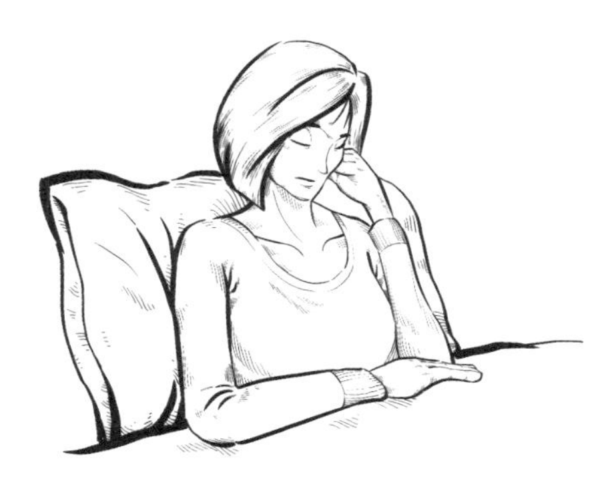

产后抑郁

二、引起产后抑郁的因素有哪些

1. 内分泌因素

妊娠期间，女性的雌激素和黄体酮水平增长了近 10 倍，分娩后激素水平骤降，在 72 小时左右恢复到孕前水平。激素水平的急剧变化会让个别产妇出现抑郁症状。

2. 遗传因素

有精神病家族史，特别是有家族抑郁症病史的产妇，产后抑郁的发病概率更高。

3. 负面事件

家庭不和、经济压力、工作压力、婴儿性别和健康状况及照顾宝宝的劳累等因素，都会影响产妇的情绪。

4. 产科因素

在分娩过程中发生难产、滞产、阴道助产、手术等创伤经历，均会给产妇带来紧张和恐惧，产生不良情绪。

三、如何治疗产后抑郁症

1. 西医治疗

（1）心理治疗

产后抑郁并不是产妇自己“作”出来的，家人的理解、陪伴和关爱是帮助产妇走出心理抑郁的良药。同时应积极地寻求医生的帮助，通过正面的心理干预，采取支持与鼓励、情感宣泄、矛盾及角色转移治疗等方法，帮助产妇调整心态，战胜疾病，做一个幸福的妈妈。

（2）药物治疗

根据病情需要使用抗抑郁药物，如5-羟色胺再摄取抑制剂（SSRIs）。这是治疗产后抑郁的临床一线药物，常用的药物有帕罗西汀、舍曲林、氟伏沙明等；或用激素替代治疗，主要是雌激素及甲状腺素的补充治疗。

（3）物理治疗

物理治疗包括脑反射、电休克等。

2. 中医治疗

中医学认为产后抑郁主要与心、肝、脾三脏失调有关，根据患者的临床症状表现，结合舌脉辨证施治，主要分型如下。

（1）心脾两虚

常见症状：产后焦虑、忧郁、情绪低落、心神不宁、精神萎靡、悲伤欲哭、失眠多梦、健忘，伴有神疲乏力、面色萎黄、大便稀烂、饮食欠佳、胃及腹部腹胀。舌淡，苔薄白，脉细弱。

常用方药：归脾汤加减。黄芪 15g，党参 15g，白术 10g，炙甘草 5g，当归 10g，茯神 15g，远志 10g，酸枣仁 10g，木香 10g，龙眼肉 10g，生姜 10g，大枣 15g。

若产后抑郁兼气滞证，如喜欢叹气、胸胁部疼痛等，可加用柴胡 10g，合欢花 10g。若产后抑郁日久，兼具血瘀证，如恶露色紫暗有块、舌暗或有瘀斑者，可加用玫瑰花 10g，牡丹皮 15g。

药膳食疗：①产后补益汤。五指毛桃 30g，大枣 20g，陈皮 10g，猪排骨 200g；上述材料加入清水慢火炖 90 分钟。②产后补益茶。大枣 30g（捣烂），党参 15g，茉莉花 10g，80℃温开水冲茶。

穴位自我按摩：选足三里、气海、血海（双侧交替进行），大拇指点压，重按轻放，每次 2 ～ 3 分钟，每天 3 次。

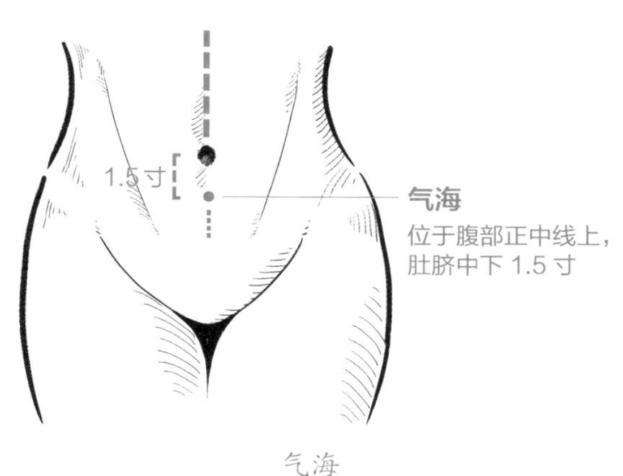

气海

（2）瘀血内阻

常见症状：产后抑郁、忧伤、不喜言语、神志恍惚、失眠多梦、恶露日久，色暗有血块，面色晦暗。舌暗有瘀斑，苔白，脉弦或涩。

常用方药：调经散加减。当归 10g，肉桂 9g，没药 10g，琥珀 15g，赤芍 10g，细辛 3g，麝香 5g，益母草 30g，川芎 10g。

若瘀血内阻日久，并伴有气滞证，如喜叹气、胸胁疼痛者，加柴胡 10g，合欢皮 10g。

药膳食疗：①活血开郁汤。当归 15g，陈皮 10g，鳝鱼 100g，慢火煮 20 分钟。②益母草鸡蛋。益母草 30g，陈皮 10g，煮鸡蛋 2 个，早晚服食。

穴位自我按摩：三阴交、血海、涌泉（双侧交替进行），大拇指点压，轻按快放，每次 2 ～ 3 分钟，每天 3 次。

（3）肝郁气结

常见症状：产后抑郁、喜叹气、或烦躁易怒、胸部憋闷、夜不如寐、恶梦连连、惊恐易醒，恶露量时多时少、色紫暗有块。舌红或暗红，苔薄白或黄，脉弦。

常用方药：逍遥散加减。当归 10g，白芍 12g，柴胡 10g，茯苓 15g，白术 10g，炙甘草 5g，生姜 10g，薄荷 15g，夜交藤 15g，合欢皮 15g，磁石 15g。

药膳食疗：①产后解郁花茶。玫瑰花 5g，茉莉花 5g，制佛手 10g，80℃温开水泡茶。②产后忘忧汤。当归 15g，陈皮 10g，鲫鱼 100g，慢火煮 20 分钟，再加新鲜薄荷 20g，煮 1 分钟关火。

穴位自我按摩：选三阴交、太冲、大敦（双侧交替进行），大拇指点压，轻按快放，每次 2 ～ 3 分钟，每天 3 次。

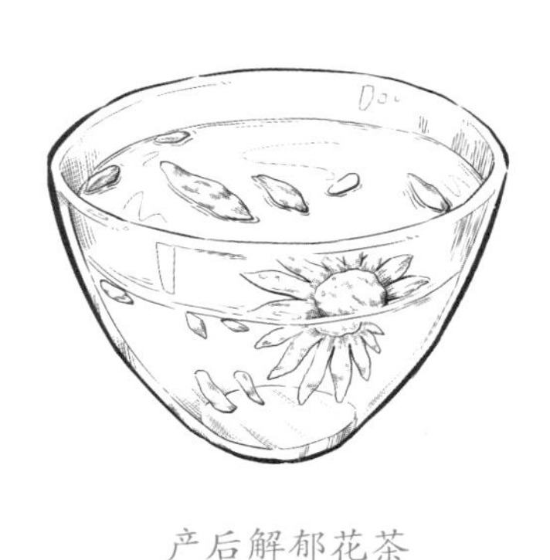
产后解郁花茶

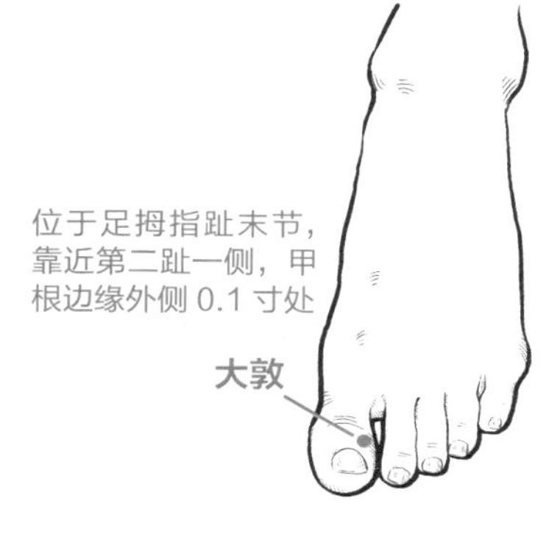

大敦

四、如何预防产后抑郁

1. 保持乐观心态

产前要多学习产后相关知识，正确看待产后生理变化，消除分娩后的紧张及恐惧心理。无论是孕期还是产后，都要保持积极乐观的心态，提醒自己要调节好情绪，遇到困难要鼓起勇气想办法克服，郁闷时多和家人及朋友倾诉，学会释放内心的恐惧与不安。起居环境可以播放一些柔和优美的音乐，特别是睡前可以收听一些音乐、广播等来释放产后的压力。必要时寻求心理医生的帮助。

2. 适当参加运动

运动时分泌的多巴胺能让大脑产生兴奋，产后进行散步、八段锦、太极拳、产后操、产后瑜伽等运动，运动时间不宜过长，建议每天不超过一个小时，以不感到疲劳为度。

3. 摄取均衡营养

缺乏营养与患抑郁症有很大的关联，因为某些微量元素对大脑产生神经传递素起着至关重要的作用。产后保证充足而均衡的营养，有助于产妇迅速恢复体力和改善体质，从而保持饱满的情绪。

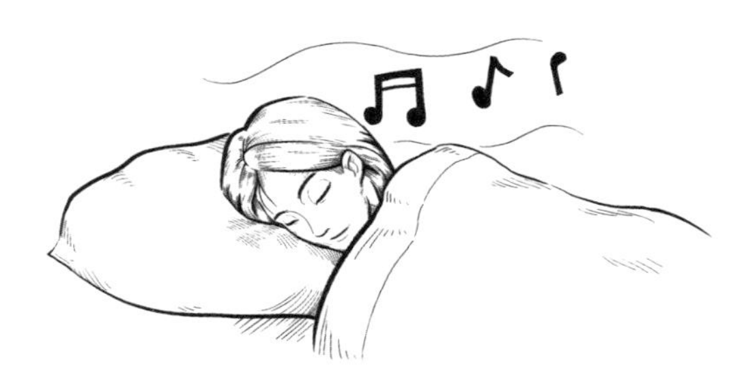

音乐睡眠疗法

4. 保证睡眠时间

失眠和抑郁症是相辅相成的，睡眠不足会加重抑郁症的状况，而抑郁症反过来又会令人更加难以入睡。家人应努力为产妇提供一个安静舒适的居住环境，帮助产妇分担照顾婴儿的责任，保证产妇有充足的睡眠时间。

第六节　产后子宫下垂

一、什么是产后子宫下垂

产后子宫下垂是比较常见的产后病。子宫是借助 4 对韧带及骨盆底肌肉和筋膜的支托作用来维持其正常位置的。女性怀孕的时候子宫随着胎儿的长大而不断被撑大，当胎儿生出来后，子宫也就慢慢地进入恢复阶段。产后子宫下垂是因为盆腔的韧带和肌肉松弛或退化，不能承托子宫而使子宫下垂到阴道里。如果只是轻微下垂，除了上环的女性在性生活时会受到影响外，多数患者并没有明显不适；严重的子宫下垂会让患者感到有物从阴道脱出，小腹胀坠，尤其是活动时会感到十分不适，大小便时也会觉得困难，如尿频、淋沥不尽及白带增多等。此外，子宫下垂还会增加子宫感染的机会，对患者的生活质量会产生较大的影响。如不及时治疗，随着年龄的增大，子宫下垂的症状可加重，尤其是在围绝经期后。

二、引起产后子宫下垂的因素有哪些

1. 阴道分娩，尤其是难产、产钳助产、胎吸助产等，导致产妇的盆腔筋膜、韧带、肌肉等组织松弛、薄弱，对子宫的支撑力减弱。

2. 平素体质虚弱，产妇年龄过小或较大，有子宫下垂家族脱垂史等。

3. 产后过早站立，行走过多或者采取坐位的姿势多，没有及早补充营养者。

4. 多次经阴道分娩者。

三、如何治疗产后子宫下垂

1. 西医治疗

对于轻度的子宫下垂，一般建议通过盆底康复治疗的方法改善盆腔肌肉和子宫韧带（提肛运动、深蹲运动），再配合产后营养加强，如多吃些富含优质蛋白质的食物，或者是配合子宫托进行治疗。这样子宫下垂的症状会明显改善。如果子宫下垂严重，则需要去医院的妇科采取腹腔镜手术治疗。

2. 中医治疗

中医把子宫下垂称为阴挺、阴脱，认为引起子宫下垂的原因是产妇先天不足，素体虚弱，冲任不固，带脉失约；或分娩时耗气太过，或产后操劳持重，致使中气下陷，固摄无力，系胞失职，子宫下垂。主要分型如下。

（1）气虚

常见症状：产后小腹坠胀，或子宫脱出阴道，劳则加剧，伴有神倦乏力、少气懒言、食欲不振，小便频数，或带下量多，色白质稀，大便稀溏，面色少华。舌淡，苔薄，脉缓弱。

常用方药：补中益气汤加减。黄芪、甘草各 15g，人参、白术各 9g，当归 6g，陈皮 6g，升麻 8g，柴胡 9g。

若带下量多、色白质稀者，酌加山药 30g，芡实 30g，桑螵蛸 15g，以止带固脱。

药膳食疗：黄芪当归炖鸡汤。土鸡 1 只洗净切块，党参 50g，黄芪 60g，当归 15g，加适量水煲汤，有补气养血、升阳举陷的作用。

穴位自我按摩：关元、气海、三阴交、足三里、内关，每次 2 ～ 3 分钟，每天 3 次。

（2）肾虚

常见症状：小腹下坠感，或子宫脱出阴道口外，伴有小便频数，腰酸腿软，头晕耳鸣。舌淡，苔薄，脉沉细。

常用方药：大补元煎加减。人参 10g，升麻 12g，鹿角胶 10g，枳壳 10g，山药 20g，熟地黄 10g，杜仲 15g，当归 15g，山茱萸 15g，枸杞子 15g。

若子宫脱出阴道外，加金樱子 15g，枳壳 12g，紫河车 10g，以补肾固脱。若见带下量多、色黄气秽者，酌加薏苡仁 15g，黄柏 15g，苍术 15g，以清热除湿。

药膳食疗：金樱子杜仲瘦肉汤。金樱子 15g，杜仲 15g，芡实 30g，核桃 15g，瘦肉 200g，加适量水煲汤。

穴位自我按摩：子宫、会阴、三阴交、足三里、维道、交信，每次 2 ～ 3 分钟，每天 3 次。

四、如何预防产后子宫下垂

1. 产后要充分休息，不能过于劳累，也不能过早从事体力劳动或剧烈的运动。

2. 饮食在补充优质蛋白质的同时，注意摄入要多元化，保证蔬菜、水果等含有植物纤维的食物，保持大便通畅。忌食寒凉生冷之物，以免损伤脾胃。

3. 产后起居要避风保暖，以免着凉感冒，发生上呼吸道感染后要及时治疗，长时间咳嗽可使腹压增加。

4. 产后尽快进行母乳喂养，可促进子宫复旧，有助于韧带的恢复。

5. 分娩之后可适当进行提肛运动练习，这个运动有利于产后盆底肌的恢复。

6. 坐月子期间可经常变换卧床姿势，如在床上尽量采取俯卧和胸膝卧位的姿势，可以让子宫保持前倾的状态，有效预防子宫下垂。

第五章

妇科炎症疾病的中医药防治

第一节　阴道炎

一、什么是阴道炎

正常健康女性的阴道由于解剖组织的特点，对病原体的侵入有自然防御功能。当阴道的自然防御功能受到破坏时，病原体乘机侵入，导致阴道发生炎症。阴道炎是指女性阴道黏膜及黏膜下结缔组织的炎症，常表现为白带量多，色、质、气味异常，或伴有外阴、阴道瘙痒、灼热、疼痛等。

阴道炎在各个年龄阶段均可发病，在性生活较频繁的生育期更容易发生。随着性观念日渐开放，育龄期女性较早开始有性生活，如不注意防护，阴道炎易反复加重影响生殖健康。

二、阴道炎有哪些分类和表现

阴道炎的症状会因受到不同的病原体感染而不一样，常见的分类如下。

1. 细菌性阴道炎

细菌性阴道炎是由于阴道内正常菌群失调导致的阴道炎，

可能与频繁性交、反复阴道灌洗等原因有关，表现为白带呈灰白色、稀薄状，带有鱼腥臭味，可伴有轻度外阴瘙痒或者灼热感。

2. 念珠菌阴道炎

念珠菌阴道炎又称为真菌阴道炎，是由假丝酵母菌引起的阴道炎症，表现为白带呈凝乳状或豆腐渣样，有明显的外阴瘙痒，严重者坐立不安。常见诱因有妊娠，糖尿病，大量应用免疫抑制剂及广谱抗生素，着紧身化纤内裤及肥胖等。

3. 滴虫性阴道炎

滴虫性阴道炎是由阴道毛滴虫引起的阴道炎症，表现为白带呈灰黄色或者黄白色、稀薄脓性、泡沫状、有异味，伴有外阴瘙痒，或伴有灼热、疼痛、性交痛。

4. 老年性阴道炎

老年性阴道炎是绝经后女性因卵巢功能衰退，雌激素水平降低，阴道壁萎缩，黏膜变薄，阴道内 pH 值增高，局部抵抗力降低，其他致病菌过度繁殖或容易入侵引起的炎症，致病菌以需氧菌为主。临床表现为白带呈淡黄色、稀薄，伴有外阴阴道灼热不适、瘙痒等症状。

5. 幼女性阴道炎

幼女性阴道炎常见于五岁以下儿童，表现为白带多呈脓性，常由家人发现婴幼儿内裤有脓性分泌物，分泌物多时易刺激引起外阴瘙痒，婴幼儿哭闹、烦躁不安或用手搔抓外阴。

三、如何治疗阴道炎

1. 西医治疗

首先要查明病原体，然后针对病原体选择不同抗感染治疗方案。药物治疗以外用为主，合并盆腔炎或者复发性阴道炎可以联合口服用药，必要时夫妻同治。

（1）细菌性阴道炎

选用抗厌氧菌类药物，主要有甲硝唑、替硝唑、克林霉素等，口服和局部药物治疗，性伴侣不需常规治疗。

（2）念珠菌阴道炎

局部用药可选用咪康唑栓剂、克霉唑栓剂、制霉菌素栓剂等。若反复发作或不能阴道给药者，可全身用药，主要有氟康唑、伊曲康唑等。患者若有糖尿病，应给予积极治疗，及时停用广谱抗生素及皮质醇。此外，念珠菌阴道炎可反复感染，患者需勤换内裤，用过的内裤、盆、毛巾均应用开水烫洗，性伴侣应进行念珠菌的检查及治疗。

（3）滴虫性阴道炎

阴道局部用药可选用甲硝唑阴道泡腾片或0.75%甲硝唑凝胶，1%乳酸或0.5%醋酸液冲洗。全身用药可选甲硝唑，若发现副作用应停药，哺乳期用药不宜哺乳。滴虫阴道炎可反复感染，性伴侣应同时进行治疗，治愈前应避免无保护性交。

（4）老年性阴道炎

对老年性阴道炎，往往需要增加雌激素治疗，增强阴道免疫力，避免细菌入侵繁殖。

（5）幼女性阴道炎

保持外阴清洁，用药可以根据病原体选择用滴剂、洗剂泡浴增强局部治疗效果。

2. 中医治疗

中医将阴道炎统称为带下病，根据白带的量、色，质、气味，以及全身症状、舌苔和脉象等进行中医辨证分型，根据证型选用不同的治法和方药。常见的阴道炎中医证型和方药如下。

（1）脾胃亏虚

常见症状：白带量多、色白或淡黄、质稀薄、绵绵不绝、不臭，面色萎黄，四肢倦怠，胃口差，大便溏。舌淡胖，苔白或腻，脉细缓。

常用方药：完带汤。党参 15g，白术 10g，白芍 10g，山药 10g，苍术 10g，陈皮 10g，柴胡 10g，黑荆芥 10g，车前子 10g，甘草 5g。

药膳食疗：①白扁豆山药排骨汤。白扁豆 30g，山药 20g，猪排骨 200g，加入清水慢火炖。②党参茯苓芡实瘦肉汤。党参 10g，茯苓 15g，芡实 10g，瘦肉 100g，加入清水慢火炖。③薏米山药莲子粥。薏苡仁 30g，山药 20g，莲子 15g，粳米 200g，煲粥。

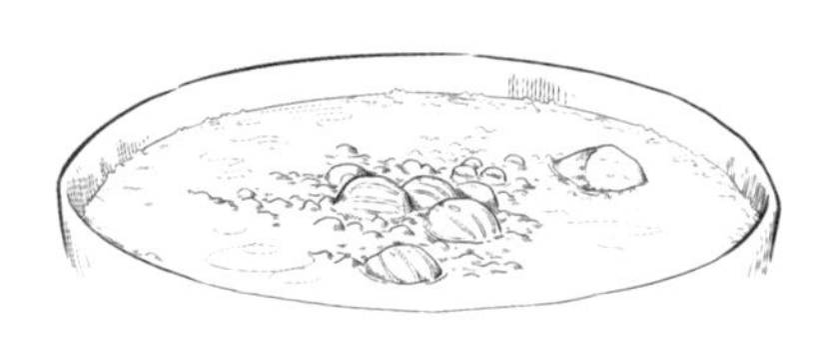

薏米山药莲子粥

穴位自我按摩：选三阴交、足三里（双侧交替进行），大拇指点压，重按轻放，每次 2 ～ 3 分钟，每天 3 次。

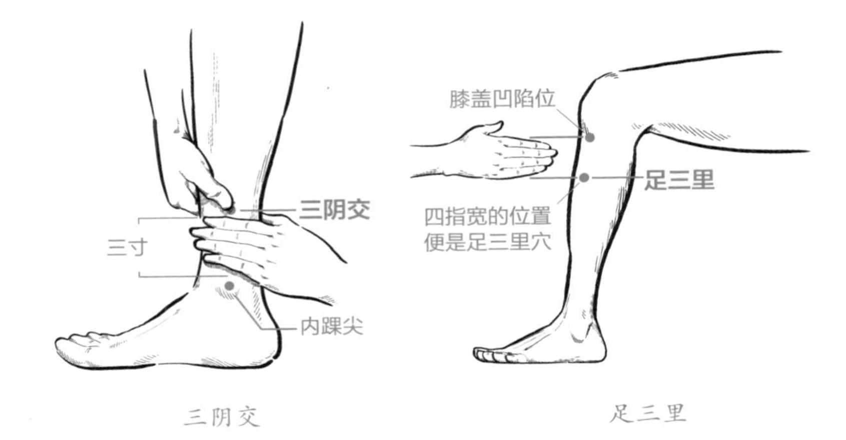

三阴交　　足三里

（2）湿热下注

常见症状：白带量多、色黄或呈脓性、质黏稠、有臭味，外阴灼热感；或白带如豆腐渣样，外阴瘙痒；口苦口腻，胸闷纳差，小便短赤。舌红，苔黄腻，脉滑数。

常用方药：止带方加减。猪苓15g，茯苓15g，车前子10g，泽泻15g，绵茵陈15g，赤芍10g，牡丹皮15g，黄柏15g，栀子10g，牛膝15g。

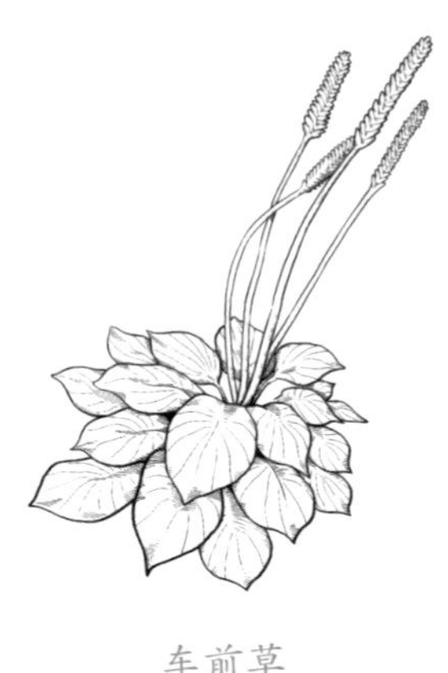

车前草

若有腹痛，可加川楝子10g，延胡索10g，以行气止痛。若白带有臭味，可加土茯苓15g，苦参15g，以清热祛湿。

药膳食疗：①车前草排骨汤。车前草10g，猪排骨200g，加入清水慢火炖。②赤小豆粳米粥。赤小豆30g，薏苡仁30g，粳米200g，煲粥。

穴位自我按摩：选丰隆（双侧交替进行）、血海（双侧交替进行）、中脘，大拇指点压，重按轻放，每次2～3分钟，每天3次。

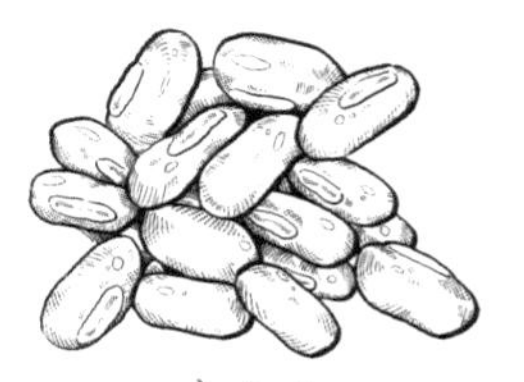
赤小豆

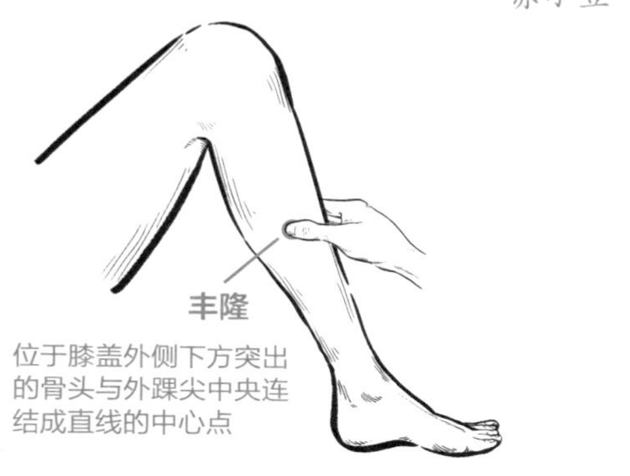

丰隆

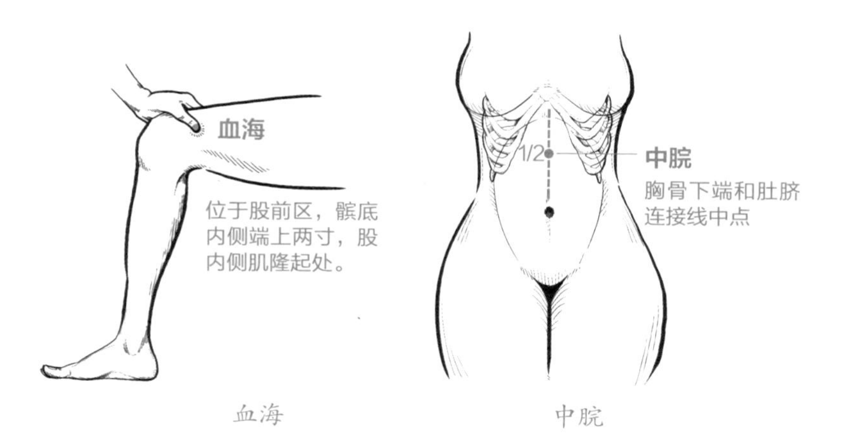

血海　　中脘

中药外洗或坐浴：蛇床子15g，白鲜皮15g，苦参15g，黄柏15g，百部15g，地肤子15g，川椒15g。上方煎成汤剂，可先趁热熏外阴，再坐浴，每日1次，7次为1疗程，直至阴道炎痊愈。

阴道纳药法：目前市面上常用的中成药阴道栓剂有保妇康栓，每日1次，7次为1疗程。洗净双手及外阴，将保妇康栓塞至阴道深处，至少一中指深度。

（3）热毒蕴结

常见症状：白带量多，黄绿如脓，质黏腻，臭味难闻，小腹疼痛，烦热，口苦咽干，小便短赤，大便干结。舌红，苔黄腻，脉滑数。

常用方药：五味消毒饮加减。蒲公英10g，金银花10g，野菊花10g，紫花地丁10g，青天葵10g，土茯苓15g，败酱草10g，鱼腥草10g，薏苡仁15g。

药膳食疗：①车前草排骨汤。车前草10g，猪排骨200g，加入清水慢火炖。②赤小豆粳米粥。赤小豆30g，绿豆30g，粳米200g，煲粥。③金银花茶。金银花3g，泡茶代饮。

中药外洗或坐浴：蛇床子15g，白鲜皮15g，苦参15g，黄柏15g，百部15g，地肤子15g，川椒15g。上方煎成汤剂，可先趁热熏外阴，再坐浴，每日1次，7次为1疗程，直至阴道炎痊愈。

（4）肾阳不足

常见症状：白带量多，质稀薄如水，绵绵不绝，腰酸，畏寒，怕冷，小腹冷，面色晦暗，小便清长，夜尿多，大便溏薄。舌质淡，苔白润，脉沉迟。

常用方药：内补丸。鹿茸5g，肉苁蓉10g，菟丝子10g，蒺藜10g，肉桂3g，附子3g（先煎），黄芪15g，海螵蛸10g，甘草5g。

药膳食疗：①山药羊肉汤。山药 10g，羊肉 200g，生姜数片，加入适量清水慢火炖汤。②芡实核桃粥。芡实 30g，核桃 30g，粳米 200g，煲粥。③白果腰果粥。白果 30g，腰果 30g，粳米 200g，煲粥。

穴位自我按摩或艾灸：选命门、腰阳关、涌泉，大拇指点压，重按轻放，每次 2 ～ 3 分钟，每天 3 次，也可以点燃艾条悬灸上述穴位。

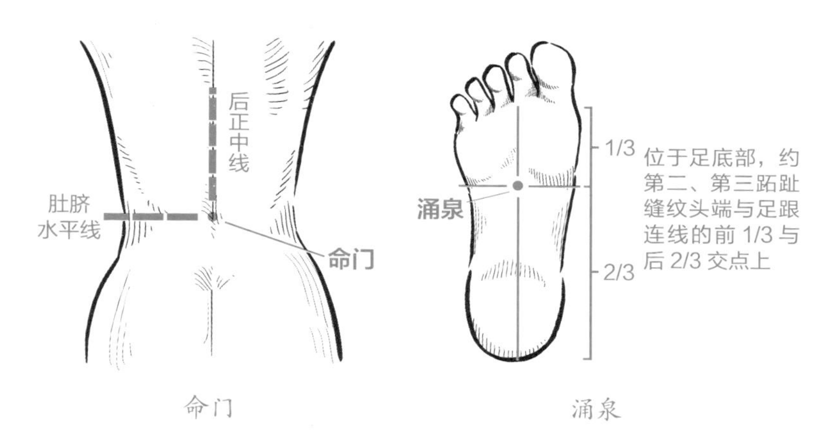

命门　　涌泉

（5）肾阴不足

常见症状：白带量多，色白或赤白相兼，质稠，外阴阴道灼热感，或瘙痒，腰酸腿软，头晕耳鸣，五心烦热，咽干舌燥口干，潮热出汗，睡眠多梦。舌红，苔少，脉细数。

常用方药：知柏地黄汤。知母 15g，黄柏 10g，泽泻 15g，茯苓 15g，牡丹皮 15g，熟地黄 10g，山茱萸 10g、山药 15g。

药膳食疗：芡实煲老鸭汤。芡实 30g，老鸭肉 200g，加入适量清水慢火炖汤。

穴位自我按摩或艾灸：选三阴交、太溪，大拇指点压，重按轻放，每次 2 ～ 3 分钟，每天 3 次，也可以点燃艾条悬灸上述穴位。

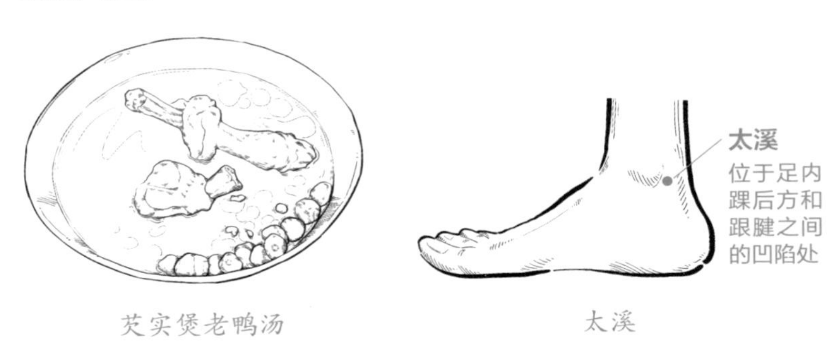

芡实煲老鸭汤　　太溪

四、如何预防阴道炎

1. 保证睡眠充足

身体免疫力下降，对疾病的抵抗能力也会下降，容易诱发阴道炎。因此每天要保证充足的睡眠，不要熬夜。

2. 坚持规律运动

多进行户外体育锻炼，可提高身体免疫力。

3. 性生活适度

注意控制好性生活次数和频率，每周性生活不宜过频，一般每周不超过 3 次，经期、产褥期禁性生活。在治疗阴道炎期间需禁止性生活，避免不洁的性生活。如果是具有交叉感染的阴道炎（如滴虫性阴道炎、念珠菌性阴道炎），性伴侣应同时接受治疗。

4. 注意外阴卫生

保持外阴清洁干爽，经常清洗外阴和肛门，清洗时要讲究顺序，一般先洗外阴，再清洗肛门，用温水清洗即可，也可选用中性、弱酸性或不含刺激物的清洁用品清洗外阴，毛巾及洗盆需专人专用，避免交叉感染。卫生巾要勤换，避免细菌滋生。经期、产褥期禁止盆浴、游泳，勿冒雨涉水，避免久居潮湿之地，以免感受湿邪。勤洗澡，勤换洗内衣裤，内衣裤尽量要在太阳下面暴晒或选择消毒烘干，选择透气性好、吸湿的棉质内裤，尽量少穿不透气的牛仔裤和紧身裤，以保持外阴透气、干燥。

5. 勿自行冲洗阴道

切勿反复、长期使用各种洗剂进行冲洗阴道，避免长期大量使用抗生素，否则容易导致阴道菌群失调，破坏阴道微生态环境，降低阴道抵御能力。

6. 饮食清淡有营养

饮食上宜清淡，宜多喝水、多吃新鲜的瓜果蔬菜，可适度摄取含乳酸饮料，如酸奶等，有利于维持阴道酸性环境。勿过食辛辣刺激性、肥甘厚腻的食物，以免滋生湿热。

7. 药膳预防

脾虚或者肾虚患者，可吃一些健脾益气、补益脾肾的食物，如粳米、山药、扁豆、莲子、薏苡仁、芡实、白果、栗子、黑芝麻、黑大豆、蚌肉、核桃仁、蛋类等补益脾肾的食物。

第二节　宫颈炎

一、什么是宫颈炎

宫颈炎是指子宫颈阴道部炎症及宫颈管黏膜炎症，多为病原菌感染所致，临床多为慢性宫颈炎改变，育龄期女性多见。主要症状包括性交后出血、阴道分泌物异常，或宫颈检查时疼痛。多数患者可无任何症状，有性生活的女性如无定期妇科检查，往往并不知道自己有宫颈炎改变。如不及时治疗，宫颈炎可上行感染扩散到子宫和输卵管，甚至蔓延到盆腔和腹腔，导致不孕症。

二、宫颈炎有什么表现

宫颈炎多数无明显症状，部分可有以下典型症状。

1. 阴道分泌物增多

阴道分泌物呈淡黄色或脓性，病情严重时白带呈黄绿色、有异味。

2. 月经紊乱

经量突然增多或者减少，经期变短或延长，痛经加剧等。此外，不规则出血也常见，在非月经期出现阴道出血的情况，常在性交后加重。

3. 下腹部疼痛

下腹部和腰部出现坠痛、酸痛感。

4. 阴道炎症

常有大量脓性分泌物流至外阴，外阴部位受刺激后出现疼痛及瘙痒等症状。

5. 宫颈糜烂样改变

妇检时可发现有黄色分泌物覆盖宫颈口或从宫颈口流出，也可表现为宫颈息肉或宫颈肥大。专科医生往往通过阴道镜检查告知，或描述为宫颈柱状上皮异位等改变。

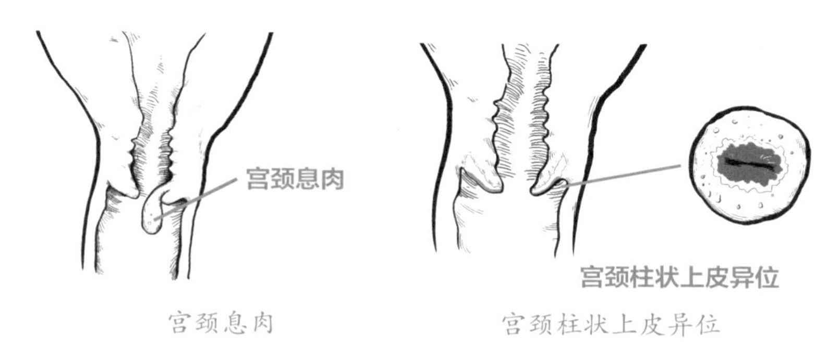

宫颈息肉　　宫颈柱状上皮异位

三、如何治疗宫颈炎

1. 西医治疗

根据慢性宫颈炎不同的病变，西医采用不同的治疗方法。如为无症状的单纯生理性宫颈柱状上皮异位则无须治疗。

如有接触性出血或分泌物增多，可宫颈局部行物理治疗，包括激光、冷冻、微波等方法，但在治疗前必须进行宫颈防癌筛查排除宫颈癌前病变。对于宫颈肥大一般无须治疗。如果是由病原体感染引起，则需针对性口服抗生素或局部用药，性伴侣也应进行检查和治疗。

2. 中医药治疗

宫颈炎与阴道炎同属于中医学“带下病”范畴，中医辨证论、理法方药及调养方法均可参考本章第一节“阴道炎”，主要根据白带的量、色、质、气味及全身症状、舌苔和脉象等进行中医辨证分型，根据证型选用不同的治法和方药。

四、如何预防宫颈炎

1. 避免不洁性生活

性生活前后要清洗私处，避免性滥交，同房时应采取可靠的避孕措施，以免因意外怀孕而不得不接受人工流产。

2. 保持外阴透气

太过紧身及不够透气的内裤，可导致病原微生物在内裤上滋生而诱发妇科炎症。

3. 勿盲目灌洗阴道

有的女性比较注重私处卫生，经常使用阴道专门的洗液进行外阴清洗甚至阴道灌洗，可使生殖道菌群失调，反而容易导致阴道炎、宫颈炎的发生。

4. 定期妇检

有过性生活的育龄期女性应该定期接受妇科检查，因为不少宫颈炎患者并无明显症状，定期检查能够使妇科疾病及早发现、及早治疗。此外，有条件女性建议进行 HPV 疫苗接种，需注意的是不管是否进行 HPV 疫苗接种，仍应每年定期到专科医生处进行宫颈癌筛查。

第三节　盆腔炎

一、什么是盆腔炎

盆腔炎是指女性内生殖器（即子宫、输卵管、卵巢）及其周围结缔组织、盆腔腹膜发生的炎症，是妇科常见的疾病。尤其在性活跃的青春期、育龄期女性更为多发。初潮前、无性生活和绝经后女性很少发生盆腔炎性疾病。

盆腔炎的发生是由细菌等致病微生物上行感染引起的。正常情况下，女性生殖系统有自然的防御功能，能抵御细菌的入侵。当人体抵抗力低下时，如人工流产、宫腔手术、不洁性交，以及阑尾炎等距离女性生殖器官较近的邻近器官炎症的扩散，均有可能导致盆腔炎的发生。

盆腔炎性疾病若未能得到及时、彻底的治疗，可导致不孕、痛经、宫外孕、性交痛等症状，从而严重影响女性的生殖健康，增加家庭与社会经济负担。因此，若出现宫颈、输卵管等妇科炎症时，应尽早进行专科检查确诊，并接受干预治疗和调养，以免发生严重后遗症，影响生育及生殖健康。

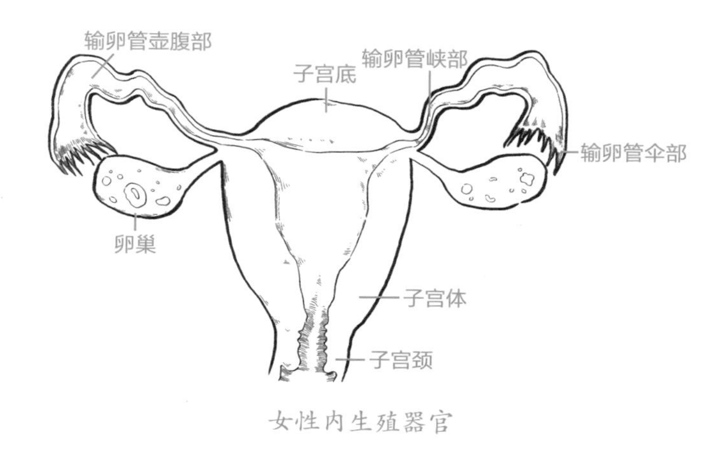

女性内生殖器官

二、盆腔炎有什么症状表现

盆腔炎主要表现为下腹痛，按照发病的缓急，可分为急性盆腔炎和慢性盆腔炎。

1. 急性盆腔炎

急性盆腔炎表现为急性下腹剧痛，疼痛难忍，并具有持续性，活动或性交后加重。若病情严重可有寒战、高热、头痛、食欲不振，可伴有发热、脓性白带，或伴有腹胀、尿频、尿急等症状。月经期发病者可出现经量增多、经期延长。病情进一步发展可引起弥漫性腹膜

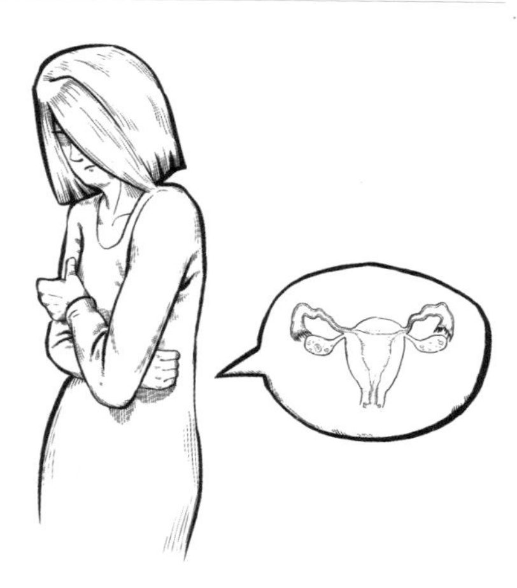

急性下腹剧痛

炎、败血症、感染性休克，严重者可危及生命。

2. 慢性盆腔炎

慢性盆腔炎是由于急性盆腔炎未能彻底治疗或患者体质较差，病程迁延所致，主要症状是反复下腹隐痛、酸胀感，痛连腰骶部，疲劳后易复发，性交后及月经前后加剧，可伴有白带偏多、月经异常、月经不规则。病程长时部分女性可出现精神不振、周身不适、失眠等神经衰弱症状。慢性盆腔炎往往反复发作，缠绵难愈，导致不孕、输卵管妊娠，严重影响女性的健康。

三、如何治疗盆腔炎

1. 西医治疗

治疗原则首先是减轻急性期症状，减少盆腔炎引起的远期并发症，如慢性盆腔炎、输卵管积水、输卵管阻塞等。

对急性盆腔炎治疗主要使用抗生素药物，必要时需手术治疗，需及时在医师的指导下彻底、规范地治疗至盆腔炎治愈，否则易转为慢性盆腔炎，或容易导致日后的不孕症或异位妊娠。

对慢性盆腔炎治疗则以提高机体免疫力、改善盆腔循环、改善盆腔炎后遗症症状为主，以中医综合治疗、物理治疗为主。

2. 中医治疗

（1）急性盆腔炎

在应用抗生素治疗的同时，中医治疗以清热解毒、祛湿化瘀为主，结合舌象和脉象进行整体辨证分型，根据辨证分型给予治疗。

①热毒炽盛

常见症状：下腹疼痛剧烈，发热恶寒，白带多，色黄或脓稠、臭秽，口干口苦，小便短赤，大便干结。舌红，苔黄厚，脉滑数。

常用方药：五味消毒饮和大黄牡丹汤。蒲公英 10g，金银花 10g，野菊花 10g，紫花地丁 10g，青天葵 10g，大黄 5g（后下），牡丹皮 15g，冬瓜仁 30g，芒硝 10g。

若白带臭秽者，可在方中加用椿根皮 15g，黄柏 15g，绵茵陈 15g。若腹胀明显，可在方中加厚朴 10g，枳实 10g。若有盆腔脓肿，可在方中加皂角刺 10g，白芷 15g。

药膳食疗：a. 蒲公英败酱草茶。蒲公英、败酱草各 30g，加 200 ～ 300mL 水，煮沸 5 分钟，水煎代茶饮，早晚各 1 次，连服 1 周左右。b. 金银花菊花茶。金银花、菊花各 5g，泡茶喝，早晚各 1 次，连服 1 周左右。c. 凉拌马齿苋。马齿苋 500g，蒜、醋、盐、香油各适量，凉拌食用。d. 金银花冬瓜仁排骨汤。金银花 20g，冬瓜仁 20g，排骨 250g，煲汤。

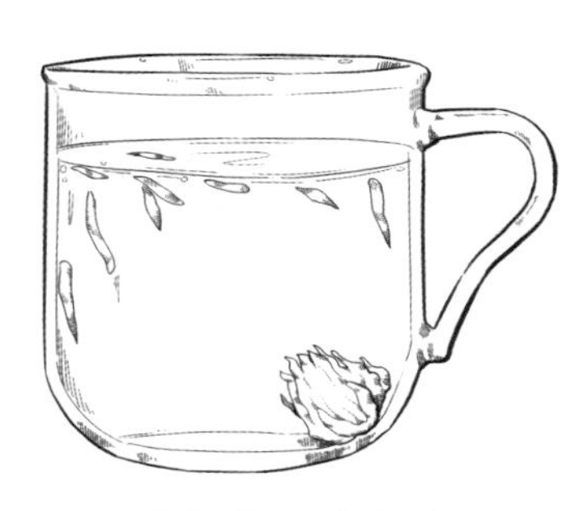

金银花、菊花茶

②湿热瘀结

常见症状：下腹疼痛拒按，发热恶寒，白带多，色黄，质稠，臭秽，大便烂或大便澡结，小便短赤。舌红有瘀点，苔黄厚，脉弦滑。

常用方药：仙方活命饮加减。金银花 10g，甘草 10g，当归 10g，赤芍 15g，皂角刺 10g，天花粉 15g，浙贝母 10g，防风 10g，白芷 15g，蒸陈皮 10g，乳香 10g，没药 10g，薏苡仁 20g，冬瓜仁 20g。

药膳食疗：①败酱紫草茶。败酱草 30g，紫草 30g，加 200 ～ 300mL 水，煮沸 5 分钟，代茶饮，早晚各 1 次，连服 1 周左右。②益母草甘草茶。益母草 200g，甘草 10g，加 200 ～ 300mL 水，煮沸 5 分钟，代茶饮，早晚各 1 次，连服 1 周左右。③槐花薏米冬瓜仁粥。槐花 10g，薏苡仁 20g，冬瓜仁 20g，加入大米 100g，煮粥食用。

中药保留灌肠：对急性盆腔炎，尤其是输卵管积水或积脓患者，中药保留灌肠可明显改善盆腔状态、加快盆腔包块的吸收。灌肠方药：毛冬青 30g，红藤 10g，败酱草 15g，三棱 10g，莪术 10g，延胡索 15g，牡丹皮 15g，白花蛇舌草 10g，紫草 10g，黄柏 15g。方法：浓煎至 100 ～ 150mL，于临睡前排便后，保留灌肠，每晚 1 次，经期停用。

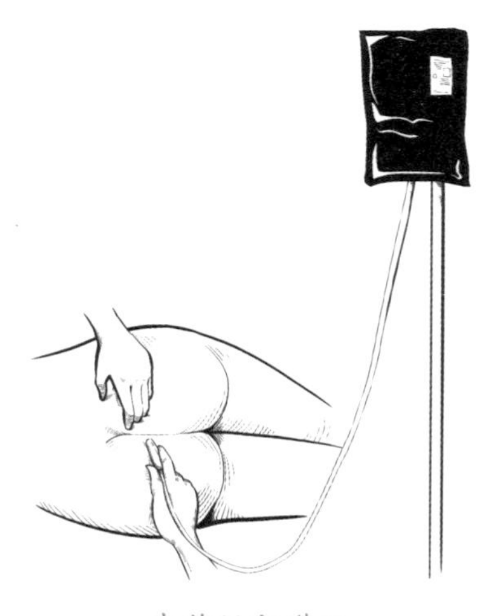

中药保留灌肠

中药外敷：中药外敷治疗盆腔炎一般是将清热利湿、活血化瘀、消癥散结类的中药碾成粉末，用醋或者是酒调敷于下腹部，通过药物的透皮吸收直达病所，起到促进血液循环、炎症组织吸收的作用。常用的中药外敷方有四黄散，由黄连、黄柏、大黄、黄芩打粉制成，加水调成面饼状，敷于下腹部，每次敷 20 ～ 30 分钟，每天敷 1 ～ 2 次，对湿热瘀结证的盆腔炎患者效果特别显著。

中药热奄包：将加热好的中药药包置于下腹部，通过热奄包的热蒸气使局部的血液循环加快，起到治疗盆腔炎的作用。常用的药物有吴茱萸、小茴香、粗盐、花椒、红花。制作一个双层布袋，将等量的上述药物装进布袋内，封口，微波炉加热 3 ～ 5 分钟，置于下腹部或者腰骶部，每天 1 ～ 2 次，每次 20 ～ 30 分钟，对寒凝血瘀证盆腔炎患者效果特别显著。

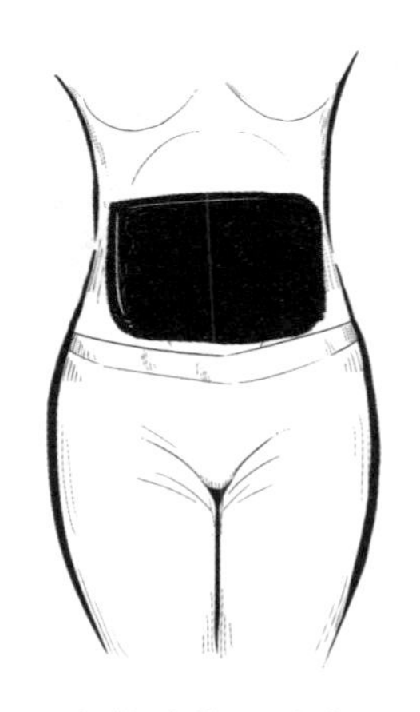

中药外敷下腹部

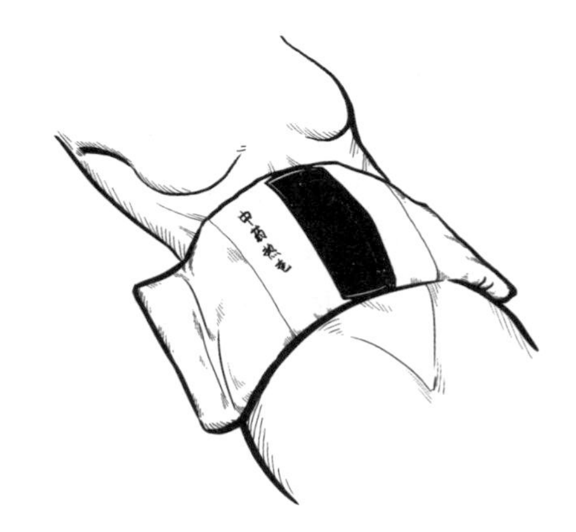

中药热奄包敷下腹部

（2）慢性盆腔炎

对于慢性盆腔炎，中医治疗以清热解毒、祛湿化瘀为主，结合舌象和脉象进行整体辨证分型，根据辨证分型给予治疗。

①湿热瘀结

常见症状：少腹部隐痛，痛连腰骶部，月经期或劳累时加重，白带量多、色偏黄、质稠，胸闷纳呆，口干不欲饮，大便烂或秘结，小便黄赤。舌红胖大，苔黄腻，脉弦数或滑数。

常用方药：银甲丸。金银花10g，连翘10g，升麻10g，红藤10g，蒲公英15g，鳖甲10g（先煎），紫花地丁10g，生蒲黄10g（布包），椿根皮15g，大青叶10g，茵陈15g，琥珀10g，桔梗15g。

药膳食疗：a.绿豆薏米粥。绿豆50g，薏苡仁50g，煲成粥。b.白扁豆冬瓜排骨汤。白扁豆30g，冬瓜100g，排骨250g，煲汤。c.赤小豆玉米须排骨汤。赤小豆30g，玉米须30g，排骨250g，煲汤。

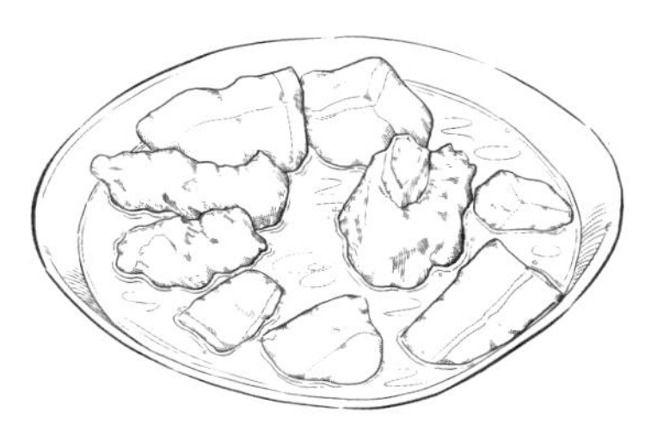

白扁豆冬瓜排骨汤

②气滞血瘀

常见症状：少腹部胀痛或刺痛，月经期疼痛加重，经血量多有血块，血块排出则痛减，白带量多，平时情志抑郁，乳房胀痛。舌暗红，有瘀点、瘀斑，苔薄白，脉弦。

常用方药：膈下逐瘀汤。当归10g，川芎10g，赤芍10g，桃仁10g，红花10g，枳壳10g，延胡索15g，五灵脂10g，乌药10g，香附10g，牡丹皮15g，甘草10g。

药膳食疗：a.佛手玫瑰花茶。佛手10g，玫瑰花10g，泡茶喝，早晚各1次，连服1周左右。b.佛手山楂茶。佛手10g，山楂10g，

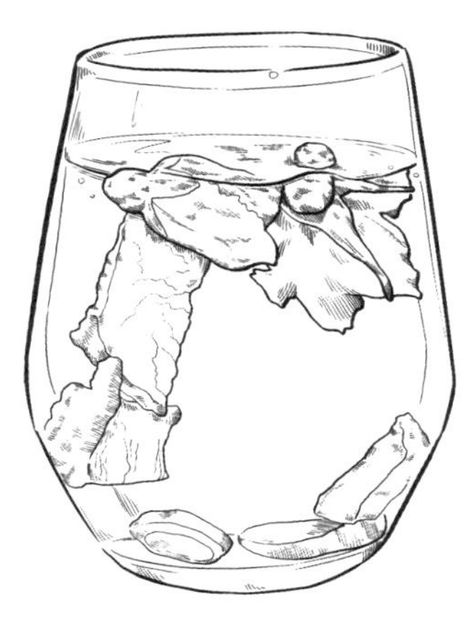

佛手玫瑰花茶

泡茶喝，早晚各 1 次，连服 1 周左右。

③寒湿瘀滞

常见症状：下腹冷痛，腰骶冷痛，经期腹痛加重，得温则减，带下量偏多，色白质稀，形寒肢冷，经血暗红或夹血块，大便偏烂。舌质暗红或有瘀点，苔白腻，脉沉迟或沉涩。

常用方药：少腹逐瘀汤。小茴香 10g，干姜 5g，延胡索 15g，没药 10g，当归 10g，川芎 10g，肉桂 3g，赤芍 15g，生蒲黄 10g，五灵脂 10g（布包）。

药膳食疗：a. 艾叶红花粥。艾叶 10g，红花 3g，小米 100g，煲粥。b. 生姜桂圆糖水。生姜 10g，桂圆 10g，红糖 10g，煲水喝。

④肾虚血瘀

常见症状：下腹绵绵作痛或刺痛，腰骶酸痛，遇劳累下腹或腰骶酸痛加重，头晕耳鸣，带下量偏多，色白质清稀，夜尿频多。舌质暗淡或有瘀点瘀斑，苔白或腻，脉沉涩。

常用方药：杜断桑寄失笑散。杜仲 10g，续断 10g，桑寄生 10g，生蒲黄 10g（布包），五灵脂 10g，盐牛膝 15g，没药 10g，延胡索 15g，丹参 15g，三棱 10g，川芎 10g。

药膳食疗：a. 熟地核桃小米粥。熟地黄 15g，核桃 30g，小米 100g，煲成粥。b. 黑芝麻茯苓粥。黑芝麻 30g，茯苓 15g，小米 100g，煲成粥。c. 桑寄生丹参茶。桑寄生 15g，丹参 15g，加 200 ～ 300mL 水，煮沸 5 分钟，代茶饮，早晚各 1 次，连服 1 周左右。

⑤气虚血瘀

常见症状：下腹疼痛或坠痛，缠绵日久，痛连腰骶，经行加重。带下量偏多、色白质稀，经血淡暗或夹血块，精神萎靡，体倦乏力，食少纳呆。舌淡暗，或有瘀点瘀斑，苔白，脉弦细或沉涩无力。

常用方药：理冲汤。黄芪 15g，党参 15g，白术 10g，山药 15g，知母 10g，三棱 10g，莪术 10g，鸡内金 10g，川芎 10g，当归 10g，丹参 15g，木香 10g（后下）。

药膳食疗：a. 山药白扁豆粥。鲜山药 100g，白扁豆 100g，小米 100g，煲粥。b. 党参茯苓排骨汤。党参 15g，茯苓 15g，排骨 250g，煲汤。

四、如何预防盆腔炎

1. 日常应养成良好的卫生习惯，勤换内裤，保持外阴清洁、干燥。

2. 如无外阴、阴道的炎症，不要进行不规范的阴道冲洗，需要做妇科手术者，应到正规的医院就诊，避免感染。

3. 注意经期、产褥期禁止同房，注意性生活卫生，减少盆腔炎症发生。

4. 应选择棉质宽松内裤，不宜长期穿着紧身内衣。

5. 饮食需要清淡、均衡、有营养，多吃新鲜蔬菜和水果，忌食煎烤、油腻、辛辣之物及发物等。

6. 注意休息，养成良好的睡眠习惯，坚持有规律的生活，适当锻炼身体，可以做八段锦、五禽戏等中医导引，增强机体抵抗力。

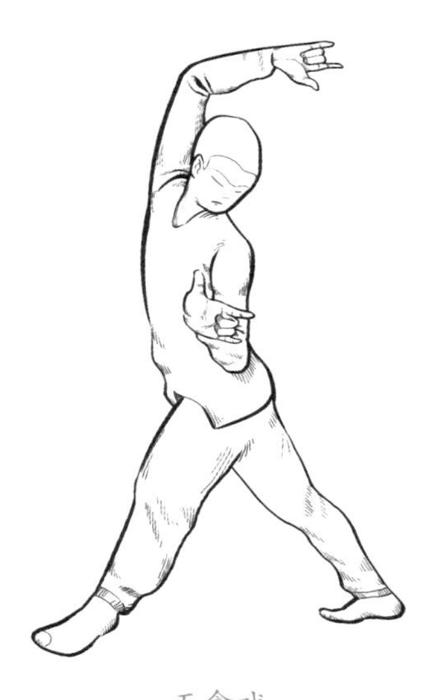

五禽戏

7. 盆腔炎患者在进行治疗时，需重视平时体质调养，可经常进行腹式呼吸、凯格尔运动（即提肛运动），也可经常轻揉脐腹部，双掌掌心向内相叠放置于脐腹部，按顺时针方向轻揉脐腹部（用力要以舒适、有微微发热感为度），轻揉 5 ～ 10 分钟，再点按气海、关元、子宫、血海、三阴交，每个穴位各 1 分钟。

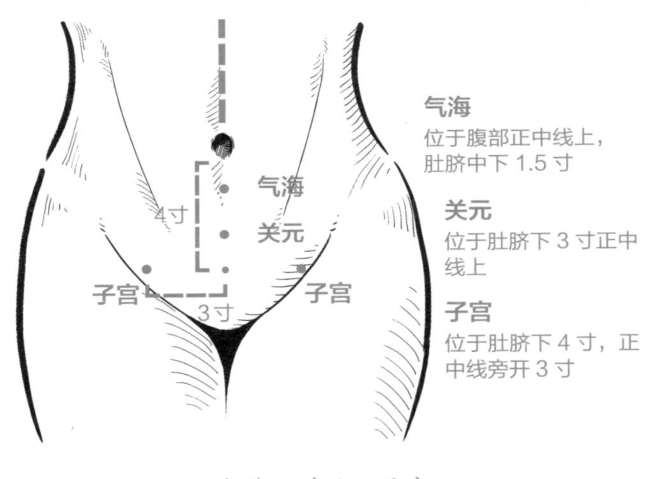

气海、关元、子宫

第四节　性传播疾病

一、什么是性传播疾病

性传播性疾病（简称性病）是指以性接触为主要传播方式的一类感染性疾病。

根据感染不同的病原体，性病的分类和表现也有所不同。

比较常见的性病有梅毒、淋病、尖锐湿疣、生殖道沙眼衣原体感染、生殖器疱疹、艾滋病等。传播方式主要是性交，也可通过胎盘传给胎儿或分娩时感染新生儿。除了性接触和分娩外，病毒或细菌也可以寄生在湿毛巾、湿衣服或马桶座等地方，可以通过皮肤、体液、口腔、生殖器等在人与人之间传播。

目前，国内经济发展速度快，人口流动加剧，人们的性观念发生了改变，性病发病率呈上升趋势。大多数性传播疾病在早期没有症状，因此，定期筛查至关重要。例如，淋病和生殖道沙眼衣原体感染往往不会产生症状，但如果不加以治疗，它们都可能导致盆腔炎和不孕。如不注意自我防护，发生性病的机会增高，尤其是青春期及没有固定性伴侣的年轻女性更要注意加强防护，如发生性病需及早进行规范、足量疗程的治疗。

二、如何治疗性传播疾病

临床上可通过病原体检测来明确诊断和确定治疗方案。性传播疾病一般都需要性伴侣共同治疗，否则很容易造成交叉感染的问题出现，而且在治疗期间禁止同房，彻底治愈之后，同房的时候也要采取保护措施，可以使用安全套，能够降低交叉感染的概率。

（一）梅毒

梅毒是苍白密螺旋体感染所引起的一种慢性全身性性病，几乎可侵犯全身各器官，产生多种多样的表现。主要症状如下。

梅毒早期（一期、二期梅毒）：表现为梅毒疹、脱发、口腔或生殖器黏膜红斑、水肿、糜烂等。

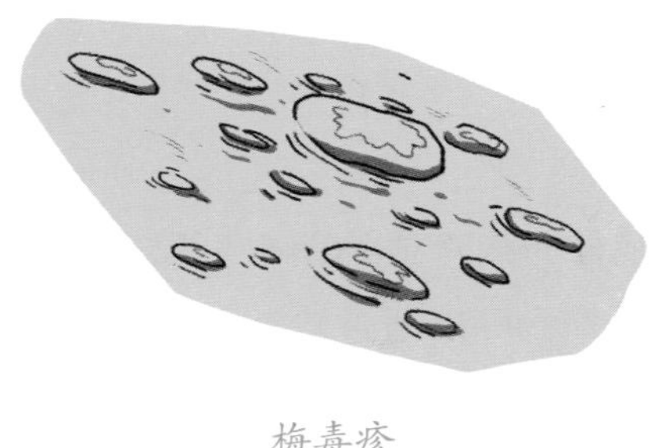

梅毒疹

晚期梅毒（三期梅毒）：表现为永久性的皮肤黏膜损害，并可破坏心血管、神经系统等全身多个组织器官。

另外，梅毒也可能很多年无症状，呈潜伏状态。

1. 西医治疗

梅毒不能自愈，患者和性伴侣都需要同时接受严格的检查和治疗，治疗期间不能同房。及早发现和坚持正规治疗，对梅毒的愈后影响较大。治疗梅毒首选青霉素，可用于各期治疗。患者需到正规医院接受规范的监测和随诊，以保证治疗效果。由于梅毒可垂直传染给胎儿或新生儿，故女性在孕前及妊娠早期需进行梅毒的筛查，预防梅毒通过胎盘传给胎儿，引起流产、死胎、早产或者胎儿先天性梅毒。

不同梅毒的愈后不同，早期梅毒表现以皮肤、黏膜损害为主，对人体危害小，虽然具有传染性，但可通过抗感染治疗痊愈，患者病情较轻。但治愈后，需要遵医嘱严格定期随访检查，监测病情。少部分患者可能复发或再次感染梅毒。晚期梅毒预后不容乐观。三期梅毒常累及内脏，影响器官功能进而影响生活甚至生命，是引起死亡的主要原因，治疗无法逆转已经形成的身体器质性损害，患者病情严重，难以医治。心血管梅毒的预后也较差。

2. 中医治疗

在使用抗生素治疗的同时，根据临床症状、舌苔和脉象等进行中医辨证分型，根据证型选用不同的治法和方药。常见的中医证型和方药如下。

（1）一期梅毒

常见症状：一期梅毒多属于肝经湿热证，常见生殖器疳疮，黏膜水肿、糜烂，兼有口干口苦、小便黄赤、大便秘结。舌质红，苔黄腻，脉弦滑。

常用方药：龙胆泻肝汤。龙胆草 10g，栀子 10g，黄芩 10g，柴胡 10g，生地黄 10g，泽泻 15g，当归 10g，车前子 10g，木通 10g，金银花 10g，土茯苓 15g，虎杖 15g，甘草 10g。

有生殖器疳疮，黏膜水肿、糜烂者，可用土茯苓 100g，水煎 500 ～ 1000mL，坐浴或熏洗，每日 1 次。

（2）二期梅毒

常见症状：多属于血热蕴毒证，常见全身杨梅疮，或见丘疹、脓疱，兼有口干咽干舌燥、口舌生疮、大便秘结。舌质红绛，舌薄黄或少苔，脉细滑或细数。

常用方药：清营汤合桃红四物汤。水牛角 15g，生地黄 10g，金银花 10g，连翘 15g，玄参 10g，黄连 10g，竹叶心 10g，丹参 10g，麦冬 10g，当归 10g，熟地黄 10g，川芎 10g，白芍 10g，桃仁 10g，红花 10g。

有杨梅疮、丘疹、脓疱的患者，可用蛇床子 30g，川椒 30g，蒲公英 30g，莱菔子 20g，白鲜皮 30g，煎汤外洗，每日 1 次。

（3）三期梅毒

常见症状：多属于肝肾亏损，患者患病时间长，逐渐出现下肢瘫痪或痿弱不行，肌肤麻木不仁或虫行作痒，腰酸膝软骨痛，小便难。舌质暗淡，苔薄白，脉沉细弱。

常用方药：地黄饮子。干地黄15g，巴戟天15g，山茱萸10g，肉苁蓉10g，石斛10g，炮附子10g（先煎），五味子10g，肉桂10g，茯苓15g，麦冬10g，石菖蒲10g，远志10g，生姜15g，大枣15g，薄荷10g（后下）。

（二）淋病

淋病是由淋病奈瑟菌引起的以泌尿系统化脓性感染为主要表现的性病。淋病可发生于任何年龄，以性活跃期人群居多，传染性很强，可导致多种并发症和后遗症。

女性患者大部分无症状或症状轻微，主要表现为阴道脓性分泌物增多，外阴瘙痒或灼热，或伴下腹痛，或尿频尿急尿痛，尿道口有脓性分泌物。

1. 西医治疗

治疗应以及时、足量、规范地使用抗生素为原则，常用的抗生素为头孢类，需在医生指导下用药。使用时需要密切观察疗效，并及时调整治疗方案，防止治疗失败。患者经积极治疗结束后2周内，在没有性接触的情况下症状和体征全部消失，治疗结束后4～7天淋球菌复查阴性，可判为治愈。但淋球菌的传染性极强，如果治疗不彻底容易转为慢性，会给治疗带来难度，增加患者心理和生理上的痛苦。

2. 中医治疗

淋病属中医学“淋浊”范畴，多由于湿热下注、蕴结下焦引起，治疗多以清热解毒、利湿通淋为主，根据临床症状、舌苔和脉象等进行中医辨证分型，根据证型选用不同的治法和方药。

常见的淋病中医证型和方药如下。

（1）湿热蕴结

常见症状：尿道口红肿、刺痒、灼痛，溢液或溢脓，尿频，尿疼痛或排尿困难，女性带下量多带脓血，伴发热、寒战、乏力。舌质红，苔黄腻，脉滑数。

常用方药：八正散。车前子 10g，瞿麦 10g，萹蓄 15g，滑石 20g，栀子 10g，炙甘草 10g，木通 10g，大黄 10g（后下）。

药膳食疗：①车前草玉米须茶。车前草 30g，玉米须 30g，加入适量清水煎煮后去渣代茶喝。②冬瓜白茅根茶。冬瓜 100g，白茅根 100g，冬瓜连皮切块，同白茅根水煎，代茶喝。

（2）湿浊蕴结证

常见症状：尿道口稀薄溢液，尿中脓液，或有血尿，女性白带增多，脓样白带，伴下腹坠胀、腰痛、身倦乏力。舌质淡，苔腻，脉滑。

常用方药：萆薢分清饮。川萆薢 15g，黄柏 15g，石菖蒲 15g，茯苓 15g，白术 10g，莲子心 5g，丹参 15g，车前子 10g。

药膳食疗：赤小豆黄芪煲瘦肉。赤小豆 30g，黄芪 30g，薏苡仁 30g，猪瘦肉 200g，煲汤，调味饮汤食肉。

（三）尖锐湿疣

尖锐湿疣是由人乳头瘤病毒（HPV）感染引起的以疣状病

变为主的性传播疾病。尖锐湿疣几乎都通过性接触传播，肉眼不可见的尖锐湿疣也可以传播 HPV。在极少数情况下，孕妇可以通过顺产传播 HPV 给新生儿引起尖锐湿疣。

尖锐湿疣在性活跃的育龄期高发，平均潜伏期为 3 个月左右，通常在感染 HPV 后 2 ～ 3 个月后才逐渐出现肉眼可见的尖锐湿疣。

尖锐湿疣皮损表现为皮肤黏膜赘生物，大小和形状多变，常发生在肛门和外生殖器等部位，呈散在的或呈簇状增生的粉色或白色小乳头状疣，细而柔的指样突起，病灶增大后相互融合，呈鸡冠状或菜花状或桑椹状。大多数感染 HPV 的女性都没有症状，或症状较轻微。少数患者会有异物感、疼痛、瘙痒、性交不适、恶臭、出血和明显的情感压抑等典型症状。尿道内尖锐湿疣可以表现为终末血尿、尿流异常或尿道出血。

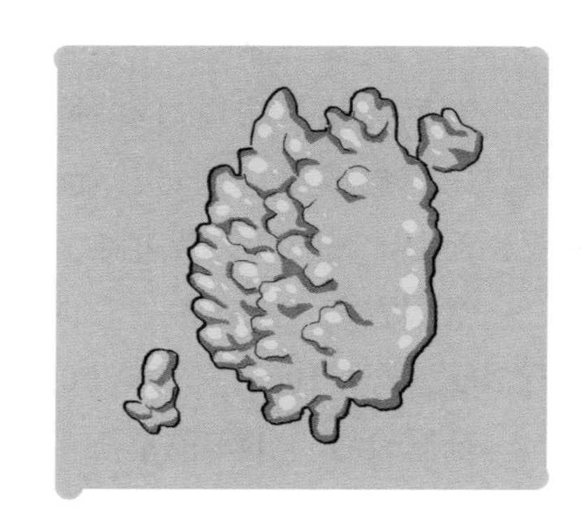

尖锐湿疣

1. 西医治疗

西医治疗的目的是尽早清除肉眼可见的疣体，改善症状，减少复发，缓解精神压力，符合美观需求，可通过多种方法进行治疗，如药物治疗、物理治疗、手术治疗等，但容易复发，需要长时间反复治疗。

药物治疗可以选择 3.75% 或 5% 咪喹莫特乳膏、0.15% 或 0.5% 鬼臼毒素乳膏（凝胶）、10% 或 15% 赛儿茶素软膏。上述三种药物是国际上公认的首选治疗药物。

常用的物理治疗包括激光、微波、冷冻、电灼等，通过破坏作用清除皮损。

如病灶较大者，可行手术切除疣体。

虽然治疗后尖锐湿疣的复发概率较高，但是大部分患者通过正确治疗最终都可以实现临床治愈。

2. 中医治疗

中医学认为尖锐湿疣是由湿热下注、外染毒邪引起，以湿热下注证为主，治疗多以清利湿热、解毒消疣为主。

常见症状：外阴或阴道、宫颈见尖锐湿疣，疣体较大者可局部有渗液、糜烂，或伴白带增多，或伴有瘙痒，口干口苦，大便黏滞不畅，小便黄赤。舌红，苔黄腻，脉弦数。

常用方药：萆薢渗湿汤。萆薢 30g，薏苡仁 30g，土茯苓 15g，黄柏 15g，牡丹皮 15g，泽泻 15g，滑石 30g，通草 10g。

中药熏洗治疗：可用马齿苋 30g，败酱草 30g，紫草 30g，土茯苓 30g，煎水熏洗，每天 1 ～ 2 次，每次 15 ～ 20 分钟，熏洗后配合用阿昔洛韦乳膏外涂，保持外阴干燥清洁。

药膳食疗：茯苓香菇煲排骨。茯苓 30g，香菇 30g，猪排骨 200g，煲汤，调味饮汤食肉。

（四）生殖道沙眼衣原体感染

生殖道沙眼衣原体感染是指由沙眼衣原体引起的以泌尿生殖道部位炎症为主要表现的性传播疾病。传播途径主要是性传播，通过手－眼接触，可将生殖道分泌物接种至眼部，孕妇感染还可以发生围产期传播，感染新生儿。

70% ～ 90% 的女性感染沙眼衣原体后可无明显症状，或者有脓性阴道分泌物，非月经期或性交后出血，有尿频、尿急、尿痛、下腹痛等生殖道感染症状。衣原体宫颈感染如不治疗，可向上发展发生盆腔炎，表现为下腹痛、性交痛等，长期持续的感染可导致不育、宫外孕和慢性下腹痛。孕妇的生殖道沙眼衣原体感染可增加早产、低出生体重和胎膜早破的危险性，甚至分娩时可传染给新生儿。

1. 西医治疗

治疗原则是早发现，早治疗，用药足量、足疗程。生殖道沙眼衣原体感染治疗首选阿奇霉素，或者阿莫西林抗感染治疗，应同时治疗性伴侣，治疗后 3 ～ 4 周复查。治疗目的是治愈感染，防止产生合并症，阻断进一步传播。

2. 中医治疗

中医学认为生殖道沙眼衣原体感染的病机主要是外感湿毒之邪，蕴结下焦致病，临床辨证以湿热瘀结证为主。

常见症状：白带量正常，或白带量偏多，色黄或呈脓性，或外阴瘙痒，或伴尿频、尿急、尿痛，口苦口腻，胸闷纳差，小便短赤。舌红，苔黄腻，脉滑数。

常用方药：止带方加减（详见本章第一节“阴道炎”）。

药膳食疗：①车前草排骨汤。车前草 10g，猪排骨 200g，慢火炖汤，调味饮汤食肉。②赤小豆粳米粥。赤小豆 30g，薏苡仁 30g，粳米 200g，煲粥。

（五）生殖器疱疹

生殖器疱疹是由单纯疱疹病毒（HSV）感染泌尿生殖器及肛门周围皮肤黏膜而引起的一种常见的性传播疾病，常呈慢性、反复发作的过程，通常难以治愈。生殖器疱疹以性接触传播为主，也可母胎传播或通过分娩途径传染给宫内胎儿或新生儿。此外，接触过患者使用的湿毛巾、被污染的马桶座垫等也可间接感染。

大多数感染 HSV 的患者无症状或只有轻微症状而没有意识到已感染。有症状的患者主要表现为生殖器及肛门皮肤散在或簇集状小水疱，破溃后形成糜烂或溃疡，疼痛明显，或伴有腹股沟淋巴结肿痛，以及发热、头疼、乏力等全身症状。

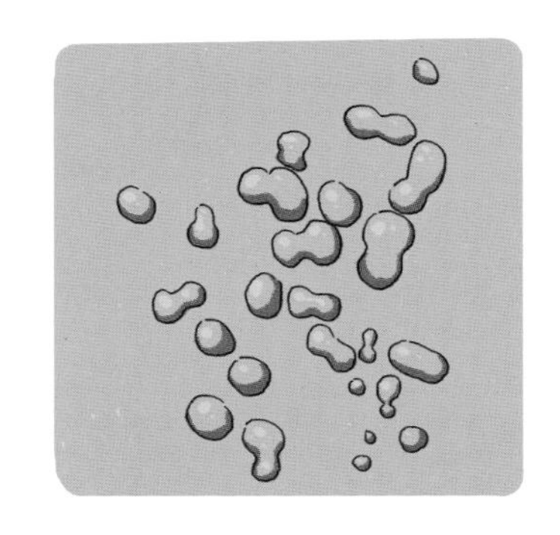

生殖器疱疹

1. 西医治疗

无症状或症状极其轻微者无须治疗，有症状者可进行全身或局部症状处理。全身治疗主要是药物抗病毒治疗，常用药物有口服阿昔洛韦，或者阿昔洛韦乳膏局部外涂。局部处理包括清理创面，防止继发感染。

2. 中医治疗

生殖道疱疹属于中医学“阴疮”范畴，根据阴疮的色、质、形态，以及全身症状、舌苔和脉象等进行中医辨证分型，根据证型选用不同的治法和方药。

常见的中医证型和方药如下。

（1）湿热证

常见症状：外阴生疮，红肿热痛，甚则溃烂、渗液、流脓，口苦咽干，身热心烦，大便干结。舌红，苔黄，脉滑数。

常用方药：龙胆泻肝汤。龙胆草10g，黄芩10g，栀子10g，泽泻15g，木通10g，车前子10g，当归10g，生地黄10g，柴胡10g，甘草5g。

中药熏洗治疗：可用百部30g，蒲公英30g，紫花地丁30g，野菊花15g，黄柏15g，龙胆草15g，苦参15g，蛇床子15g，川椒15g。煎水熏洗，每天1～2次，每次15～20分钟，熏洗后保持外阴干燥清洁，适用于疱疹局部红肿热痛、未溃脓者。对于疱疹已溃烂、渗液多、疼痛明显者，可用苦参15g，黄柏15g，甘草10g，贯众15g，土茯苓15g，防风10g，煎水熏洗。

药膳食疗：①金银花野菊花茶。金银花5g，野菊花5g，泡水代茶喝。②赤小豆土茯苓排骨汤。赤小豆30g，土茯苓30g，排骨250g，煲汤，调味饮汤食肉。

（2）寒湿证

常见症状：阴疮坚硬，皮色暗沉，或有疼痛，溃后脓水淋漓，神疲倦怠，胃纳差。舌淡，苔白腻，脉细弱。

常用方药：阳和汤。熟地黄10g，鹿角胶10g，姜炭10g，肉桂5g，麻黄5g，甘草10g，白芥子10g。

中药熏洗治疗：可用苦参15g，黄柏15g，甘草10g，防风10g，黄芪30g，当归30g，牡丹皮15g，煎水熏洗，每天1～2次，每次15～20分钟，熏洗后保持外阴干燥清洁。

药膳食疗：黄芪猪骨汤。黄芪30g，猪脊骨250g，煲汤，调味饮汤食肉。

三、如何预防性传播疾病

1. 洁身自爱，避免多个性伴侣和不洁性交，避免无保护的性接触。

2. 发现患上性病后应及时接受正规治疗，彻底治愈；男女一方患病，患病期间应禁止性生活；患病者使用的物品、衣服、卧具尤其是内裤应彻底消毒，不要和他人共用无消毒功能的洗衣机，防止他人接触感染。

3. 保持良好的卫生习惯，尽量不去公共浴池洗澡，不与人共用毛巾、浴巾、浴盆、餐具等。严禁共用注射器，避免不卫生文身等。

4. 大多数性传播疾病早期没有症状，定期筛查至关重要，育龄期女性加强婚前和产前梅毒检查，防止性病的发生和母婴传播。

5. 注意日常饮食营养、清淡，以利于疾病恢复，忌烟酒、浓茶、咖啡等，尽量避免食用烧烤、油炸、腌制的食物，以免降低身体抵抗力。

6. 坚持作息生活规律，避免焦虑、紧张等不良情绪，可减少复发。

第六章

妇科杂病的中医药防治

第一节 宫外孕

一、什么是宫外孕

正常的妊娠是这样发生的，当精子在输卵管与卵子相遇，并结合成受精卵后，受精卵会从输卵管迁移到子宫腔着床，发育成胎儿，直至分娩。而宫外孕是指受精卵着床发生在子宫腔外的妊娠，也称为异位妊娠，如输卵管妊娠、卵巢妊娠、腹腔妊娠、子宫颈妊娠等。这是一种非常危险的急腹症，当发生流产或破裂急性发作时，可引起严重大出血，如果处理不及时，可能危及孕妇生命。

由于宫外孕的发生突如其来，对孕妇的生命健康安全威胁较大，因此若女性出现停经，伴有腹痛或阴道流血应马上就诊，以排除宫外孕。若经医生诊断为宫外孕，需尽早进行治疗终止妊娠，胚

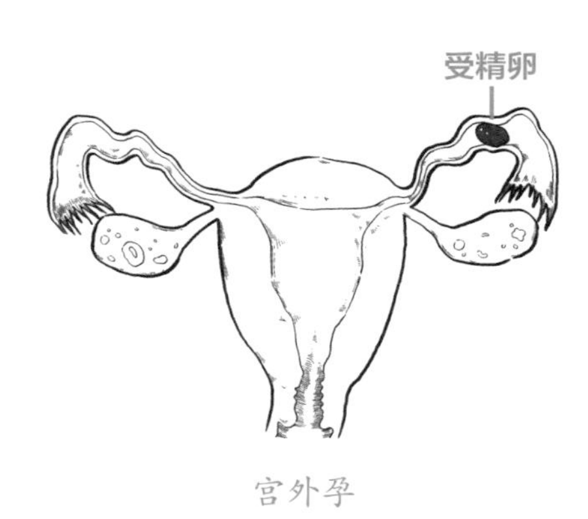

宫外孕

胎在子宫外是不能正常生长的，而且随时有大出血危及生命的危险。

二、宫外孕有哪些表现

1. 停经

宫外孕也是怀孕，孕妇同样可以出现妊娠相关的停经症状，自查验孕棒显示阳性，不同的只是胎儿“住”错了地方而已。

2. 腹痛

腹痛可能为一侧下腹部隐痛或酸胀感，也可为一侧下腹部撕裂样疼痛，常伴有恶心、呕吐，有肛门坠胀感，或伴有冷汗淋漓。这是由于随着孕囊的发育和增大，对着床部位造成压迫而导致。

3. 阴道流血

宫外孕患者可出现不规则阴道流血，量少或点滴状，少数宫外孕患者流血量类似月经，易被误认为是月经来潮。这是由孕囊破裂引起的。

4. 晕厥与休克

由于宫外孕流产或破裂发生腹腔内大出血及剧

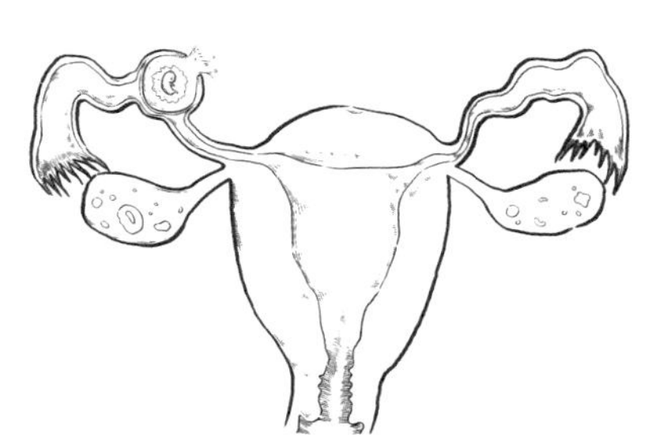

宫外孕破裂

烈腹痛，患者可出现晕厥及失血性休克，表现为面色苍白、出冷汗、头晕无力、意识不清。

三、宫外孕容易青睐哪些人

如果受精卵从输卵管向子宫转运的过程受到影响，则易发生宫外孕。而导致其发生最常见的原因是盆腔炎症、有过宫外孕病史或输卵管手术史、输卵管发育不良或功能异常、辅助生殖技术、宫内节育器避孕失败、子宫内膜异位症、反复流产史、吸烟、高龄等。

四、如何治疗宫外孕

1. 西医治疗

期待治疗：对于确诊宫外孕后，无明显不适，或仅有少量阴道流血，血 HCG 值较低，B 超提示宫外孕包块小，医生评估后认为可严密进行观察；如复查血 HCG 下降不明显或反而升高，则必须进行药物或手术治疗。

化学药物治疗：对于血 HCG 不高于 2000mIU/mL，B 超提示宫外孕包块小于 4cm，患者腹痛不明显，可以先应用化学药物减灭胚胎组织活性，但必须在医院监护情况下用药。

如经药物保守治疗失败，或发生宫外孕包块破裂，则需手术治疗。目前一般采用微创手术治疗，即腹腔镜手术，创伤小，恢复快，可以切除患侧输卵管，亦可采用保留输卵管、清除妊娠病灶的方法。

总之，宫外孕尽管不能预测，但能早期发现、早期治疗，一旦确诊为宫外孕，一定要到医院治疗，切不可大意或侥幸。发生宫外孕后，如果输卵管愈合良好且功能正常，盆腔状态好，则仍有自然受孕的可能。建议再次备孕时要在医生的指导下进行。

2. 中医治疗

中医学认为宫外孕为少腹血瘀之实证或者虚实夹杂之证，强调早期确诊，并争取保守治疗成功，但要注意动态观察病情的发展，根据病情的变化，及时采取适当的治疗措施。因此在发现宫外孕的早期就可以介入中医治疗，明显增加保守治疗的成功率。对于需要手术的患者在术后予中医调理，可更快地恢复身体及恢复输卵管、盆腔功能。

中医治疗是根据宫外孕的不同时机随证论治，常见辨证分型如下。

（1）未破损期（指包块未破裂，适合化学药物治疗及期待治疗的患者）

①胎元阻络

常见症状：不规则阴道流血或下腹隐痛。舌质暗，苔薄白，脉弦滑。

常用方药：宫外孕Ⅰ号方加减。丹参 15g，赤芍 15g，桃仁 9g，天花粉 10g，紫草 20g，蜈蚣 3 条，三七 10g。

药膳食疗：a. 羊肉萝卜汤。羊肉 500g，白萝卜 200g，煲汤。b. 山楂内金粥。山楂 15g，鸡内金 1 个，粳米 50g，小火煮粥。

穴位自我按摩：选合谷、曲池、血海（双侧交替进行），大拇指点压，浅按快放，每次 2 ～ 3 分钟，每天 3 次。

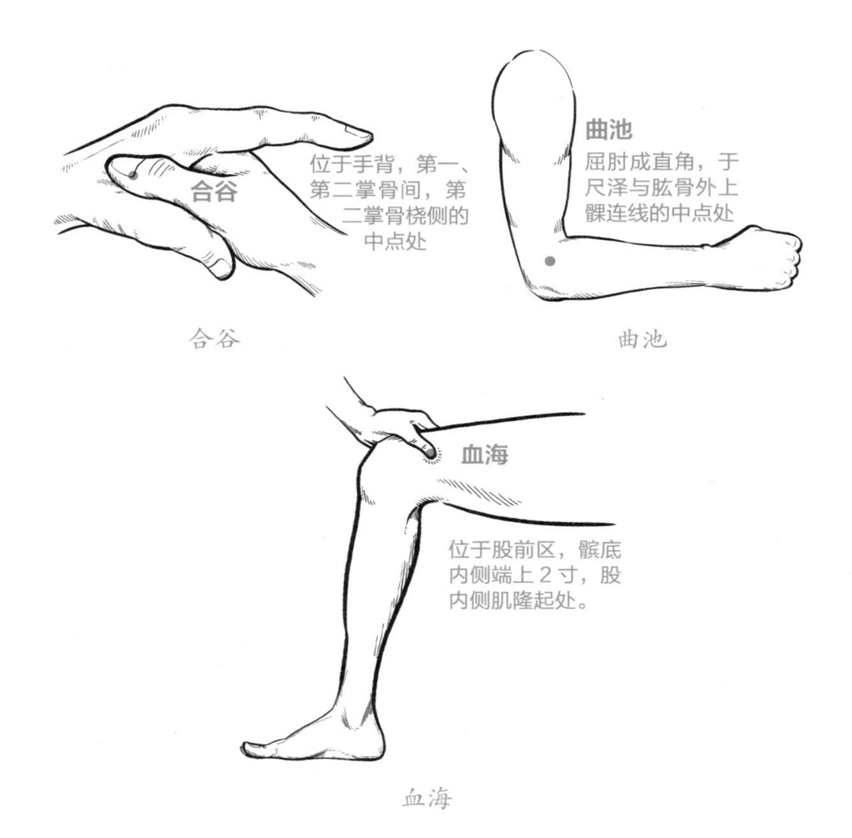

合谷　　曲池

血海

②胎瘀阻滞

常见症状：胎元已亡，腹痛减轻或消失，可有小腹坠胀不适，血β-HCG曾经阳性现转为阴性。舌质暗，苔薄白，脉弦涩。

常用方药：宫外孕Ⅱ号方加减。丹参15g，赤芍15g，桃仁9g，三棱6g，莪术6g，三七10g，水蛭10g，九香虫10g。

药膳食疗：a.乌贼桃仁汤。鲜乌贼肉250g切条，桃仁15g去皮煮沸，临出锅前加韭菜花10g。b.桂枝茯苓粥。桂枝9g，茯苓12g，牡丹皮9g，赤芍12g，桃仁9g，粳米50g，炖汁后去渣加入粳米炖粥。

穴位自我按摩：选血海、三阴交、太冲（双侧交替进行），大拇指点压，浅按快放，每次 2 ～ 3 分钟，每天 3 次。

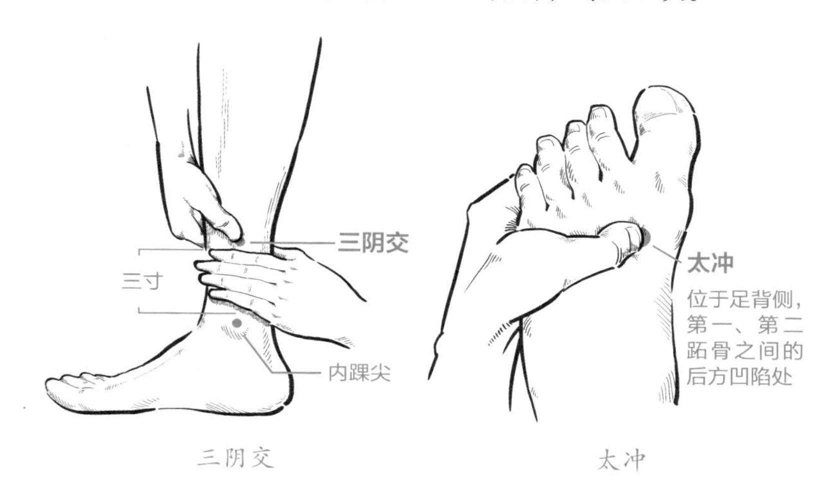

三阴交　　　　太冲

（2）已破损期（指宫外孕包块有发生流产或轻微破裂，但症状不严重，HCG 低于 2000mIU/mL，B 超提示宫外孕包块小于 4cm，医生评估可继续保守治疗者）

①气滞血瘀

常见症状：下腹隐痛，或有不规则阴道流血，神疲乏力，肛门坠胀，舌质暗，苔薄白，脉细弦。

常用方药：宫外孕Ⅰ号方加减。丹参 15g，赤芍 15g，桃仁 9g，天花粉 10g，紫草 20g，蜈蚣 3 条，党参 20g，黄芪 15g，鸡血藤 15g。

药膳食疗：a. 当归生姜羊肉汤。羊肉 250g，当归 15g，生姜适量，小火慢炖。b. 荠菜益母草汤。荠菜 30g，益母草 30g，白糖适量煎汁。

穴位自我按摩：选足三里、三阴交、内关（双侧交替进行），大拇指点压，浅按快放，每次 2 ～ 3 分钟，每天 3 次。

②瘀结成癥

常见症状：腹痛减轻或消失，小腹坠胀不适，妇科检查或可触及一侧附件区包块，血 β –HCG 曾经阳性现转为阴性。舌质暗，苔薄白，脉弦涩。

常用方药：宫外孕Ⅱ号方加减。丹参 15g，赤芍 15g，桃仁 9g，三棱 6g，莪术 6g，乳香 10g，没药 10g，九香虫 10g，水蛭 10g，三七 10g。

若包块较硬者，可加牛膝等加强消癥散结之功。若体质较弱者，加黄芪、党参扶正祛邪。若瘀血化热出现低热者，加牡丹皮、龟甲、地骨皮化瘀清热。

药膳食疗：a. 桂枝茯苓粥。桂枝 9g，茯苓 12g，牡丹皮 9g，赤芍 12g，桃仁 9g，粳米 50g，炖汁后去渣加入粳米炖粥。b. 山楂内金粥。山楂 15g，鸡内金 1 个，粳米 50g，小火煮粥。

穴位自我按摩：选血海、三阴交、内关（双侧交替进行），大拇指点压，浅按快放，每次 2 ～ 3 分钟，每天 3 次。

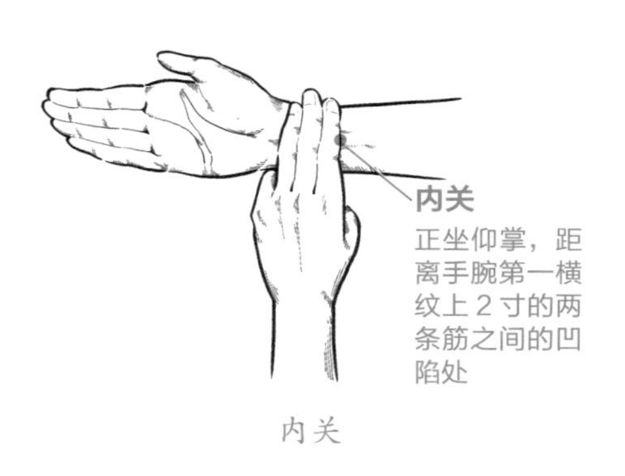

内关

3. 术后恢复期

①脾胃亏虚

常见症状：术后脾虚气滞，腹胀，消化不良。舌质淡，苔白，脉细微。

常用方药：香砂六君子汤加减。木香 10g，砂仁 5g，党参 15g，白术 10g，茯苓 15g，甘草 5g。

药膳食疗：a. 砂仁粥。砂仁 3g 捣碎，大米 50g 煮粥，将熟时将砂仁末调入稍煮即可。b. 乌贼鱼鸡粥。母鸡肉 200g，乌贼鱼 1 条，黄芪 20g，糯米 150g，先将母鸡肉、乌贼鱼、黄芪加水后小火炖成浓汤，糯米煮至开花后再加入浓汤熬煮成粥。

穴位自我按摩：选足三里、血海（双侧交替进行）、气海，大拇指点压，重按轻放，每次 2～3 分钟，每天 3 次。

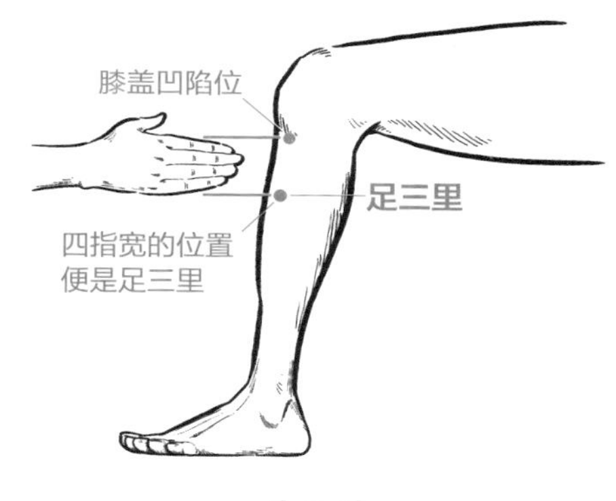

足三里

②气血亏脱

常见症状：术前或术中出血多。舌质淡，苔白，脉细微。

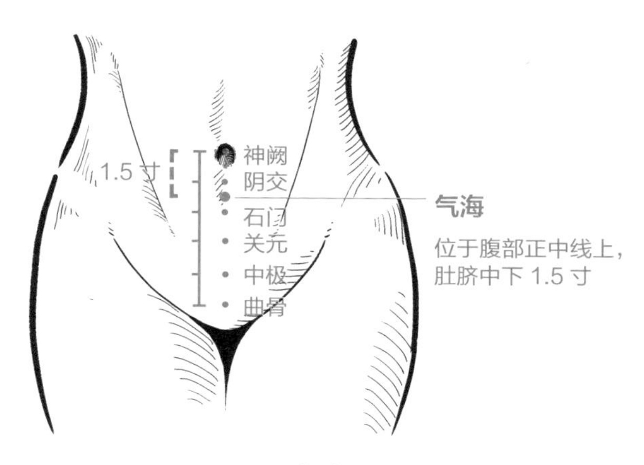

气海

常用方药：四物汤加减。熟地黄 15g，白芍 10g，当归 10g，川芎 6g，黄芪 15g，党参 20g。

药膳食疗：参黄鸡。鸡肉 200g，党参 30g，黄花 15g，将用料备好后放入锅中用小火炖 2 小时。

穴位自我按摩：选足三里（双侧交替进行）、气海，大拇指点压，重按轻放，每次 2 ～ 3 分钟，每天 3 次。

五、如何预防宫外孕

宫外孕对女性的健康安全影响极大，平时应多加防范，积极采取措施来预防宫外孕。

1. 注意个人卫生

患者要勤换内裤。月经期是生殖系统抵御入侵物最虚弱的时刻，此时应特别注意个人卫生，避免生殖系统受到感染。

2. 避免不洁性交

女性应洁身自爱，不仅要自己注意卫生，也要求伴侣注意性卫生，避免多个性伴侣。

3. 正确避孕

正确避孕是预防宫外孕发生的重要措施。如果没有做好生育的准备就一定要做好避孕措施，避免反复人流造成子宫损伤和炎症感染。

4. 做好备孕

应做好准备工作，戒烟戒酒，保持良好的生活习惯，加强体育锻炼，提高免疫力，重视孕前检查。要彻底治疗和消除各种妇科疾病，尤其是输卵管有问题的女性更不可大意。

5. 提高警惕

女性在发现自己经期停止后应尽早前往医院检查是否怀孕，若怀孕应明确妊娠的位置，有利于尽早发现宫外孕。此外，在孕早期如果出现腹痛、阴道不规则出血的情况，一定要及时就医。

6. 合理膳食

注意自身营养，宜高蛋白、高热量、维生素饮食，适当限制脂肪，注意补充水分，尽量防止食用不易消化、煎烤、油腻、辛辣等食物。

7. 调畅情志

可观看欢乐的视频及短片，听轻快音乐，居住环境摆放喜好的鲜花及物品等，保持心情愉快。

8. 作息规律

保证充足睡眠和休息，适当活动，进行打八段锦、太极拳及慢跑等运动，运动时间不宜过长，建议每天不超过一个小时，以不感到疲劳为度。

9. 术后调养

若行宫外孕手术治疗，则术后 1 ～ 2 个月内不应参加重体力劳动，休息半月后可逐渐参加除重体力劳动以外的工作，做到劳逸结合。

第二节　子宫肌瘤

一、什么是子宫肌瘤

子宫肌瘤是女性生殖系统疾病中最常见的一种良性肿瘤，主要是由子宫平滑肌细胞增生而导致。

引起子宫肌瘤发生的确切病因迄今仍不清楚，但根据大量临床观察和实验结果表明，子宫肌瘤是一种激素依赖性肿瘤，雌激素是促使肌瘤生长的主要因素。有研究认为生长激素（GH）、人胎盘催乳素（HPL）与肌瘤生长亦有关。此外，卵巢功能、激素代谢均受高级神经中枢的控制调节，因此子宫肌瘤的发生发展可能是多因素共同作用的结果。当女性绝经后，随着雌激素水平的持续下降，子宫肌瘤停止增长并逐渐萎缩。

肌瘤既可以长在肌壁间，也可以长在黏膜下向宫腔内突出，或是长在浆膜下向宫外生长。子宫肌瘤由此被分为黏膜下肌瘤、浆膜下肌瘤和肌壁间肌瘤。

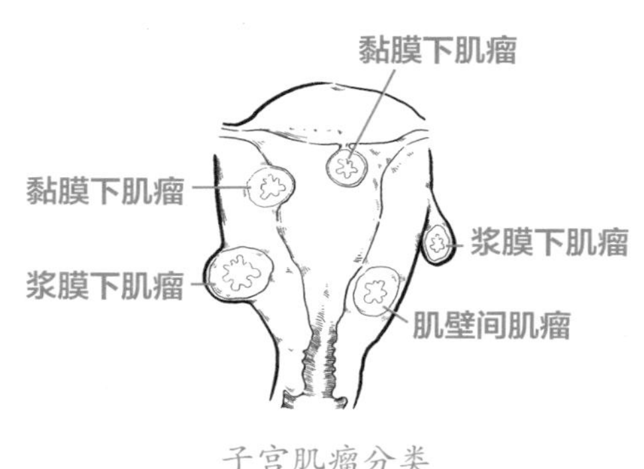

子宫肌瘤分类

子宫肌瘤多见于 30 ～ 50 岁女性，41 ～ 50 岁尤为高发。导致女性性激素异常的因素有很多，如月经初潮早、卵巢肿瘤、脑垂体瘤等。现代职场女性工作压力大，熬夜、久坐、饮食不规律也都成了雌孕激素分泌异常的帮凶。

二、子宫肌瘤有什么症状

子宫肌瘤可影响生殖、循环系统功能，但它的发生发展通常是悄无声息的。多数患者无症状，仅在盆腔检查或超声检查时偶被发现。患子宫肌瘤是否有症状，主要与肌瘤生长部位、速度、有无变性及有无并发症关系密切。患有多个浆膜下肌瘤者未必有症状，而一个较小的黏膜下肌瘤，常可引起不规则阴道流血或月经过多。

临床上常见的症状表现如下。

1. 月经改变

子宫出血是子宫肌瘤最常见症状，主要表现为周期缩短、经期延长、经量增多或不规律阴道流血。最易导致出血的是黏膜下肌瘤和肌壁间肌瘤，浆膜下肌瘤较少。当肌瘤合并无排卵的子宫内膜增生和息肉时，月经周期也会缩短，经量增多。

2. 继发贫血

长期月经过多会导致继发性贫血，出现乏力等症状，贫血严重还可能引起贫血性心脏病。

3. 白带增多

肌壁间肌瘤较大时，内膜腺体分泌增多，若伴有盆腔充血就会使白带增多。黏膜下肌瘤会因表面黏膜溃疡和坏死，产生大量脓血样或有臭味的白带。

4. 下腹部包块

当肌瘤逐渐增大，致使子宫超过3个月妊娠大小时，一些比较瘦的女性就可能在腹部直接摸到包块。

5. 压迫症状

肿瘤增大会压迫附近器官，导致各种症状，譬如：子宫前壁和宫颈肌瘤可压迫膀胱，发生尿频、排尿障碍、尿潴留等；后壁肌瘤可压迫直肠，引起排便困难；阔韧带内肿瘤可压迫输尿管和髂内外静脉和神经，造成静脉回流不畅、下肢浮肿、肾盂积水。

6. 下腹疼痛

一般肌瘤无疼痛症状，但如浆膜下子宫肌瘤发生蒂扭转，或者肌瘤发生变性，可出现下腹疼痛。

7. 不孕

由子宫肌瘤导致的不孕发生率为25% ～ 40%，主要和肌瘤生长部位有关。如果肌瘤位置影响到宫腔形态，则可能堵塞生殖通道，从而影响到受精卵的形成和着床。

三、如何治疗子宫肌瘤

1. 西医治疗

若检查结果显示子宫肌瘤小于5cm且无不适症状，一般可进行保守观察治疗，每年应做一次相关检查，定期观察有无症状或大小改变即可。

若出现月经量增多、压迫等明显症状，或发现肌瘤快速增大，则应经医生检查评估，选择治疗方案。早期可以考虑药物或进行超声聚焦消融肌瘤等技术进行治疗。若药物无法控制病情，或肌瘤影响到正常妊娠或导致月经过多继发贫血等情况，就要考虑手术剔除子宫肌瘤甚至进行子宫切除术治疗。

2. 中医治疗

中医治疗子宫肌瘤以活血化瘀、软坚散结为法，佐以行气化痰，兼调寒热。根据患者体质强弱，病之久暂，酌用攻补，或攻补兼施，并遵循“衰其大半而止”的原则辨证施治。常见辨证分型如下。

（1）气滞证

常见症状：小腹有包块，积块坚硬，固定不移，疼痛拒按，肌肤少泽，口干不欲饮，月经延后或淋漓不断，面色晦暗。舌紫暗，苔厚干，脉沉涩有力。

常用方药：香棱丸。木香 15g，丁香 15g，三棱 10g，莪术 10g，枳壳 15g，青皮 10g，川楝子 10g，小茴香 10g。

若乳房胀痛、呃逆、痛经，加代代花、桂花、合欢花。若月经后期量少，加牛膝、泽兰、川芎。

药膳食疗：①黄芪炖鲈鱼。鲈鱼 1 尾约 250g，黄芪 15g；将鲈鱼去鳞、肠、腮治净，与黄芪一同放入碗中，加入适量盐、味精，略放些水，入锅中隔水炖熟，吃鱼肉喝汤。②百合糯米粥。百合 60 ～ 90g，糯米 100g，红糖 25g；将百合去尖洗净，与淘洗干净的糯米一起入锅，加水煮粥，待粥将熟时，调入红糖即成，分数次食用。

穴位自我按摩：选气海、合谷（双侧交替进行）、太冲（双侧交替进行），大拇指点压，浅按快放，每次2～3分钟，每天3次。

（2）血瘀证

常见症状：小腹有包块，积块坚硬，固定不移，疼痛拒按，肌肤少泽，口干不欲饮，月经延后或淋漓不断，面色晦暗。舌紫暗，苔厚干，脉沉涩有力。

常用方药：桂枝茯苓丸。桂枝10g，茯苓15g，牡丹皮15g，桃仁10g，芍药10g。

若有经行腹痛者，加延胡索12g。若兼有腰痛者，加台乌药15g，桑寄生15g，续断15g。若脾胃虚弱、正气不足者，加党参20g，白术15g，黄芪20g。

药膳食疗：①黑木耳鸡汤。黑木耳10g泡发，鸡肉100g，同煎30分钟。②田七排骨汤。熟田七15g，丹参15g，川芎15g，排骨250g，生姜1块，炖盅隔水炖1.5小时。

穴位自我按摩：选血海、三阴交、太冲（双侧交替进行），大拇指点压，浅按快放，每次2～3分钟，每天3次。

（3）痰湿证

常见症状：小腹有包块，按之不坚，或时作痛，带下量多，白色质黏稠，胸脘痞闷，时欲呕恶，经行愆期，甚或闭而不行。舌淡胖，苔白腻，脉弦滑。

常用方药：散聚汤。半夏10g，陈皮10g，茯苓15g，当归10g，杏仁10g，桂心5g，槟榔10g，甘草5g。

若胸闷食少者，加鸡内金10g，神曲15g。若输卵管不通，加路路通20g，王不留行15g。若有输卵管积水，加车前草15g，薏苡仁20g，泽泻15g。

药膳食疗：①珍珠薏米丸子。瘦猪肉 200g，薏苡仁 150g，盐、味精、蛋清、淀粉、白糖、油各适量；将猪肉剁成馅，做成直径 2cm 大小的丸子备用，将薏苡仁洗净，备用的丸子裹上生薏苡仁，放在笼屉或蒸锅内蒸 10～15 分钟，然后取出丸子，放调味品勾芡即可。②茯苓香菇玉笋。玉笋 250g，香菇 100g，茯苓粉 10g，盐、味精、高汤、水淀粉、香油各适量；将香菇、玉笋切成丝，茯苓粉与水淀粉调和，当油锅六七成熟时，放入玉笋、香菇、高汤、味精、水淀粉，翻炒撒盐出锅。

穴位自我按摩：选足三里、丰隆、太冲（均双侧交替进行），大拇指点压，浅按快放，每次 2～3 分钟，每天 3 次。也可艾灸上述穴位。

（4）热毒证

常见症状：小腹有包块，拒按，小腹或少腹及腰骶部疼痛，带下量多，色黄或五色杂下，可伴经期提前或延长，经血量多，经前腹痛加重，烦躁易怒，发热口渴，便秘溲黄。舌红，苔黄腻，脉弦滑数。

常用方药：银花蕺菜饮。金银花 10g，蕺菜 10g，土茯苓 15g，炒荆芥 10g，甘草 5g。

若月经量多或经漏淋漓不止者，加炒蒲黄 20g，五灵脂 20g，血余炭 15g。若瘀血严重，合并内异症者，加血竭 10g，水蛭 10g，地龙 15g。

药膳食疗：①金银花茶。金银花泡茶代水喝。②绿豆粥。取绿豆 100g 煮粥食用。

穴位自我按摩：选曲池、合谷、太冲（均双侧交替进行），大拇指点压，浅按快放，每次 2～3 分钟，每天 3 次。

第三节　子宫内膜异位症

一、什么是子宫内膜异位症

子宫内膜异位症是指有活性的子宫内膜组织在子宫内膜以外的部位出现、生长、浸润。内膜细胞本该生长在子宫腔内，但由于子宫腔通过输卵管与盆腔相通，因此使得内膜细胞可经由输卵管进入盆腔等部位异位生长。子宫内膜往往导致浸润部位反复出血或者疼痛，因此，该病的主要临床表现为盆腔疼痛（包括痛经、非经期反复下腹痛、性交痛），而且容易导致不孕和盆腔包块（包括卵巢巧克力囊肿、盆腔结节）。

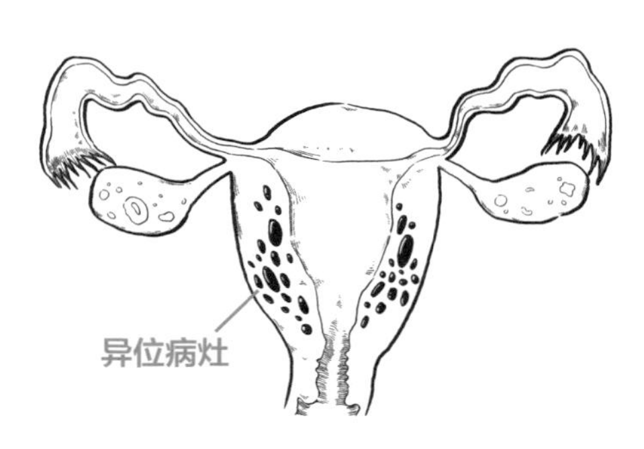

子宫内膜异位症病灶

子宫内膜异位症的临床诊断需要专科医生进行妇科指检及配合 B 超等影像学检查进行诊断，必要时确诊需要腹腔镜检查。

二、子宫内膜异位症是如何发生的

子宫内膜异位症的确切病因目前仍不清楚，有认为是经期剧烈运动引起经血逆流，内膜种植所致；有认为是子宫内膜碎屑通过血液循环或淋巴系统将子宫内膜转移停留在某脏器或组织上而发病，如出现在肺部、脑膜、心包、四肢及其他远端的子宫内膜异位症；此外，还有随经血逆流至腹腔的子宫内膜说，以及多见于剖宫产术、刮宫术等的医源性内膜转移等学说。

子宫内膜异位症属于中医学“癥瘕”“痛经”“月经不调”等范畴，认为该病主要与血瘀有关。明代医家张景岳认为“其证则或由经期，或由产后，凡内伤生冷，或外受风寒，或恚怒伤肝，气逆而血留，或忧思伤脾，气虚而血滞，或积劳积弱，气弱而不行”。现代不少女性经期照样喝冷水甚至冰水，经期无特别禁止房事和重体力运动及劳动，产后不注重坐月子等，更易导致寒邪入侵，瘀阻不通而诱发该病。由于此病难以根治，需要长期管理，中医药对此病有较明显的特色及疗效，无明显副作用，更需关注及坚持长期的调理。

三、如何治疗子宫内膜异位症

1. 西医治疗

西医的主要治疗目的在于缩减和消除病灶、缓解并解除疼痛、改善和促进生育、减少和避免复发。临床上需结合患者年龄、是否有生育要求、症状的严重性、病变范围、既往治疗过程及患者的意愿，来制订适合患者的规范化和个体化的治疗方案，并且需要长期治疗和长期的就诊随访和管理。

2. 中医治疗

中医学认为子宫内膜异位症是以“瘀血阻滞胞宫、冲任”为主要的发病机制，常见的病因有寒凝血瘀、气滞血瘀、肾虚血瘀、气虚血瘀、湿热血瘀等。治疗上根据不同的临床表现及舌苔、脉象等进行中医辨证分型，并根据证型选用不同的治法和方药。常见的中医证型和方药如下。

（1）寒凝血瘀

常见症状：经前或经期小腹冷痛、得热痛减，形寒肢冷，经色紫暗有块，经行大便溏泄。舌质紫暗，或有瘀斑、瘀点，或舌底络脉迂曲，苔白，脉弦、涩或沉紧。

常用方药：少腹逐瘀汤。小茴香 10g，干姜 10g，延胡索 15g，五灵脂 10g，没药 10g，川芎 10g，当归 10g，生蒲黄 10g（布包），官桂 5g，赤芍 15g，乌药 10g。

若伴月经淋漓不干净，可加艾叶 15g，炮姜 10g，益母草 20g。若有平时肢体怕冷等阳虚者，可加补骨脂 10g，附子 5g（先煎），巴戟天 10g。若伴有卵巢巧克力囊肿或盆腔结节，可加桃仁 5g，三棱 10g，莪术 10g，土鳖虫 10g。

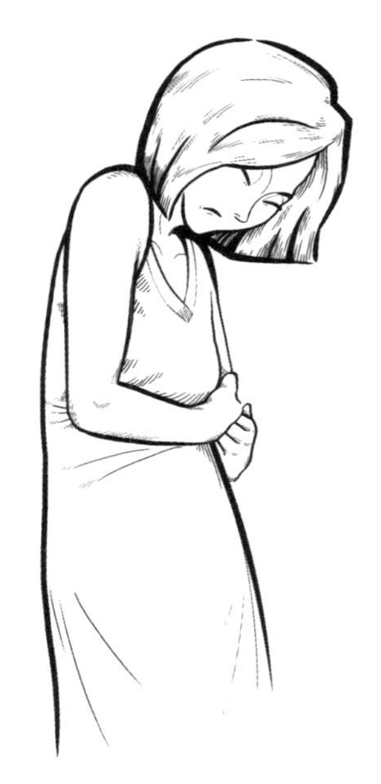
寒凝血瘀证痛经

药膳食疗：①酒川芎鸡蛋汤。川芎 5g，黄酒 20mL，鸡蛋 2 枚；川芎和鸡蛋同煮，鸡蛋熟后去壳，调入黄酒，吃蛋喝汤。②姜枣红糖水。干姜、大枣、红糖各 30g；干姜切片，大枣去核，加红糖煎，喝汤，吃大枣，每日 1 次。③姜枣花椒汤。生姜 25g，大枣 30g，花椒 100g；干姜切片，大枣去核，与花椒一起装入瓦煲中，加水 1 碗半，用文火煎成大半碗，去渣留汤，每日 1 次。④当归生姜羊肉汤。当归30g，生姜30g，羊肉500g；将当归、生姜洗净，生姜切片，羊肉置沥水后，将羊肉、生姜、当归放入砂锅内，加入适量清水，用武火烧沸后改文火炖1小时即可。

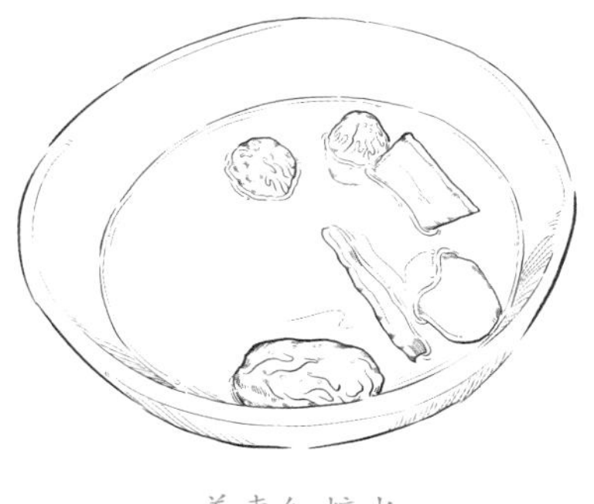
姜枣红糖水

（2）气滞血瘀

常见症状：经前或经期小腹胀痛或刺痛，情志抑郁或烦躁易怒，经色暗红有块，或经行不畅，经前或经期乳房胀痛，胸闷，肛门坠胀，或有盆腔包块结节，或不孕。舌质暗红，或有瘀斑、瘀点，或舌底络脉迂曲，苔薄白或薄黄，脉弦或弦涩。

常用方药：膈下逐瘀汤。五灵脂10g，当归10g，川芎10g，桃仁5g，牡丹皮15g，赤芍15g，乌药10g，延胡索10g，甘草5g，香附10g，红花5g，枳壳15g。

若有肛门和阴道坠胀感，可加柴胡10g，川楝子10g。若大便秘结者，可加大黄5g（后下）。若伴有卵巢巧克力囊肿或盆腔结节，可加血竭10g，三棱10g，䗪虫10g。若月经量多，可加茜草10g，炒蒲黄10g（布包），三七10g（先煎），益母草15g。

药膳食疗：①延胡索益母草煮鸡蛋。延胡索20g，益母草50g，鸡蛋2个；将以上三味加水同煮，待鸡蛋熟后去壳，再放回锅中煮20分

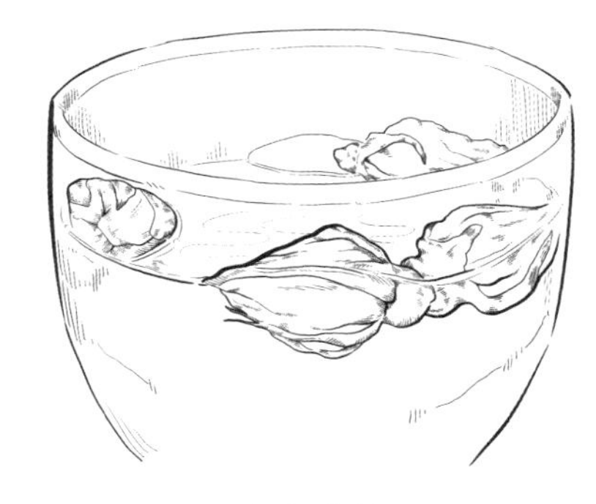
玫瑰花茶

钟左右即可饮汤，吃鸡蛋。②益母草香附汤。益母草、香附各100g，鸡肉250g，葱白5根；将葱白拍烂，与鸡肉、益母草、香附加水同煎，饮汤，食鸡肉。③玫瑰花茶。玫瑰花10g，泡之代茶，每日饮用。

（3）肾虚血瘀

常见症状：经行小腹坠痛，腰膝酸软，经色淡暗或夹块，月经量少或错后，头晕耳鸣，夜尿频多，性欲减退，或有盆腔包块结节，或不孕。舌质淡暗，或有瘀斑，瘀点，苔薄白，脉沉细或沉涩。

常用方药：仙蓉合剂。淫羊藿10g，肉苁蓉10g，菟丝子10g，首乌15g，牛膝15g，丹参15g，赤芍15g，黄芪30g，党参15g，莪术10g，川楝子15g，延胡索15g。

若见腰膝酸软，可加桑寄生10g，续断10g，杜仲10g。若月经量过多，可加茜草10g，炒蒲黄10g（布包），益母草15g。若腹痛明显，可加五灵脂10g，血竭10g，三七10g。若伴有卵巢巧克力囊肿或盆腔结节，可加桃仁5g，䗪虫10g，乳香10g，没药10g。

药膳食疗：黑豆蛋酒汤。黑豆60g，鸡蛋2个，黄酒或米酒100mL，将黑豆与鸡蛋加水同煮即可。

（4）气虚血瘀

常见症状：经前或经期小腹痛；月经量多或少，色暗淡、质稀或夹血块，肛门坠胀不适；面色无华，疲倦乏力，胃纳差，大便溏，或有盆腔包块，或不孕。舌淡胖边有齿印，苔白或白腻，脉细或细涩。

常用方药：举元煎合桃红四物汤。党参15g，黄芪30g，炙甘草5g，升麻10g，白术10g，当归10g，熟地黄10g，川芎

10g，白芍 10g，桃仁 10g，红花 10g。

若月经量多，经期可去桃仁、红花，加茜草 10g，海螵蛸 15g，三七 10g。若腹痛明显，可加五灵脂 10g，炒蒲黄 10g（布包），延胡索 15g，乌药 10g。若胸闷、痰多、盆腔有结节或卵巢巧克力囊肿，可加皂角刺 10g，薏苡仁 20g，三棱 10g，浙贝母 10g。

药膳食疗：①人参红花酒。人参 50g，红花 50g，低度红酒 500mL，红糖适量；人参、红花洗净，晾干表面水分，与红糖同装入洁净的纱布袋内，封好袋口，放入酒坛中，加盖密封，浸泡 7 日即可饮用，每日 1 ～ 2 次，每次饮服 20 ～ 30mL。②山楂葵子红糖汤。山楂、葵花子仁各 50g，红糖 100g，以上用料一齐放入锅中加水适量同煎或炖，去渣取汤。

（5）湿热瘀阻

常见症状：经前或经期小腹胀痛或灼痛，带下量多，色黄质稠，经色暗红或酱红，质稠或夹黏液，月经量多或经期延长，口腻或纳呆，或有盆腔包块结节，或不孕，大便溏而不爽或干结，小便色黄或短赤。舌质红或暗红，苔黄腻，脉弦数或弦滑。

常用方药：清热调血汤加败酱草、薏苡仁。当归 10g，川芎 10g，白芍 10g，生地黄 10g，黄连 10g，香附 15g，桃仁 10g，红花 10g，延胡索 15g，牡丹皮 15g，莪术 10g，败酱草 15g，薏苡仁 20g。

药膳食疗：①姜艾薏苡仁粥。干姜、艾叶各 10g，薏苡仁 30g；将前两味水煎取汁，将薏苡仁煮粥至八成熟，入药汁同煮至熟。②佛手冬瓜老鸭汤。佛手 20g，冬瓜 100g，老鸭半只

（约 500g）；将老鸭洗净后煮沸沥水，把老鸭、佛手、冬瓜放入砂锅内，加入适量的水，用武火烧沸后改文火炖 40 分钟即可，最后加入适量的米酒、盐。

中药保留灌肠：对子宫内膜异位症痛经剧烈，或有盆腔结节、卵巢巧克力囊肿、不孕症患者，效果明显。可选用的灌肠方药：①活血化瘀灌肠方。三棱 10g，莪术 10g，赤芍 15g，皂角刺 15g，丹参 15g。②清热化瘀灌肠方。红藤 10g，败酱草 15g，三棱 10g，莪术 10g，延胡索 15g，牡丹皮 15g，白花蛇舌草 10g，紫草 10g，黄柏 15g。

方法：浓煎至 100 ～ 150mL，于临睡前排便后，保留灌肠，每晚 1 次，经期停用。

隔物灸：用药物（食用盐、生姜片、附子饼）或者其他材料，将艾炷与施灸腧穴部位的皮肤隔开进行施灸。以生姜间隔者称为隔姜灸，用食盐间隔者称为隔盐灸，以附子饼间隔者称为隔附子饼灸。常用的穴位是神阙（肚脐）。方法：平躺，暴露脐部，取食用盐适量或姜片、附子饼，放在脐中，使与脐平，然后放上艾炷施灸，至稍感烫热即更换艾炷，一般灸 3 壮，治疗过程需注意防止烫伤。隔物灸对寒凝血瘀证子宫内膜异位症患者效果特别显著。

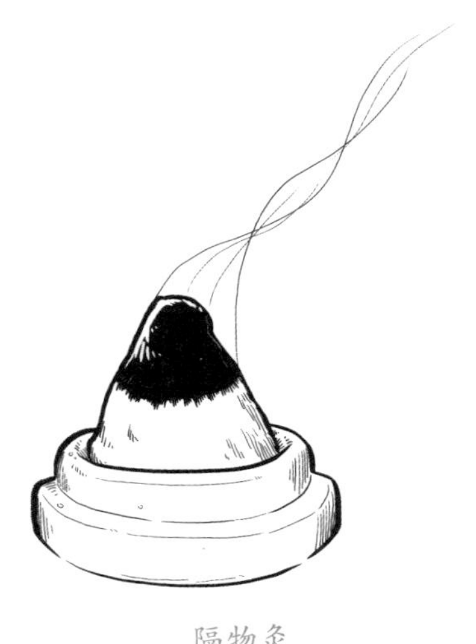
隔物灸

中药热奄包：将加热好的中药奄包置于下腹部，通过奄包的热蒸气使局部的血液循环加快，起到治疗子宫内膜异位症的作用。常用的药物有吴茱萸、小茴香、粗盐、花椒、红花。制作一个双层布袋，将等量的上述药物装进布袋内，封口，微波炉加热 3 ～ 5 分钟，置于下腹部或者腰骶部，每天 1 ～ 2 次，每次 20 ～ 30 分钟。中药热奄包对痛经、慢性盆腔痛的寒凝血瘀证子宫内膜异位症患者效果特别显著。

四、如何预防子宫内膜异位症

1. 增加体育锻炼

经常参加体育锻炼的女性，机体免疫力较好，能更好地抵抗经血倒流和抑制异位的内膜病灶。

2. 保持心情舒畅

长期情绪不良、精神压力较大的女性易发生子宫内膜异位症，因此女性平时应保持心情舒畅，学会缓解压力，坚持劳逸结合，培养多种兴趣爱好，建立和谐的人际关系。

3. 注重经期保健

现代不少女性以“女汉子”自居，不太关注经期卫生，经期房事和重体力劳动，可增加经血逆流的发生概率，从而诱发该病。

4. 避免意外怀孕

21 ～ 29 岁是生育黄金期，足月临产能够改善子宫内膜，增强免疫力，减轻子宫颈口狭窄等问题。晚婚、晚育、不育或多次人流，都会增加子宫内膜异位症的发病风险。

5. 定期接受妇检

妈妈或姐妹等近亲属患有子宫内膜异位症的女性，其发病概率会明显增加。育龄女性如果平时痛经显著，就应及早就诊检查排除子宫内膜异位症。40 岁以上女性应每年进行体检，及早发现子宫内膜异位症。

6. 切勿随意滥补

雌激素可刺激子宫内膜异位症病灶的生长，应谨慎对待声称有抗衰老作用的面膜、精油、皮贴等产品及蜂王浆、雪蛤膏、蛋白粉等“补品”。这些产品可能有添入雌激素或本身就富含雌激素，可诱发子宫内膜异位症。

7. 保持清淡饮食

在饮食上注意避免摄入辛辣刺激性、肥甘厚腻的高热量食物，饮食上宜清淡，宜多吃新鲜的瓜果蔬菜。平时要注意保暖，避免贪凉受冷，损伤阳气。

第四节　不孕症

一、什么是不孕症

不孕症是指夫妇同居 1 年以上，有正常性生活，未避孕而未受孕者。不孕症主要分为原发性不孕及继发性不孕，婚后未避孕从未妊娠者称原发性不孕；曾有过妊娠而后未避孕连续 1

年未再孕者，称为继发性不孕。不孕症是一种常见的问题，大约有 10% ～ 15% 的育龄夫妇受到不孕症的困扰。

临床发现不少不孕症患者，平时没有任何不适的表现，只是婚后 1 年以上未避孕而未孕到医院就诊。不少女性不孕症患者经过系统的检查可发现有输卵管阻塞、免疫性不孕症等情况的存在。因此，不孕症患者应该到正规医院进行男女双方的科学系统检查。另外，有部分不孕症女性伴有月经失调、带下异常，或经前乳胀，或痛经、腰酸、腹胀坠痛、带下异常，腹部有包块，时有低热，性欲淡漠，性交障碍，性交痛，或有焦虑、失眠、忧郁等精神异常表现。

二、哪些因素可导致不孕症

造成女性不孕的原因主要有以下几点。

1. 排卵功能障碍，包括无排卵或排卵后黄体功能不健全。

2. 生殖器官先天性发育异常或后天性生殖器官病变，阻碍从外阴至输卵管的生殖通道通畅和功能，妨碍精子和卵子相遇。

3. 女性生殖道或血清中存在抗精子抗体，引起精子互相凝集，丧失活力后或死亡。

4. 习惯性流产、性生活失调、性知识缺乏、全身系统性疾病等因素。

5. 男方精子质量异常亦可导致不孕。

目前，我国不孕症发病率呈上升趋势，与晚婚晚育、人工流产、性传播疾病、生活压力大、作息不规律、环境污染有关。

三、不孕症患者需要接受哪些检查

1. 妇科检查

妇科检查主要用于判断有无性器官发育异常，有无畸形、炎症、包块等。

2. 卵巢功能检查

卵巢功能检查包括基础体温（BBT）测定、宫颈黏液结晶检查、阴道细胞学检查、动态性激素测定、抗缪勒管激素、连续B超监测卵泡发育。

3. 输卵管通畅检查

输卵管通畅检查包括子宫输卵管造影、宫腔镜下输卵管通液术。

4. 宫腔镜检查

宫腔镜检查包括子宫内膜活组织检查或诊断性刮宫。

5. 免疫因素检测

免疫因素检测有抗精子抗体、抗透明带抗体、抗子宫内膜抗体、抗卵巢抗体、封闭抗体和细胞毒抗体等。

6. 性交后精子穿透力试验

该试验主要检测精子穿过宫颈黏液的能力和精子活动力等。

7. 影像学检查

影像学检查包括 MRI、CT、X 线检查，排除垂体瘤等。

8. 夫妇染色体核型分析

该检查主要了解夫妇有无生殖异常。

9. 男方精液检查

该检查主要了解男方有无弱精、少精。

10. 宫、腹腔镜检查

宫腔镜检查可帮助了解宫腔情况，能发现宫腔粘连、黏膜下肌瘤等；腹腔镜检查可直视子宫、附件情况，有无粘连、输卵管扭曲和盆腔内子宫内膜异位症的病灶。

四、如何治疗不孕症

不孕症的治疗方案应充分考虑女性卵巢的生理年龄、治疗方案的合理性和有效性，以及其性价比。

1. 西医治疗

（1）调节生活方式

体重超重者，应在医生指导下减轻 5%～10%体重；体质瘦弱者，保证饮食营养丰富、均衡，纠正营养不良和贫血状态；有吸烟、吸毒、饮酒等不良生活习惯者，应戒烟、戒毒、戒酒；学习并掌握基本的生育知识，了解自己的排卵规律，性交频率适中，以增加受孕概率。

（2）期待治疗

对病因尚不确定、目前缺乏肯定有效的治疗方法和疗效指标的不孕患者，女方卵巢功能良好，可行期待治疗，一般不超过 3 年。在此期间也可配合中医药辨证调理。

（3）手术治疗

①输卵管成形术

对输卵管不同部位阻塞或粘连，可行腹腔镜下输卵管造口术、整形术和吻合术等，以达到输卵管再通的目的。对较大的输卵管积水，目前主张切除或结扎，阻断炎性积水对子宫内膜环境造成的干扰，以达到受孕必需的生殖道解剖通畅条件。

②卵巢肿瘤切除术

有内分泌功能的卵巢肿瘤可影响卵巢排卵，应予以切除。性质不明的卵巢肿瘤，应尽量于不孕症治疗前得到诊断，必要时行手术探查，根据快速病理诊断考虑是否进行保留生育能力的手术。

③宫腔镜手术

对患有子宫肌瘤、内膜息肉、子宫中隔、子宫腔粘连等，如果已影响宫腔环境，干扰受精卵着床和胚胎发育，可行宫腔镜下切除、粘连分离或矫形手术。

④腹腔镜手术

对患有子宫内膜异位症、子宫肌瘤等疾病，应进行腹腔镜诊断和治疗。对于复发性子宫内膜异位症、卵巢功能明显减退者，需谨慎行手术。对中重度病例术后可辅以孕激素或促性腺激素释放激素激动剂（GnRHa）治疗 3 ～ 6 个周期，按规范的方法进行治疗。重症和复发者可考虑辅助生殖技术。

（4）抗结核治疗

对生殖系统结核患者，在活动期应行抗结核治疗，用药期间应采取避孕措施。因盆腔结核多累及输卵管和子宫内膜，大多数患者需借助辅助生殖技术妊娠。

（5）诱发排卵与黄体维持

患多囊卵巢综合征、高泌乳素血症、卵巢早衰、卵泡未破裂黄素化综合征的患者，在积极治疗原发病的基础上可通过药物氯米芬、来曲唑、尿促性素、人绒毛膜促性腺激素、黄体酮等诱发排卵和黄体支持。

（6）免疫学治疗

女方抗精子抗体阳性者，可采用避孕套避免与精子接触，3 个月后部分患者抗体可能消失。此后除排卵期外，仍需使用避孕套。

（7）辅助生殖技术

辅助生殖技术包括人工授精、体外受精 – 胚胎移植及其衍生技术等。

人工授精是指采用非性交的方式将精子递送到女性生殖道中以达到使女子受孕目的的一种辅助生殖技术。如果女性有阴道痉挛、宫颈细小、宫颈黏膜异常、性交后精子穿透力试验结果不佳等情况，可以采用人工授精。

常规体外受精 – 胚胎移植（IVF–ET）适用于输卵管性不孕症、原因不明的不孕症、子宫内膜异位症、排卵异常、宫颈因素等不孕症，以及男性因素不育症，在通过其他常规治疗无法妊娠的患者。

卵细胞质内单精子注射适用于严重的少、弱、畸形精子症的男性不育患者或 IVF–ET 周期受精失败者。

胚胎植入前遗传学诊断或筛查适用于有严重遗传性疾病风险和染色体异常夫妇的生育问题。

2. 中医治疗

对于不孕症的患者，要全面详细采集四诊资料，包括患者年龄、月经、带下、婚产、性生活及避孕情况，将所得资料加以综合分析。不孕症的中医治疗原则，以补肾气、益精血、养冲任、调月经为总原则，使经调病除，则胎孕可成。

（1）肾气亏虚

常见症状：婚久不孕，月经不调，经量或多或少，头晕耳鸣，腰酸腿软，精神疲倦，小便清长。舌淡，苔薄，脉沉细，两尺尤甚。

常用方药：毓麟珠。人参 15g，白术 10g，茯苓 10g，白芍 10g，川芎 10g，当归 10g，熟地黄 15g，杜仲 10g，川椒 10g，菟丝子 10g，鹿角霜 10g，炙甘草 5g。

药膳食疗：猪肾核桃汤。猪肾 50g，杜仲 15g，核桃肉 30g，慢火炖。

穴位自我按摩：选足三里、三阴交、太冲、太溪、合谷，大拇指点压，重按轻放，每次 2 ～ 3 分钟，每天 3 次。

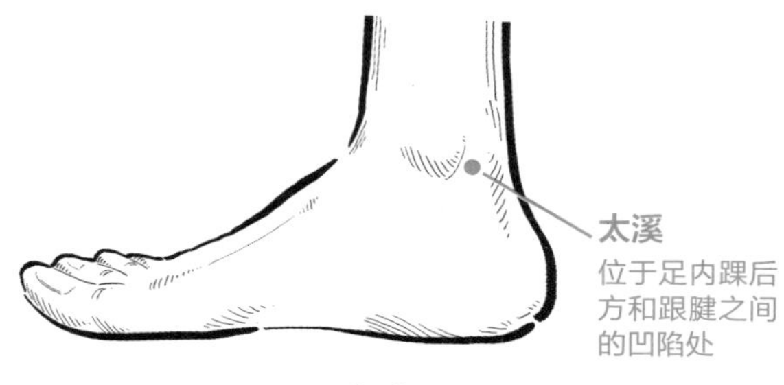

太溪

常用中成药：无比山药丸、都气丸、金匮肾气丸。

（2）肾阳不足

常见症状：婚久不孕，月经后期，量少色淡，甚则闭经，平时白带量多，腰痛如折，腹冷肢寒，性欲淡漠，小便频数或不禁，面色晦暗。舌淡，苔白滑，脉沉细或迟或沉迟无力。

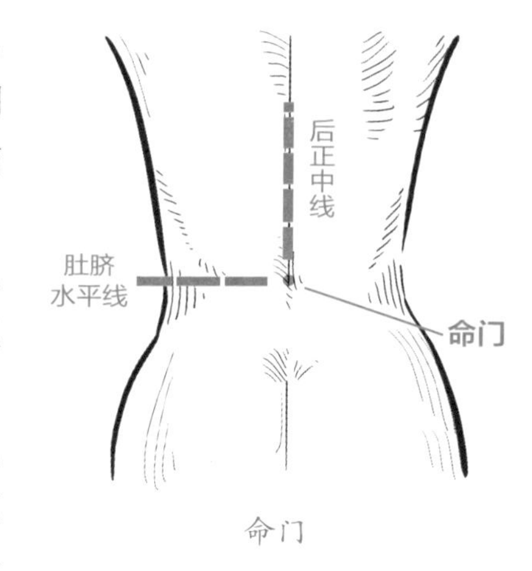

命门

常用方药：温胞饮。巴戟天15g，补骨脂15g，菟丝子10g，肉桂10g，附子15g，杜仲10g，白术10g，山药10g，芡实10g，人参10g。

药膳食疗：枸杞羊肾粥。枸杞子30g，羊肉60g，羊肾1个，粳米60g，葱白2茎，盐适量，慢火炖。

穴位自我按摩：选命门、气海、关元、足三里、合谷，大拇指点压，重按轻放，每次2～3分钟，每天3次。

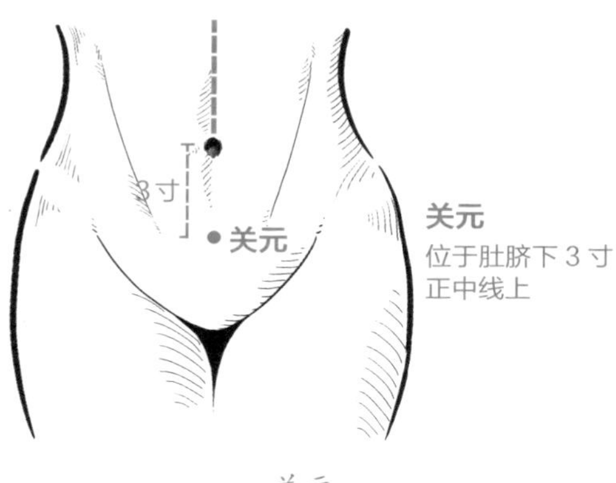

关元

常用中成药：可选用右归丸、毓麟珠、归脾丸、十全大补丸、种子丹、五子衍宗丸、续嗣降生丹、养精种玉丸、龙鹿胶囊等。

（3）肾阴亏虚

常见症状：婚久不孕，月经提前，量少色淡，头晕耳鸣，腰酸腿软，眼花心悸，五心烦热，午后低烧。舌淡苔少，脉沉细。

常用方药：养精种玉汤加女贞子、墨旱莲。当归 15g，白芍 10g，熟地黄 15g，山茱萸 10g，女贞子 10g，墨旱莲 10g。

若见形体消瘦，五心烦热、午后潮热者，可加牡丹皮 10g，龟甲 15g。

药膳食疗：生地黄鸡。生地黄 250g，雌乌鸡 1 只，饴糖 150g；将生地黄洗净，切片，入饴糖，搅拌后塞入鸡腹内，旺火上笼蒸约 2 ～ 3 小时，待其熟烂后，食肉，饮汁。

穴位自我按摩：选关元、气海、中极、子宫、三阴交、肝俞、肾俞，大拇指点压，重按轻放，每次 2 ～ 3 分钟，每天 3 次。

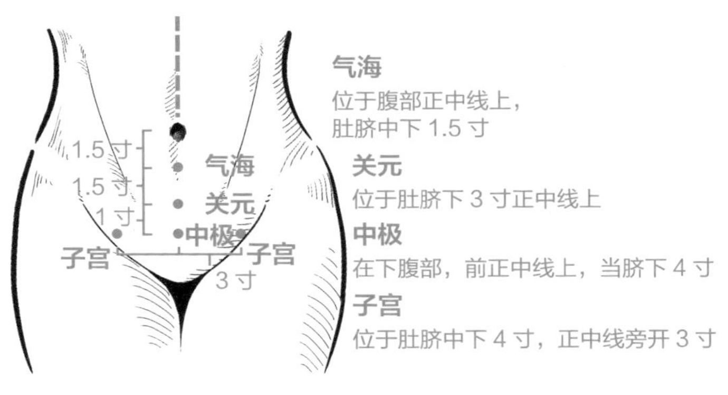

气海、中极、子宫

常用中成药：可选归脾丸、知柏地黄丸、六味地黄丸、五子衍宗丸、种子丹、鹿角胶丸等。

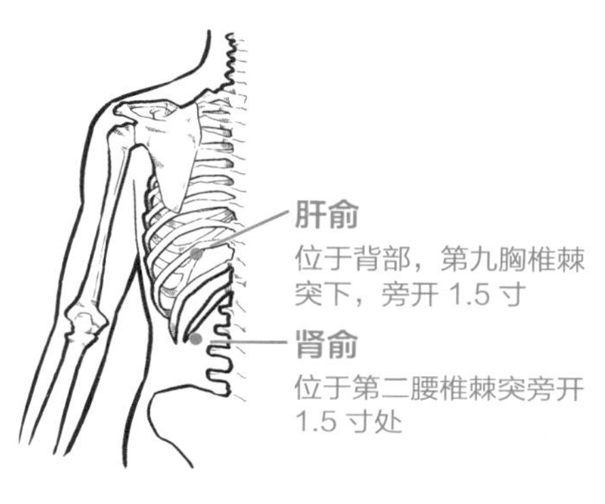

肝俞、肾俞

（4）肝气郁结

常见症状：婚久不孕，月经前后不定，经前乳房胀痛，经血夹块，胸胁不舒，小腹胀痛，精神抑郁，或烦躁易怒。舌红，苔薄，脉弦。

常用方药：开郁种玉汤。当归 10g，白术 10g，白芍 15g，茯苓 10，牡丹皮 10g，香附 15g，天花粉 10g。

若乳胀有结块，加王不留行 10g，路路通 10g。若乳房胀痛灼热，加蒲公英 15g。若梦多寐差，加炒酸枣仁 30g，首乌藤 15g。

药膳食疗：鳖甲内金汤。鳖甲 12g，鸡内金 6g，当归 9g，柴胡 6g，青皮 3g，陈皮 3g，猪肝 180g，慢火炖。

穴位自我按摩：选太冲、内关、期门、三阴交，大拇指点压，重按轻放，每次 2 ～ 3 分钟，每天 3 次。

常用中成药：可选用舒肝丸、解郁顺气丸、木香顺气丸、十香丸、越鞠保和丸、妇科养荣胶囊、逍遥丸。

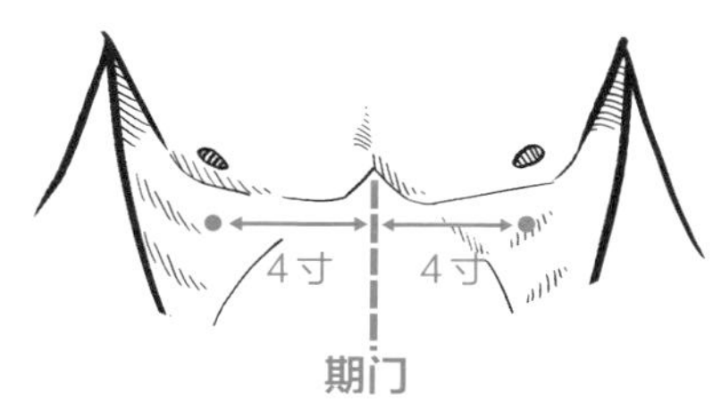

期门

（5）瘀血阻滞

常见症状：多年不孕，月经后期，经量多少不一，色紫夹块，经行腹痛，少腹作痛不舒，或腰骶疼痛拒按。舌紫暗，或舌边有瘀点，脉弦涩。

常用方药：少腹逐瘀汤。小茴香15g，干姜10g，延胡索10g，没药6g，当归10g，川芎10g，官桂5g，赤芍10g，生蒲黄9g，五灵脂6g。

若血瘀日久化热，加用败酱草30g，金银花10g。若伴头昏眼花、心悸少寐等血虚证，宜养血活血，加用熟地黄10g，牡丹皮10g。

药膳食疗：玫瑰红花酒。玫瑰花15g，山楂30g，红花10g，艾叶30g，加白酒500mL，冰糖适量，浸泡7天，每日振摇1次，每日早晚饮服10～20mL。

穴位自我按摩：选关元、血海、三阴交、气海，大拇指点压，重按轻放，每次2～3分钟，每天3次。

常用中成药：可选用散结镇痛胶囊、坤灵丸、大黄䗪虫丸、少腹逐瘀颗粒、血府逐瘀口服液。

（6）痰湿内阻

常见症状：婚久不孕，形体肥胖，经行后期，甚或闭经，带下量多，色白黏无臭，头晕心悸，胸闷泛恶，面色㿠白。舌胖有齿痕、色淡红，苔白腻，脉滑。

常用方药：苍附导痰丸。苍术10g，香附10g，陈皮10g，制南星5g，枳壳10g，半夏10g，川芎5g，茯苓10g，神曲10g。

若见胸闷气短者，加瓜蒌10g，石菖蒲10g。若月经后期或经闭者，酌加鹿角胶10g，淫羊藿10g，巴戟天10g。若心悸者，酌加远志 10g。

药膳食疗：莲子、白果仁（去皮心）各 30g，茯苓 20g，薏苡仁 20g，白扁豆 20g，粳米 250g，同煮成粥调味食用。

穴位自我按摩：选关元、气海、子宫、中极、丰隆、血海，大拇指点压，重按轻放，每次 2 ～ 3 分钟，每天 3 次。

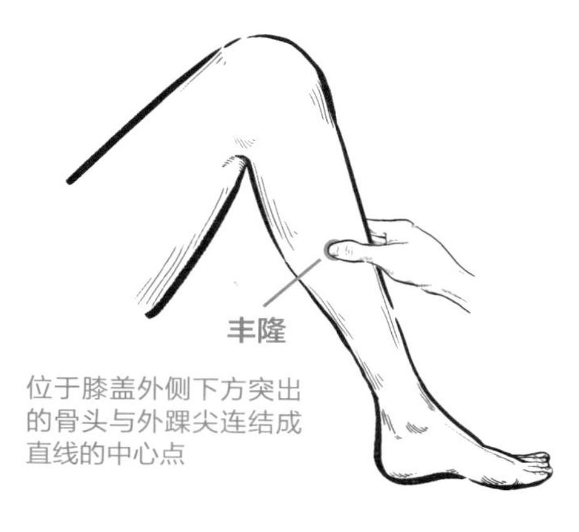

丰隆

常用中成药：可选用参苓白术丸。

五、如何预防不孕症

1. 经期注重保健

在月经期间要保持外阴清洁卫生，每天用干净的温水清洗外阴，避免坐浴，月经用品必须清洁，要勤换卫生巾。经期注意保暖，不要受凉。不要吃生、冷、酸、辣等刺激性强的食物。避免过度劳累与剧烈的运动，避免游泳。

2. 预防外阴与阴道炎症

对患外阴与阴道炎症的女性必须彻底治疗。培养便后由前向后揩拭的正确动作，注意保持外阴清洁，不要和别人混用内衣，避免间接感染。紧身人造纤维衣物、洗澡时的肥皂、爽身粉、局部用药致皮肤过敏反应，亦可致会阴部病变。

3. 避免意外怀孕

做好避孕方法的宣传教育和知情，避免意外妊娠，避免人工流产和药物流产。

4. 坚持合理运动

肥胖女性应通过合理减少饮食、适量增加运动等方式合理减轻体重，切忌乱服减肥药物，或采取只吃蔬菜、水果的错误减肥方法。

5. 戒除不良嗜好

戒烟、戒酒，最好不喝含咖啡因的饮料，按时休息，科学生活起居。

6. 调畅情志

对不孕症患者而言，紧张、焦虑、犹豫的不良情绪可影响下丘脑－垂体－性腺轴功能，导致排卵功能障碍。

7. 避免有害污染

尽量避免过多接触有害化学物质，尽量远离放射线、严重的噪音与振动等。

8. 适龄生育

尽量避免孕妇或其丈夫年龄小于 18 岁或大于 35 岁才生育的现象。

9. 避免医源性不孕

如意外妊娠，应于正规医院就诊，减少人工流产的风险。化疗、放疗、盆腔手术和药物也会影响生育力。尽量采用对生育影响小的方案，或卵巢组织的冷冻保存，或原始卵泡的冷冻保存，或卵母细胞的冷冻保存，或胚胎冷冻保存。非甾体抗炎药可抑制排卵，对风湿疾病采用的免疫抑制剂及抗炎治疗可能影响女性受孕，有生育计划的女性应在医生指导下谨慎使用。

第五节　围绝经期综合征

一、什么是围绝经期综合征

围绝经期综合征又称更年期综合征，指的是女性在绝经前后出现的一系列由于体内性激素改变而引起的相关身体和心理上的不适症状，如月经改变、潮热、面赤汗出、烦躁易怒、失眠健忘、精神倦怠、阴道干燥疼痛、反复尿路感染、血压波动等症状。本病多见于 46 ～ 50 岁的女性，近年来有发病年龄提早、发病率上升的趋势。

影响女性围绝经期的因素主要包括遗传因素、环境因素、地域因素、婚姻质量、生育年龄、精神与心理因素、生活习惯及疾病与治疗药物因素等。围绝经期综合征症状轻重不一，约85%的围绝经期女性大多能自行缓解，其中约25%的女性症状比较严重，影响生活和工作，需要治疗。年轻女性因手术切除双侧卵巢，或经放射治疗后，也可出现围绝经期综合征。

二、围绝经期综合征有什么症状表现

1. 月经出现紊乱

月经紊乱是围绝经期最常见的表现，主要表现为月经周期紊乱、经期淋漓不尽、月经量多或减少，或突然停经。

2. 精神状态改变

注意力不易集中，记忆力减退，情绪不太稳定，容易激动、焦虑，不能自我控制，多疑，抑郁忧愁，睡眠障碍。

3. 血管舒缩症状

潮热，短暂的面部、颈部及胸部皮肤阵阵发红，伴有烘热，继之汗出。

4. 骨质疏松

因雌激素水平下降，女性体内钙元素流失，继而出现腰背、四肢疼痛，脊柱开始弯曲，身形开始变矮，严重的骨质疏松易发生骨折。

5. 泌尿生殖道症状

雌激素水平下降导致泌尿生殖道萎缩，继而出现阴道干燥、性交困难及反复阴道感染，排尿困难、尿痛、尿急等反复发生的尿路感染。

6. 心血管病变

围绝经期还容易造成心血管系统方面的损伤，高血压、冠心病和动脉粥样硬化。

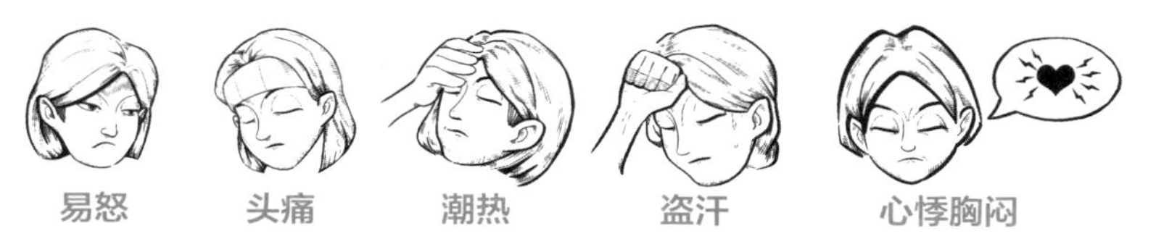

围绝经期症状

三、如何治疗围绝经期综合征

1. 西医治疗

对于围绝经期综合征，西医的治疗目标是缓解近期症状，早期发现、早治疗，常见处理如下。

提倡围绝经期女性建立健康生活方式，如饮食清淡，营养均衡，经常锻炼身体，保持规律的作息，调节好情绪，培养多种兴趣爱好等。

若有精神状态改变，如睡眠障碍或焦虑、抑郁状态，对症服用镇静及抗焦虑或抗抑郁药物；若出现血管舒缩症状，可选择5-羟色胺再摄取抑制剂，如盐酸帕罗西汀；若发生低骨量及骨质疏松症，补充钙剂与维生素D是基础，在此基础上选用抗骨质疏松药物如阿仑磷酸钠、降钙素、雌激素等；若见月经紊乱、泌尿生殖道萎缩，排除激素补充的禁忌证后予激素替代治疗，主要药物为雌激素，补充激素方法可根据症状选用口服或局部外用制剂。

2. 中医治疗

中医学认为，绝经前后为一特殊生理时期，此时女性肾气渐衰，天癸将竭，冲任二脉渐亏，脏腑失于濡养，若脏腑功能失于调节，则易引起机体的阴阳失衡，故“平衡阴阳”为围绝经期综合征养生调理的重点，按辨证分型对应给予治疗。中医常见辨证分型如下。

（1）肾阴亏虚

常见症状：头晕耳鸣，腰酸腿软，烘热汗出，五心烦热，失眠多梦，口燥咽干，或皮肤瘙痒，月经周期紊乱，量少或多，经色鲜红。舌红，苔少，脉细数。

常用方药：六味地黄丸加减。熟地黄 15g，山药 15g，山茱萸 10g，茯苓 15g，泽泻 10g，牡丹皮 10g，生龟甲 10g，生牡蛎 10g，石决明 10g。

若有肾阴亏损导致肝肾阴虚者，症见两胁胀痛、口苦吞酸、外阴瘙痒，可在方中加沙参 15g，麦冬 10g，川楝子 10g。若有肝肾阴虚较甚致肝阳上亢者，症见急躁易怒、面色红赤，可在方中加生龙骨 15g，生赭石 15g。若有情志不畅，致肝郁化热者，症见情绪不稳定、易焦虑或抑郁、

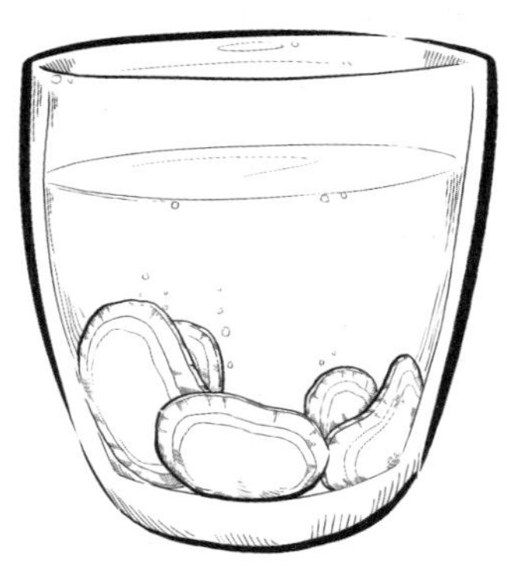

西洋参茶

口干口苦，可在方中加栀子 10g，柴胡 10g。

药膳食疗：①冰糖百合水。选用鲜百合 50g，煎水后加入适量冰糖食用。②西洋参茶。西洋参 5g，泡茶喝。③灵芝炖猪蹄。灵芝 15g，猪蹄 1 只，加入调料后炖汤。

穴位自我按摩：取太溪、关元、中极，大拇指点压，重按轻放，每次 2 ～ 3 分钟，每天 3 次。

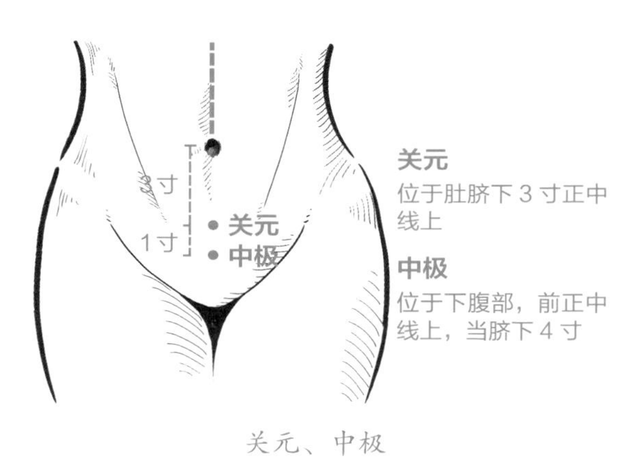

关元、中极

（2）肾阳亏虚

常见症状：头晕耳鸣，腰痛，下腹冷感，四肢易冰凉，小便频数，精神萎靡，面色晦暗。舌淡红，苔薄白，脉沉细。

常用方药：右归丸加减。肉桂 10g，附子 10g，山药 15g，枸杞子 10g，熟地黄 10g，杜仲 15g，山茱萸 10g，鹿角胶 5g，菟丝子 10g，当归 10g。

若肾阳虚致脾肾阳虚，症见腰膝酸痛、食少腹胀、四肢倦怠或四肢浮肿、大便溏薄，可在方中加补骨脂 10g，巴戟天 10g。若肾阴阳俱虚者，症见时而畏寒恶风，时而潮热汗出、腰酸乏力、头晕耳鸣、五心烦热，可在方中加生龟甲 15g，女贞子 10g，补骨脂 10g。

药膳食疗：①枸杞蒸鸡。枸杞子 15g，未生蛋的母鸡半只，放入适量调料慢火炖汤。②海参炖瘦猪肉。猪瘦肉 250g，水发海参 250g，大枣 5 枚，调料适量慢火炖汤。

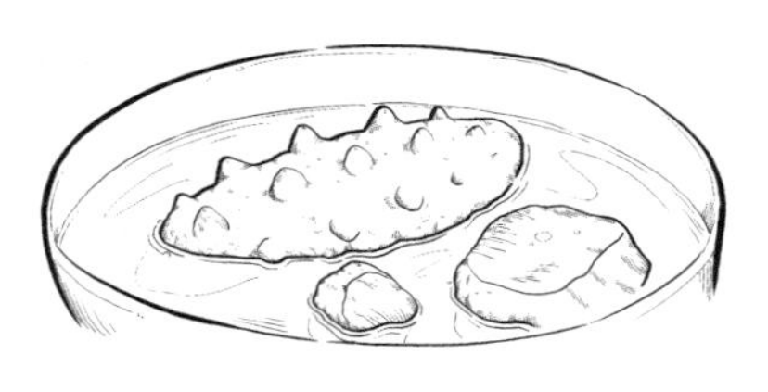

海参瘦猪肉汤

穴位自我按摩：选足三里、关元、三阴交，大拇指点压，重按轻放，每次 2 ～ 3 分钟，每天 3 次。

四、如何预防围绝经期综合征

对中年女性来说，围绝经期的到来不可避免，但采取积极有效的方法来应对围绝经期，可以帮助女性平稳度过这一时期，减少或减轻围绝经期综合征的症状。

1. 适当锻炼

围绝经期女性的机体免疫力开始下降，在该时期，女性一定要进行适量的体育锻炼，对于避免或减轻骨质疏松症有很大帮助，同时可改善血管循环系统，有助于保持心情舒畅。可选择自己喜欢的锻炼项目，如太极拳、八段锦、跳舞、球类活动、跑步、爬山、瑜伽等，每周进行 3 次，每次运动 30 分钟以上。

2. 食物调养

增加摄取含钙量高的食物，如牛奶、动物肝脏，可以加用维生素 D 帮助钙质吸收；适量补充植物蛋白，如黄豆、豆浆、豆腐等。另外，注意不要盲目服用含激素的保健品。

3. 情绪调节

在围绝经期，女性通常会过度焦虑和担心，在此时期应积极参加社交活动避免脱离社会，培养并参与多种兴趣爱好活动，努力让自己拥有一个良好心态，让围绝经期平稳度过。

4. 保证睡眠质量

围绝经期失眠是很多女性面对的一个烦恼，失眠会使女性的身体受到损伤，并形成恶性循环。因此，要想围绝经期过得舒畅一些，改善失眠症状就尤为重要了。养成规律的作息习惯，为自己营造一个环境舒适、温度适宜的睡眠环境有助于改善失眠。另外，在睡前喝杯热牛奶或者用热水泡脚，可以有效地缓解身心、放松情绪，帮助更快入眠。

5. 顺时养生

春季调节心境，避免多思多虑引起的肝郁；夏季多食生津去火之品，如西瓜、莲子、银耳、绿豆等，并多饮水，以免心火上扬；秋季服食百合、生地黄、麦冬、桑椹等滋阴生津之品，避免阴虚火旺，上扰心神；冬季以鼓动阳气为主，自古有冬令进补之习俗，但切勿滥补，以免温阳太过，来年春季变生他疾。

6. 定期体检

有些女性认为进入围绝经期就意味着将远离妇科相关疾病。这种观念其实是不正确的，无论是处在围绝经期还是绝经后，女性都应该每年进行妇科普查，做到相关疾病早发现、早诊断、早治疗。

第六节　乳腺增生

一、什么是乳腺增生

正常成年女性的乳房触之柔软，深触可有模糊的颗粒感，但整体质地均匀一致，没有包块或硬结等异物感。乳腺增生则是乳腺末端导管扩张，乳腺上皮或纤维组织不断增生，导致乳腺纤维化，出现乳房肿块、乳房胀痛等表现。

乳腺增生分为生理性和病理性两种。生理性乳腺增生通常会随着月经周期的到来、激素水平的提高而变化，一部分女性表现为经期乳房胀痛，月经结束后症状自行消失；而病理性乳腺增生则与长期的内分泌失调、雌孕激素水平紊乱有关。

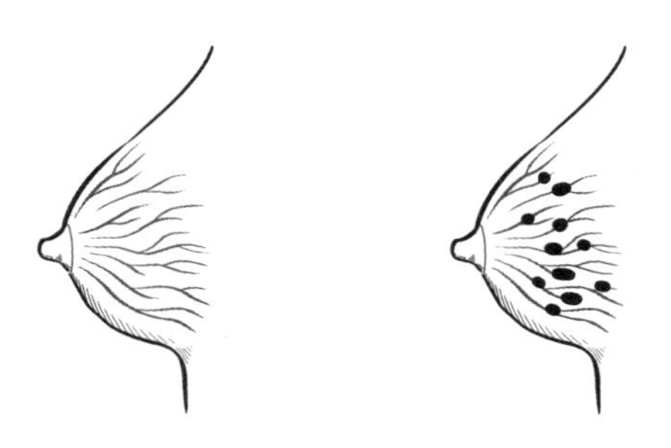

乳腺小叶增生

育龄女性的乳腺腺体会随着月经周期发生增厚和复旧，这是为哺乳做准备的，所以才会出现孕期的女性乳房明显增大。没有怀孕，乳房就会复旧。由于有些女性内分泌紊乱，情绪波动，导致乳腺增生明显而复旧不完全，这时候就出现乳房的淤结，久而久之就出现乳腺增生的问题。因此，95% 的乳腺增生是生理性的，不是病，不需要特别干预。但还是有不到 5% 的乳腺增生是病理性的，也就是临床上认为的不典型增生，而重度不典型增生被称为癌前病变，所以乳腺增生一般需要就诊，只需通过 B 超、钼靶等检查排除不典型增生等问题。

二、乳腺增生有什么症状表现

1. 乳房肿块

乳房肿块表现为乳房单个或多个肿块，伴有触痛，一般在经期前增大，经期结束后缩小。

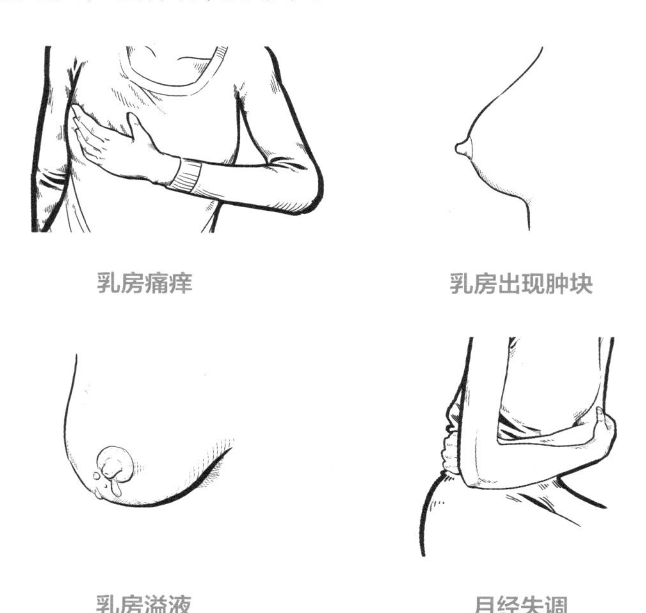

乳腺增生症状

2. 乳房疼痛

乳房疼痛主要表现为乳房胀痛、刺痛或隐痛，也可表现为乳头刺痛或触痛，可从乳房牵扯涉及腋下、肩背，疼痛通常受月经周期变化影响，经期前加重，经期后减轻或消失。

3. 乳头溢液

乳头溢液表现为挤压乳头后出现少量乳白、无色或淡黄色澄清浆液。由于乳腺良性或恶性疾病也会出现乳房肿块和疼痛，仅凭简单的观察难以鉴别，故若出现乳腺疼痛，或者自觉乳腺有结节、肿块，乳头溢乳时应及时就医。需要注意的是乳头溢液并不都是因为乳腺增生，如果出现血性或咖啡色溢液要警惕其他疾病。

三、如何治疗乳腺增生

1. 西医治疗

对于乳腺增生患者，需要给予充分的个体化心理干预和药物干预，必要时需行活检，确定是否需要手术。另外，不同的临床表现及病理学类型治疗方式也有区别。

（1）一般治疗

对于伴随轻至中度疼痛者，以心理疏导和改变生活习惯为主。

（2）药物治疗

对于持续性存在的严重乳腺疼痛患者，可用三苯氧胺治疗。该药治疗效果较好，但因对子宫内膜及卵巢有影响而不宜长期服用。需要注意的是，药物治疗不能有效缓解乳腺增生的病理学改变，也不能根治，只能缓解疼痛的症状。

（3）手术治疗

乳腺增生病变多弥漫，局部手术切除不能解决根本问题，该病本身并无手术治疗的指征，外科干预主要是为了避免漏诊、误诊乳腺癌，或切除可疑病变。

（4）其他治疗

对于超声提示的薄壁囊肿，细针穿刺抽吸是首选的治疗方式。

2. 中医治疗

乳腺增生属于中医学的乳癖病，以行气消郁、散结止痛为治疗要点，根据具体情况进行辨证论治。常见辨证分型如下。

（1）肝郁痰凝

常见症状：多见于青壮年女性，乳房肿块，质韧不坚，胀痛或刺痛，症状随喜怒而消长，伴有胸闷、善郁易怒、失眠多梦、心烦口苦。舌偏红，苔薄黄，脉弦滑。

常用方药：逍遥蒌贝散加减。柴胡 10g，当归 10g，白芍 10g，茯苓 10g，白术 12g，瓜蒌 5g，贝母 10g，半夏 10g，制南星 10g，生牡蛎 30g，山慈菇 15g。

药膳食疗：①艾叶煮鸡蛋。艾叶 150g，鸡蛋 2 个，共煮，弃汤食蛋。②金橘叶茶。将金橘叶（干品）30g 洗净，晾干后切碎，放入砂锅，煎煮 15 分钟，取汁放入容器中即成，可代茶饮，早、晚分服。

穴位自我按摩：按揉行间、太冲；或自乳头向下直接按推至期门 36 次，并在期门上轻揉 72 次。

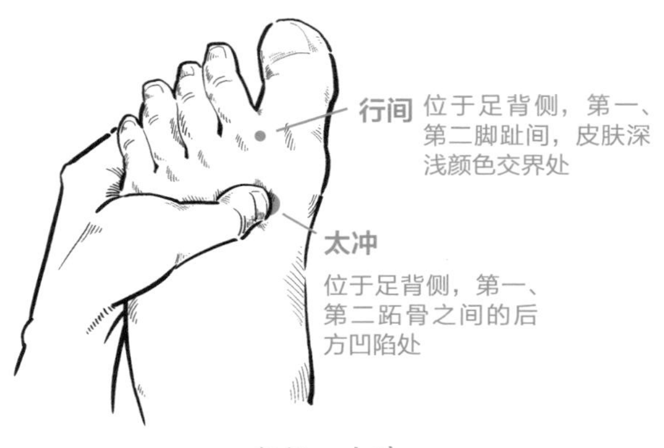

行间、太冲

（2）冲任失调

常见症状：多见于中年女性，乳房肿块月经前加重，经后减缓，乳房疼痛较轻或无疼痛，伴有腰酸乏力、神疲倦怠、月经失调、量少色淡，或闭经。舌淡红，苔白，脉沉细。

常用方药：加味二仙汤加减。仙茅根 15g，淫羊藿 15g，当归 10g，知母 10g，巴戟天 10g，黄柏 5g，枸杞子 15g，五味子 10g，菟丝子 10g，覆盆子 10g。

药膳食疗：①海带鳖甲猪肉汤。海带 65g，鳖甲 65g，瘦猪肉 65g，放在一起煮汤，煮好后可以依照个人口味加入适量的盐、麻油，每天早晚服用一次，并把食材一起吃下去。②王不留行瘦肉汤。猪瘦肉 250g，王不留行 12g，黄芪 30g；将上三料洗净后一同放入锅中，加水大火煮沸后，改小火煲 1 ～ 2 小时，调味供用。

穴位自我按摩：选内关（双侧交替）、期门（双侧交替）、膻中，每次 2 ～ 3 分钟，每天 3 次。

四、如何预防乳腺增生

乳腺增生有生理性与病理性之分，但无论是生理性或病理性的增生，均应注意体质及日常生活调理。

1. 调节情绪

由于女性较敏感，情绪不稳定，容易忧郁、焦躁和思虑过度，会直接影响激素分泌。因此，女性要善于调节情绪，保持良好的精神状态，平时培养多种兴趣爱好，坚持运动，积极社交。尤其在月经、妊娠期间，更要注意调节不良情绪，善于减轻压力，疏解烦恼。愉快的心情、稳定的情绪是预防乳腺增生最有效的方法。

2. 作息规律

日常生活要有规律，合理安排生活与工作，注意休息，保证充足睡眠，不可经常熬夜。此外，有规律的性生活也有助于调整生理节律紊乱和内分泌失调。

3. 合理饮食

坚持低盐低脂饮食，尽量避免进食油炸食品、脂肪含量高的肉类及辛辣刺激的食物，戒烟、戒酒。避免使用富含雌激素的药物、补品、化妆品，不滥用避孕药。

4. 乳腺按摩

（1）热敷按摩乳房

每晚临睡前用热毛巾敷两侧乳房 3 ～ 5 分钟，用手掌部按摩乳房周围，从左到右，按摩 20 ～ 50 次，每月 10 次。

（2）侧推乳房

用左手掌根和掌面自胸正中部着力，横向推按右侧乳房至腋下，返回时用五指指面将乳房组织带回，反复 20～50 次后，换右手按摩左乳房 20 ～ 50 次。

5. 产前调护

对于处于备孕期的女性，如果乳腺增生较重，应提前给予中药干预后 3 个月再备孕，会提高产后母乳喂养率。

6. 产后调护

有生育需求的女性产后尽量哺乳。妊娠、哺乳能使孕激素分泌充足，有效保护、修复乳腺，不易出现增生。孕期乳腺增生是正常的生理现象，可适当热敷按摩，并定期复查双侧乳腺 B 超。产后女性应学会科学哺乳，注意局部卫生，预防乳腺炎，同时应适当按摩，维持乳房内良好的血液循环。

第七章

常见妇产科手术后的中医药调护

第一节　常见妇产科手术方式介绍

妇产科常见的手术方式有人流刮宫术、宫腔镜手术、腹腔镜手术、开腹手术等。其中，人流刮宫术用于终止妊娠，对于异常子宫出血也可选择诊断性刮宫术；宫腔镜手术适用于子宫内膜病变、宫腔粘连等疾病的诊断和治疗；腹腔镜和开腹手术适用于腹腔内发生的需要手术清除或解决的疾病。相比较开腹手术，腹腔镜手术具有创伤小、术后恢复快、住院时间短等优点，对于盆腔巨大包块等情况可选择开腹手术，还有剖宫产必须经开腹手术才可将胎儿完整分娩出来。

虽然现代医学发达，妇产科各种手术方式已经发展到较先进及安全的水平，尤其是日新月异的微创手术，但手术后仍会伤及元气，恢复不好将长期影响女性日后的生活和工作状态。如果术后能给予恰当的中医调理，可以帮助患者迅速康复，明显改善术后的身体状态。本章节接下来列举人工流产、宫腔镜、腹腔镜、剖宫产术后的常见中医调理方案。

第二节　人工流产术后

一、人工流产术后有哪些不适或可能的并发症

人工流产是因意外妊娠、疾病等原因而采取手术或药物以达到终止妊娠目的的一种手术方式。

人工流产的最佳时间一般为怀孕 9 周前，在这个时间段里由于胚胎尚未成形，体积较小，女性的子宫没有多大变化，子宫壁也比较厚，做人工流产一般不需要扩宫，胚胎较容易被吸出来。人工流产手术时间短，对子宫的伤害程度小。如果胚胎太大，用最大号的吸管也无法将其吸出来，只能住院先通过药物或水囊引产，待胚胎及大部分胎盘排出后再行清宫术。如果引产失败，则需要借助器械直接将胚胎及胎盘从子宫中钳刮出来，大大增加了感染、子宫损伤、术后宫腔粘连的风险。

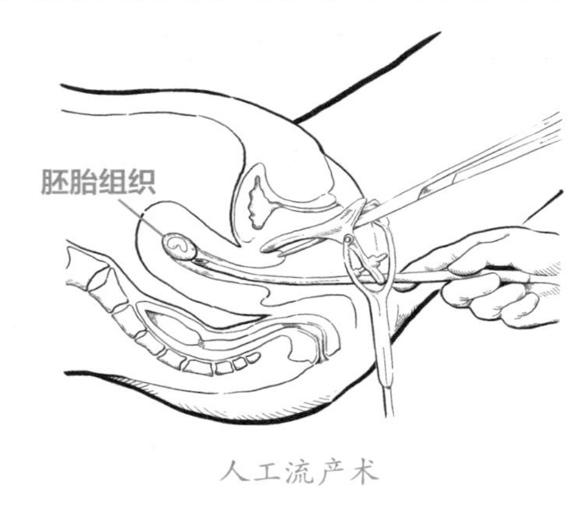

人工流产术

人工流产对女性的生殖健康有一定的影响，尤其是多次流产可能会给身体带来不可逆转的伤害，以下是人工流产术后常见的不适症状。

1. 流产后出血

人工流产术后阴道流血一般 1 周左右干净，如果阴道流血

超过10天以上，淋漓不净，或血量过多，或流血停止后又有阴道流血称流产术后出血。

2. 术后感染

术后感染主要表现为体温升高、下腹疼痛、白带混浊或不规则阴道流血，双合诊时子宫或附件区有压痛。

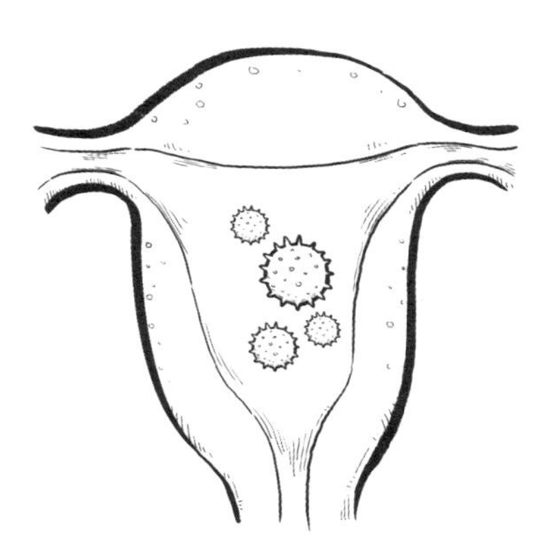

流产后宫腔感染

3. 宫腔或宫颈内口粘连

人流术后闭经或月经过少，伴周期性下腹胀痛或有子宫增大积血，应考虑宫腔或宫颈内口粘连。

4. 人工流产综合反应

人工流产综合反应指手术时疼痛或局部刺激或紧张，使受术者在术中或术后出现恶心、呕吐、心动过缓、心律不齐、面色苍白、头昏、胸闷、大汗淋漓，严重者甚至出现血压下降、昏厥、抽搐等迷走神经兴奋症状。

5. 子宫穿孔

子宫穿孔是人工流产术的严重并发症，其发生与手术者操作技术及哺乳期妊娠、剖宫产后瘢痕子宫妊娠等有关。

人工流产综合反应和子宫穿孔的发生是在手术时，需要进行急诊处理。

二、人工流产术后如何应用中医药调养

1. 人工流产术后子宫出血

根据阴道流血持续时间、颜色、量、黏稠度及全身症状，结合舌象和脉象进行整体辨证分型，然后按辨证分型给予治疗。

（1）气虚证

常见症状：阴道流血超过 10 天仍不干净，色淡红或色黄，量多，质稀，无臭味，伴有疲倦乏力，气短懒言，动则汗出，容易感冒，下腹空坠感。舌淡红，苔白，脉细或弱。

常用方药：补中益气汤加减。黄芪 15g，党参 15g，白术 10g，柴胡 10g，当归 10g，陈皮 10g，升麻 10g，炙甘草 5g。

若伴有头晕、脸色萎黄等气血两虚者，可在方中加熟地黄 15g，阿胶 10g（烊化）。若伴有唇色瘀暗、舌底静脉曲张等气虚血滞者，可在方中加炒蒲黄 10g，五灵脂 10g，益母草 15g。

药膳食疗：①党参陈皮瘦肉汤。党参 10g，陈皮 5g，瘦肉 100g 慢火炖。②党参北芪鱼头汤。党参 15g，北芪 20g，红枣 3 个，桂圆肉 10g，鱼头 1 个，生姜 1 块，隔水炖盅慢火炖。

穴位自我按摩：选足三里（双侧交替进行）、关元、气海，大拇指点压，重按轻放，每次 2 ～ 3 分钟，每天 3 次。

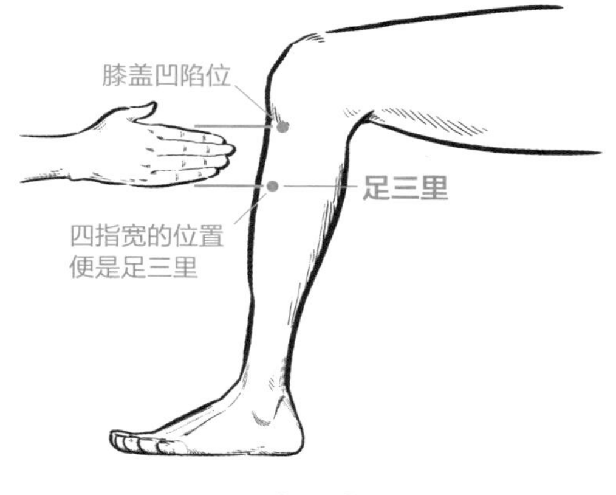

足三里

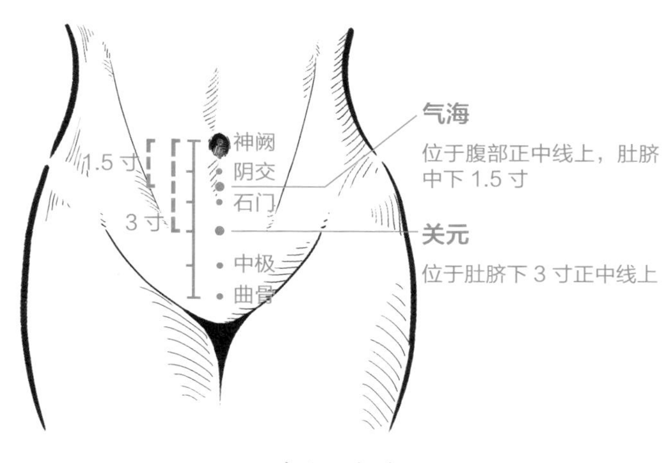

关元、气海

（2）血瘀证

常见症状：阴道流血超过 10 天仍不干净，色暗红或咖啡色，常夹有血块，下腹疼痛拒按。舌暗红或紫暗，可伴有舌边尖瘀斑或舌底静脉曲张，脉细涩或沉涩。

常用方药：生化汤加减。当归 10g，川芎 10g，桃仁 10g，炮姜 5g，炙甘草 5g，益母草 15g。

若见下腹胀满感，血块排出后胀满感缓解，胸胁疼痛、喜叹息、脾气烦躁易怒等肝郁气滞者，可在方中加制佛手 15g，素馨花 10g。若见小腹冷痛，热敷小腹部恶露排出顺畅等宫寒者，可在方中加艾叶 10g，或艾灸少腹部，或用艾叶泡脚。若见有身懒乏力等气虚者，方中可加用黄芪 15g，党参 15g，白术 10g。

药膳食疗：田七排骨汤。熟田七 15g，丹参 15g，川芎 15g，排骨 250g，生姜 1 块，炖盅隔水炖 1.5 小时。

穴位自我按摩：选血海、三阴交、太冲（双侧交替进行），大拇指点压，浅按快放，每次 2 ～ 3 分钟，每天 3 次。

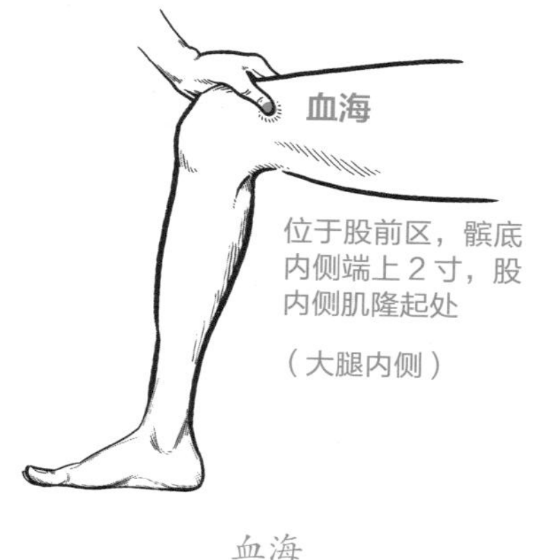

血海

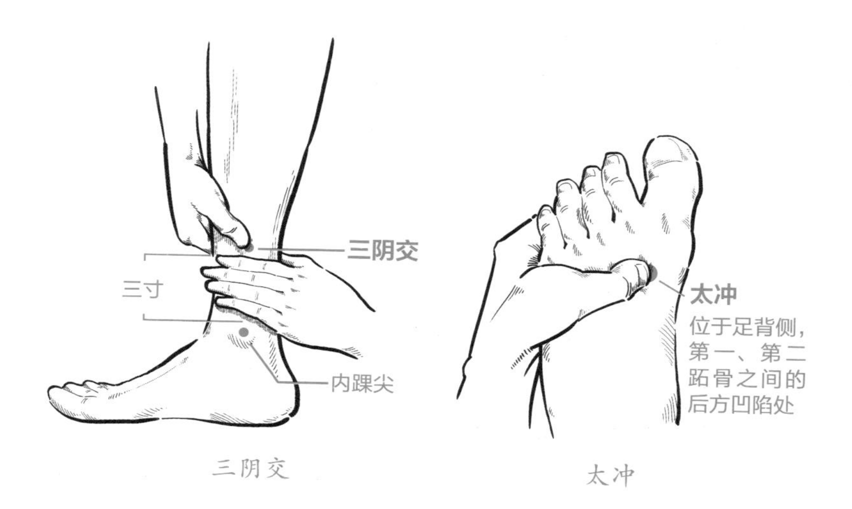

三阴交　　太冲

2. 人工流产术后腹痛

人工流产术后血室正开，护理不当，致使邪毒乘虚而入，直犯胞宫，留于冲任、胞脉，血行不畅，不通则痛，以致腹痛；或人工流产术后耗气伤血，不荣则痛。

（1）感染邪毒

常见症状：小腹疼痛，或全腹疼痛，拒按，寒热往来，发热恶寒，或持续高热，日晡热甚（即下午 3 ～ 5 时发热，热势较高），阴道流血，心烦口渴，甚则神昏谵语，大便秘结，小便短赤。舌红，苔黄而干，脉弦数。

常用方药：解毒活血汤。连翘 15g，葛根 15g，柴胡 10g，枳壳 10g，当归 10g，赤芍 15g，生地黄 15g，红花 5g，桃仁 10g，甘草 5g。

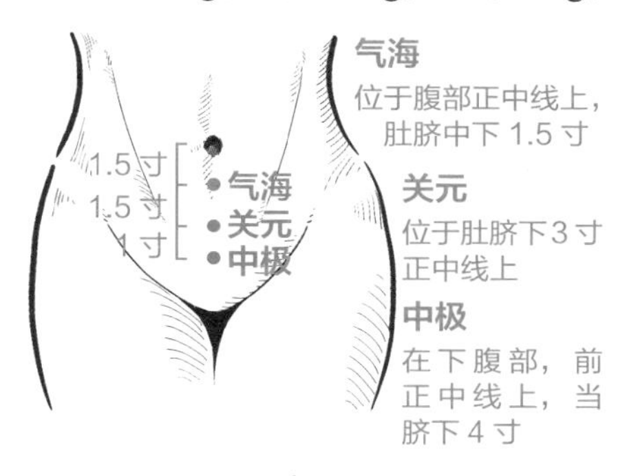

中极

药膳食疗：石膏粳米粥。石膏 30g，粳米 50g，将粳米洗净，石膏用纱布包裹一同放入砂锅中煮成粥状，取出石膏纱布包，食用米粥。

穴位自我按摩：选关元、气海、中极、足三里、公孙、三阴交（双侧交替进行），大拇指点压，重按轻放，每次 2 ～ 3 分钟，每天 3 次。

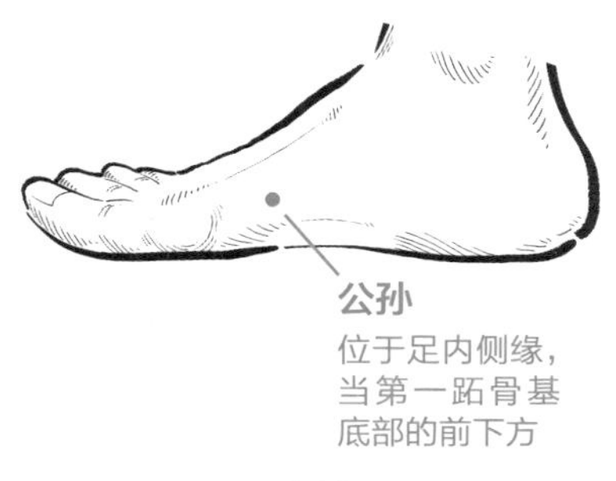

公孙

（2）血虚不荣

常见症状：小腹隐隐疼痛，或全腹疼痛，喜按，阴道流血量少，色淡红，质稀，头晕乏力，面色苍白。舌淡红，苔薄白，脉细弱。

常用方药：四物汤加阿胶。熟地黄 15g，白芍 15g，川芎 10g，当归 10g，阿胶 10g（烊化）。

若见唇色暗、舌底静脉曲张等血瘀者，可在方中加炒蒲黄 10g，五灵脂 10g。

药膳食疗：当归煮猪肝。猪肝 50g，当归 15g，胡椒、肉桂、红花各 10g，将后四味碾末，猪肝上挖数个孔，装入药末，放入锅中，加入清水，文火煮 1 小时，食用猪肝，饮用汤药。

穴位自我按摩：选子宫、气海、合谷、足三里、三阴交（双侧交替进行），大拇指点压，重按轻放，每次 2 ～ 3 分钟，每天 3 次。

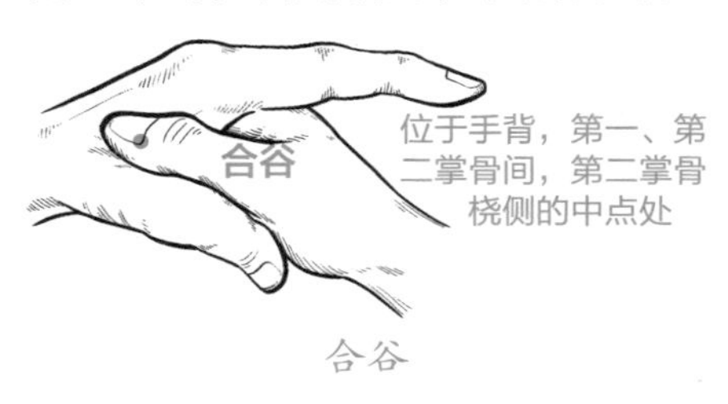

合谷

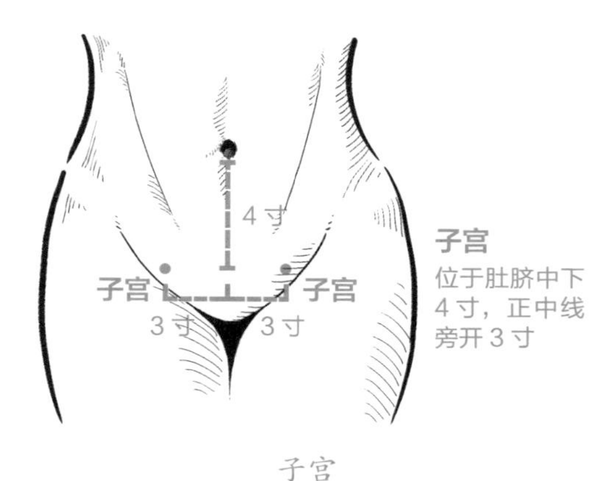

子宫

三、人工流产术后如何护理

1. 注意卫生

流产后要保持外阴及阴道卫生，勤换卫生巾及内裤，保持外阴清爽，每天用温开水清洗外阴，不要进行盆浴，禁止性生活，避免增加感染可能。

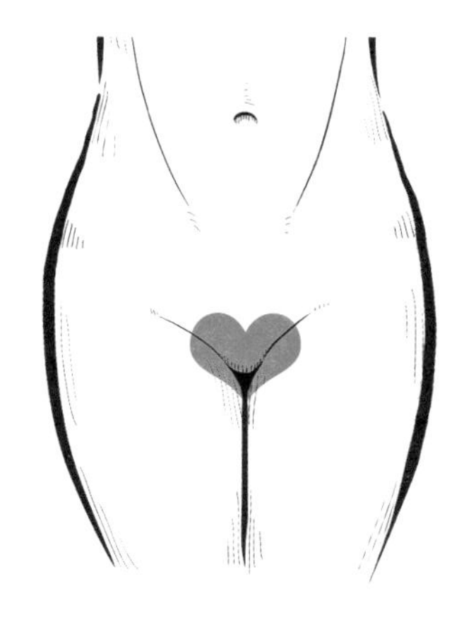

流产后要保持外阴及阴道卫生

2. 定期复诊

流产后2周需复查尿HCG，一般需2次阴性结果方可，流产术后如有生育计划最好间隔3个月后再进行下一次的妊娠。如果出现腹痛、阴道流血时间持续10天以上、分泌物有异味、外阴痒等情况，需要及时就诊。如果在人流术后1月以上再发生腹痛但无月经来潮，需要考虑有宫腔粘连而导致宫腔积血可能，也需要及时就诊处理。

3. 合理膳食

流产术后宜进食易消化并富含营养的食物，并适当配合当季新鲜蔬菜，忌食油腻、生冷、辛辣、煎炸之品。同时可以配合一些补气活血类食物，促进机体恢复，增强体质。

第三节　宫腔镜术后

一、宫腔镜术后有何常见不适症状

宫腔镜检查和治疗术是通过宫腔镜对子宫颈管、子宫颈内口、宫腔及输卵管开口等进行检查、评估、诊断和治疗的一种方法。

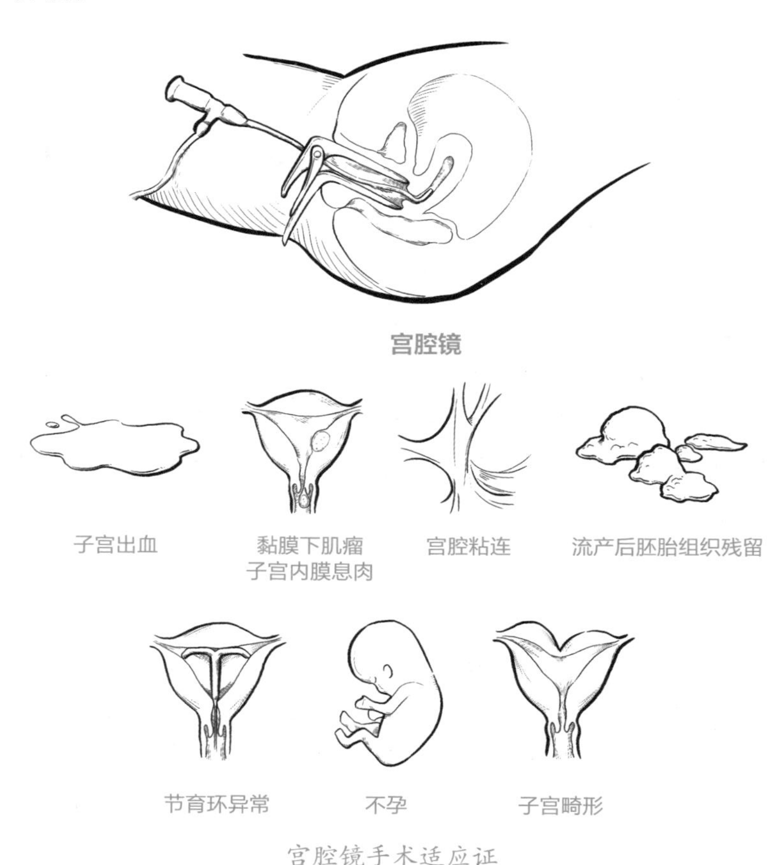

宫腔镜手术适应证

虽然宫腔镜是通过女性生殖系统通道操作而在体表无伤口，其过程主要是将水在压力的作用下使子宫膨大起来，然后使用宫腔镜做检查，只是一个简单的过程，本身对子宫内膜影响不大，但术后仍可能有一些不适反应，常见如下。

1. 阴道流血

宫腔镜术后一般阴道流血量少，1 周左右干净，无异味，若阴道流血量多、持续时间长，需要止血等处理。

2. 下腹隐痛

术后一般有可能出现下腹轻微隐痛，不需要处理，如果腹痛严重，可给予止痛药。

3. 术后感染

术后感染主要表现为体温升高、下腹痛、白带混浊或不规则阴道流血，双合诊时子宫或附件区有压痛。

二、宫腔镜术后如何应用中医药调理

中医学认为，宫腔镜手术操作时损伤胞宫、胞脉，可致局部气血运行不畅，气滞血瘀。此外，宫腔操作时血室正开，易感外邪，可致正虚邪实。因此，术后具体辨证调护，可参照第七章第二节流产术后的中医治疗和调养。

若宫腔镜下发现子宫内膜息肉，可在辨证基础上加化痰健脾之品，如党参 20g，茯苓 15g，鸡内金 10g，浙贝母 15g。若见子宫内膜增生患者，可在辨证基础上加活血止血之品，如蒲黄 10g，五灵脂 10g，田七 15g。

三、宫腔镜术后有何注意事项

1. 术后平卧 2 小时后可以进食，先进食容易消化的食物，如粥、粉、面、汤等，注意休息，避免劳累，均衡营养饮食。

2. 一般术后 2 小时无头晕、乏力等不适，可下床活动，下床需要有家属或陪护陪伴。

3. 术后禁止性生活及盆浴至少 1 个月，减少感染的风险。

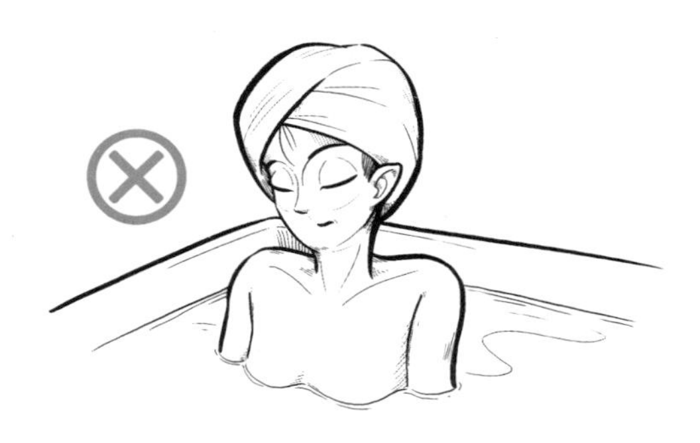

术后禁止盆浴 1 个月

4. 术后阴道少许流血不用特别处理，只需要保持外阴清洁卫生即可。如果阴道流血量多，持续时间大于 10 天，就需要到医院就诊了。

第四节　腹腔镜术后

一、腹腔镜术后有哪些不适及可能的并发症

腹腔镜手术是一种微创手术，它是通过在腹壁打 1 ～ 5 个孔，把腹腔镜的镜头插入腹腔里，医生通过观察显示器间接地

了解腹腔内的解剖结构，同时，再通过另外 1 ～ 4 个孔插入手术器械间接地操作完成手术。与开腹手术相比，腹腔镜手术具有创伤小、出血少、术后恢复快、并发症发生率低及住院时间短等优点，但仍然可因为术中使用麻醉、气腹、腹腔内炎症等因素的作用，引起术后不适反应或者并发症。常见不适及并发症如下。

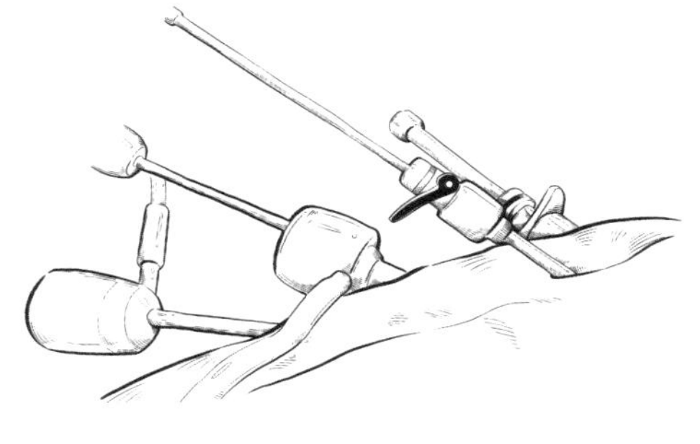

腹腔镜手术

1. 术后创面渗血

由于手术时腹腔内压力可压迫创面止血，手术后腹腔内压力减小，手术创面有可能出现渗血、出血，若处理不当，甚至可能引起伤口感染。

2. 术后伤口疼痛

腹腔镜手术腹部切口较小，一般长 0.5 ～ 1cm，敏感者术后可感觉疼痛，但一般可忍受。

3. 下肢疼痛肿胀

高龄、截石位、手术时间长、肥胖、血栓病史、输血等高危因素的患者发生静脉炎、静脉血栓风险较高，患者可出现下肢疼痛肿胀。

4. 皮下气肿

皮下气肿常发生于年龄大、手术时间长的患者，可由气腹气体充入腹膜前间隙、皮下组织，或气体进入腹膜和皮下组织间引起。轻度皮下气肿对患者影响不大，一般可自行消失。

5. 肩痛

人工气腹介质一般采用惰性气体二氧化碳，二氧化碳气体在腹腔内吸收可转化成碳酸，而碳酸对膈是一种刺激物，使受同一神经支配的肩部发生放射性疼痛。

6. 胃肠道功能紊乱

手术麻醉、术中牵拉等原因，往往会对胃肠功能有一定程度的影响，导致术后恶心、呕吐、呃逆、腹胀、排气排便障碍等胃肠功能紊乱的症状出现，一般在短期内可以恢复。

二、腹腔镜术后如何应用中医药调养

中医学认为，腹腔镜手术作为一种检查和治疗手段，在手术过程中，切口及麻药、电器械的使用，术后解剖位置改变等因素可带来不适或并发症。手术本身可以清除有形实邪，但导致疾病本身及疾病发展的体质因素等无形之邪，手术是无法消除的。临床上中医术后常见的分型如下。

（1）脾胃虚弱

常见症状：气短乏力，面色萎黄，头晕，脘腹胀满，恶心嗳气，腹部隐痛，大便稀，纳少。舌淡红，苔薄白，脉细或弱。

常用方药：香砂六君子加减。党参15g，白术10g，茯苓15g，炙甘草5g，木香10g，砂仁5g（后下）。

若症见腰酸痛、小便清长、夜尿多等肾虚者，加杜仲15g，续断15g。

药膳食疗：参枣莲子粥。党参15g，大枣15g，莲子15g，粳米100g，熬粥食用。

穴位自我按摩：选足三里、内关、天枢、气海、关元，大拇指点压，重按轻放，每次2～3分钟，每天3次。

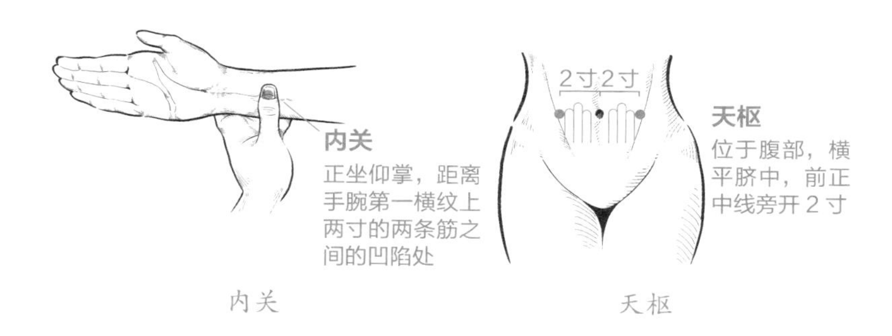

内关　　天枢

（2）气血虚弱

常见症状：疲倦乏力，气短懒言，头晕，面色苍白，小腹绵绵作痛，喜按，纳少。舌淡红，苔薄白，脉细或弱。

常用方药：八珍汤加减。熟地黄15g，当归10g，白芍15g，川芎10g，党参15g，白术10g，茯苓15g，炙甘草5g，陈皮10g，砂仁5g（后下）。

若症见低热、口渴喜饮、小便短黄、大便秘结、舌嫩红、脉细数等血虚阴亏者，治宜滋阴养血清热，方用加减一阴煎加白薇。若症见下腹疼痛、舌暗红有瘀斑、苔白或黄、脉涩等血瘀者，加丹参15g，蒲黄10g，五灵脂10g。

药膳食疗：五指毛桃当归猪骨汤。五指毛桃 30g，当归 10g，白芍 15g，生姜 15g，猪排骨 200g，慢火炖。

穴位自我按摩：选气海、关元、神阙、足三里、三阴交、涌泉，大拇指点压，重按轻放，每次 2 ～ 3 分钟，每天 3 次。

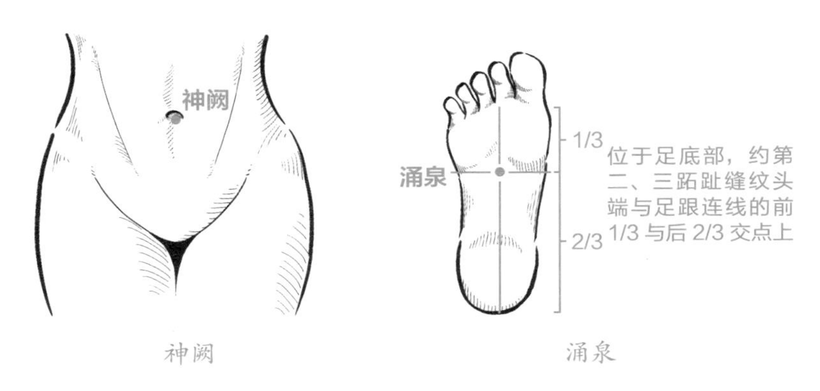

神阙　　涌泉

（3）气滞血瘀

常见症状：腹胀腹痛，拒按，恶心呕吐，停止排气排便。舌暗红苔白或黄，脉弦涩。

常用方药：血府逐瘀汤加减。生地黄 15g，当归 10g，赤芍 15g，川芎 10g，桃仁 10g，红花 5g，枳壳 10g，柴胡 10g，牛膝 15g，桔梗 10g。

若见大便秘结、口干舌燥者，加大黄 5g，芒硝 10g，桃仁加至 15 ～ 20g。

药膳食疗：莲藕桃仁汤。莲藕 200g，桃仁 10g，红糖 20g，煲汤食用。

穴位自我按摩：选内关、天泉、太冲、血海、足三里，大拇指点压，重按轻放，每次 2 ～ 3 分钟，每天 3 次。

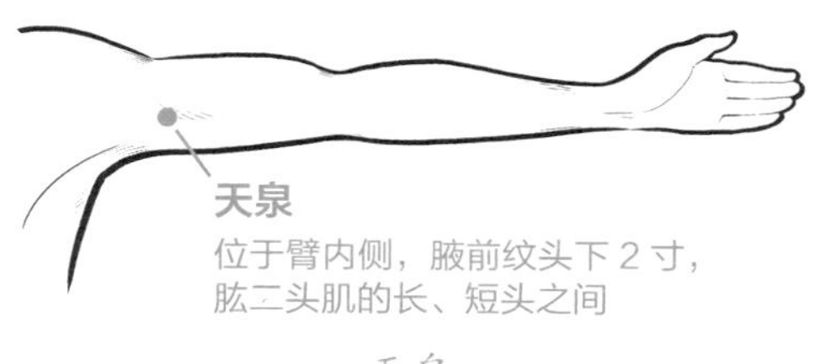

天泉

中药灌肠：丹参、桃仁、赤芍、虎杖等，用1500mL水，药物泡60分钟，慢火煎60分钟，煎煮浓缩成100mL，每天1次。

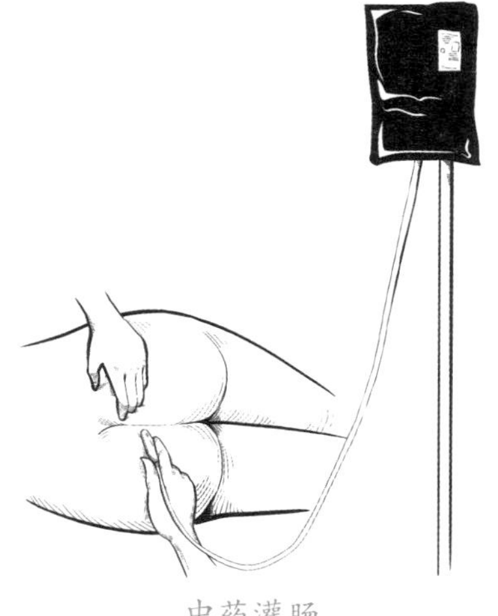

中药灌肠

（4）感染邪毒

常见症状：术后恶寒，或高热寒战，小腹疼痛拒按，心烦，口渴喜饮，小便短赤，大便燥结。舌红，苔黄而干，脉数有力。

常用方药：解毒活血汤加金银花、黄芩。连翘15g，葛根15g，柴胡10g，枳壳10g，当归10g，赤芍10g，生地黄10g，红花10g，桃仁10g，甘草5g。

若症见大便黏腻臭秽、口干口臭、舌红苔黄腻、脉滑数等湿热证者，加茵陈15g，大黄5g，薏苡仁20g，虎杖15g。若症见口干喜饮、大便干、舌红苔燥、脉细等阴虚者，加沙参15g，麦冬10g。

药膳食疗：地丁败酱茶。紫花地丁、蒲公英、败酱草各30g，煮开后加入适量红糖，热退后即停止服用，不可久服。

穴位自我按摩：选阴陵泉、公孙、子宫、关元、中极，大拇指点压，浅按快放，每次 2 ～ 3 分钟，每天 3 次。

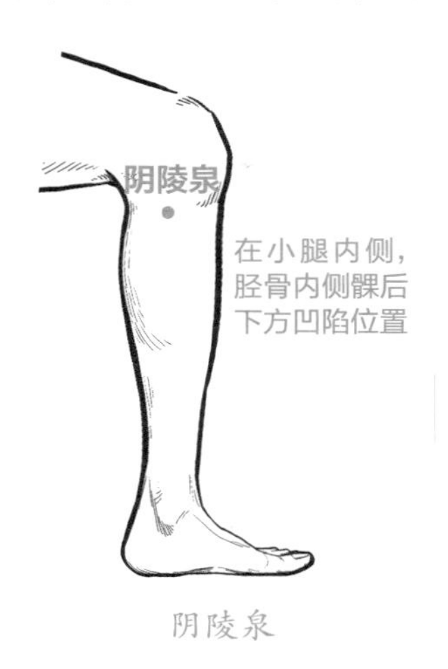

阴陵泉

三、腹腔镜术后有何注意事项

1. 饮食清淡有营养

术后一般需禁饮、禁食 6 小时后可进食流质食物，肛门排气后说明肠道恢复功能，可以进食粥、粉、面等半流质食物，术后 1 ～ 2 天排便后可以正常饮食。食用高蛋白饮食有利于伤口愈合，如鱼、瘦肉汤、鸡蛋、蔬菜等，不能吃辛辣、冰冷的食物。术后 2 ～ 6 天避免吃产气多的食物，如红薯、豆类、牛奶等，防止肠胀气。血虚者可食用气血双补的食物，如大枣、猪肝、胡萝卜、龙眼肉等；气虚者可食用补气健脾的食物，如莲子、山药等；阴虚者可食用滋阴补益的食物，如百合、麦冬等；阳虚者可使用温补阳气的食物，如羊肉、韭菜等。

2. 术后尽量自行排尿

腹腔镜术前可能会放置尿管，一般术后 6 小时会根据患者的排尿情况尽早拔除尿管以免引起尿路细菌，需要鼓励患者克服怕痛心理，起床自行排尿。

3. 避免伤口感染

术后切口疼痛一般可以忍受，若疼痛难忍的可使用镇痛药缓解疼痛，术后 1 周内需要每天进行伤口消毒换药，查看有无渗血、渗液，不可以沾湿水。术后一周后伤口愈合良好，无渗血、渗液后可以洗澡。

4. 及早下床活动

鼓励患者及早下床活动是防止肠粘连、血栓形成的重要措施。麻醉作用消失后，可以在床上翻身，术后六小时就可以起床活动，每天散步 1 小时左右，活动量应循序渐进，以自身身体能够忍受为度。术后 1～2 个月内避免剧烈运动、提重物等，可以选择练瑜伽、打八段锦、打太极拳、散步等有氧运动。

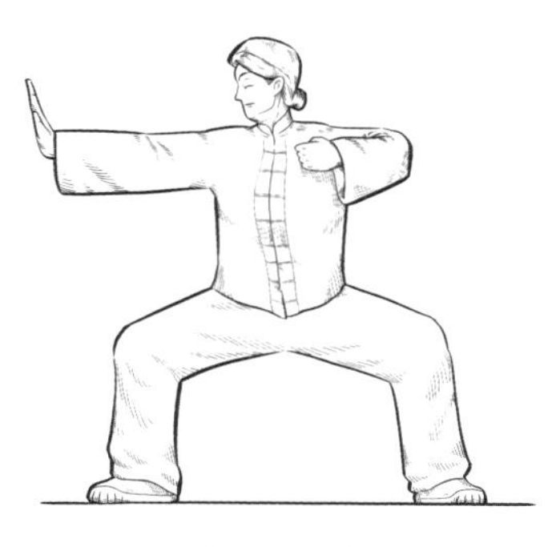

打八段锦

第五节　剖宫产术后

一、剖宫产术后有哪些不适及可能的并发症

随着围产医学的发展和医疗条件的改进，剖宫产手术的安全性不断提高，剖宫产手术在处理难产、妊娠合并症和并发症，降低母婴死亡率方面起到了的重要作用。但不管是第一次剖宫产还是瘢痕子宫剖宫产，都可能会出现许多并发症，临床上近期并发症有产后出血、感染、羊水栓塞、器官损伤、血栓形成等，远期并发症有子宫内膜异位症、盆腔粘连、切口憩室、切口妊娠、前置胎盘、子宫破裂等。

临床上常见的不适反应及可能出现的并发症如下。

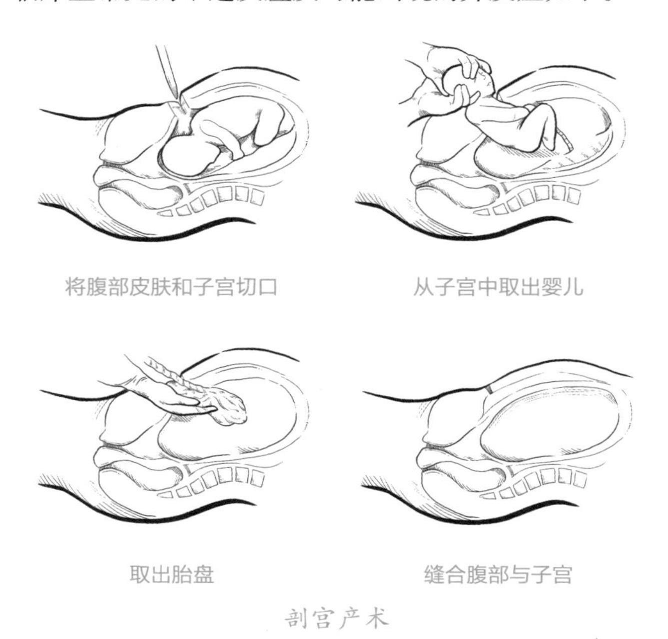

剖宫产术

1. 产后出血

剖宫产较顺产出血量多 1 ～ 2 倍，主要是因为盆腹腔组织粘连，在手术分离过程中容易出血，另外，瘢痕也会影响子宫收缩力。

2. 产后感染

产后感染包括手术切口感染、子宫内膜炎及泌尿道感染等，与产妇的高龄、基础疾病、术中出血量、手术时间、产程长度等因素相关。同时，留置尿管、手术持续时间长、术中出血量大、羊水感染、合并生殖道炎症、胎膜早破、贫血及反复肛门阴道检查、术后恶露持续时间较长等，均是导致剖宫产术后发生切口感染的高危因素。

3. 盆腹腔粘连

剖宫产术后盆腹腔粘连的发生率随着剖宫产手术次数增加而上升，严重者会造成术后肠梗阻。

4. 血栓形成

血栓形成和血栓性栓塞是剖宫产手术严重并发症之一，如常见的产后下肢静脉血栓，可严重威胁母婴的身体健康。孕产妇本身处于高凝状态，剖宫产加剧了血管内皮的损伤，产后患者活动能力受限，血流速度变慢，若产妇存在高血压或糖尿病等基础疾病，则更容易诱发血栓形成。产后应及早下床活动，给予下肢足底按摩，必要时给予药物治疗。

5. 术后疼痛

剖宫产术后疼痛主要是肠功能未恢复前的肠胀气痛及切口疼痛。侧卧微屈体位或半卧位可减轻腹壁张力，从而减轻伤口张力引起的疼痛，术后应鼓励患者尽早下地活动促进胃肠蠕动，缓解肠胀气。

6. 胃肠及膀胱功能紊乱

剖宫产术后患者会出现腹胀腹痛、大便难、尿潴留、尿急尿痛等。胃肠功能紊乱主要由于麻醉作用、术中干扰肠道，以及产程时间长没及时补充能量而体力过度消耗所致。

二、剖宫产术后如何应用中医药调养

中医学认为剖宫产为金刃所伤，胞宫血络受损，瘀血阻滞，且易失血过多。故产妇剖宫产后易耗气伤津，导致气血虚弱，瘀血内阻。中医宜根据产妇的症状表现及四诊情况，辨证施治。

1. 脾胃功能紊乱

剖宫产术后由于胃肠功能未能恢复，一般需要术后 1 ～ 2 天才能恢复肛门排气，2 ～ 3 天才能排便，此时的中药以调理脾胃为主。

脾胃虚弱

常见症状：气短乏力，面色萎黄，头晕，脘腹胀满，恶心嗳气，腹部隐痛，大便稀，纳少。舌淡红，苔薄白，脉细或弱。

常用方药：香砂六君子加减。党参 15g，白术 10g，茯苓 15g，炙甘草 5g，木香 10g，砂仁 5g（后下）。

若症见腰酸痛、小便清长、夜尿多等肾虚者，加杜仲15g，续断15g。

药膳食疗：参枣陈皮粥。党参15g，大枣15g，陈皮10g，粳米100g，熬粥食用。

穴位自我按摩：选足三里、内关、天枢，大拇指点压，重按轻放，每次2～3分钟，每天3次。

2. 产后出血

（1）气虚证

常见症状：恶露超过10天仍不干净，色淡红或色黄，量多，质稀，无臭味，伴有疲倦乏力，气短懒言，下腹空坠感。舌淡红，苔白，脉细或弱。

常用方药：补中益气汤加减。黄芪15g，党参15g，白术10g，柴胡10g，当归10g，陈皮10g，升麻10g，炙甘草5g，益母草15g。

药膳食疗：五指毛桃猪骨汤。五指毛桃30g，生姜10g，猪排骨200g，慢火炖。

穴位自我按摩：选足三里（双侧交替进行）、关元、气海，大拇指点压，重按轻放，每次2～3分钟，每天3次。

（2）血虚证

常见症状：产时产后失血过多，身有微热，头晕眼花，心悸少寐，恶露或多或少，色淡质稀，小腹绵绵作痛，喜按。舌淡红，脉细弱。

常用方药：八珍汤。熟地黄15g，当归10g，白芍15g，川芎10g，党参15g，白术10g，茯苓15g，炙甘草5g。

若症见午后热甚、两颧红赤、口渴喜饮、小便短黄、大便秘结、舌嫩红、脉细数等血虚阴亏者，治宜滋阴养血清热，方用加减一阴煎加白薇。

药膳食疗：当归生姜羊肉汤。当归 10g，白芍 15g，生姜 10g，羊肉 500g，慢火炖。

穴位自我按摩：选气海、关元、神阙、足三里、三阴交、涌泉，大拇指点压，重按轻放，每次 2 ～ 3 分钟，每天 3 次。

（3）血瘀证

常见症状：红恶露超过 10 天仍不干净，色暗红或咖啡色，常伴有血块，下腹疼痛拒按。舌暗红或紫暗，可伴有舌边尖瘀斑或舌底静脉曲张，脉细涩或沉涩。

常用方药：生化汤加减。当归 10g，川芎 10g，桃仁 10g，炮姜 5g，炙甘草 5g，益母草 15g。

若见口干咽燥、舌红、脉弦数等阴虚内热者，酌加地榆、黑黄柏以清热止血。若为胞衣残留者，视具体情况，可行清宫手术，并配合中西药物治疗。

药膳食疗：猪脚姜。猪脚 500g，鸡蛋 4 个，黄姜切片 300g，甜醋 1 瓶，黑米醋 3 勺，冰糖适量；鸡蛋煮熟后放入冷水中剥壳，黄姜切片煸炒，猪脚去毛焯水捞出，锅中放入冰糖、甜醋、黑米醋大火烧开，放入鸡蛋、姜片，烧开后放入猪脚，大火煲开后转小火约 1.5 小时即可。

穴位自我按摩：选血海、三阴交、太冲（双侧交替进行），大拇指点压，浅按快放，每次 2 ～ 3 分钟，每天 3 次。

3. 产后发热

（1）阴虚血热

常见症状：低热，面色潮红，口干咽燥，红色恶露超过

10天仍不干净，量偏多，色鲜红或紫红，质稠，有臭味。舌红，苔薄白（黄），质偏干，脉细数。

常用方药：保阴煎加减。生地黄15g，熟地黄10g，白芍15g，怀山药10g，续断10g，黄柏10g，黄芩5g，甘草5g，茜草10g。

若合并有心烦、喜欢叹气、口苦等肝郁者，方中可加牡丹皮10g，郁金10g。

药膳食疗：①沙参银耳粥。北沙参5g，银耳15g，莲子30g，小米或大米100g，慢火熬。②玉竹百合猪骨汤。玉竹5g，百合10g，猪骨100g，慢火炖。

穴位自我按摩：选三阴交、涌泉、气海、太溪、太冲，大拇指点压，浅按快放，每次2～3分钟，每天3次。

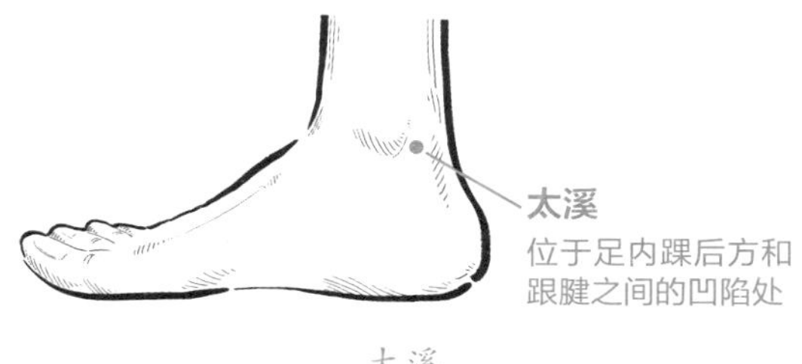

太溪

（2）感染邪毒

常见症状：产后恶寒，或高热寒战，小腹疼痛拒按，恶露初时量多，继则量少，色紫暗，质如败酱，其气臭秽，心烦不宁，口渴喜饮，小便短赤，大便燥结。舌红，苔黄而干，脉数有力。

常用方药：解毒活血汤加减。连翘10g，葛根15g，柴胡15g，枳壳12g，当归10g，赤芍10g，生地黄10g，红花15g，桃仁 10g，甘草 6g，金银花 15g，黄芩 10g。

药膳食疗：地丁败酱茶。紫花地丁、蒲公英、败酱草各 30g，煮开后加入适量红糖，热退后即停止服用，不可久服。

穴位自我按摩：选阴陵泉、公孙、子宫、关元、中极，大拇指点压，浅按快放，每次 2 ～ 3 分钟，每天 3 次。

三、剖宫产术后有何注意事项

术后加强自我保健，做好以下防护，对于剖宫产术后康复很重要。

1. 饮食清淡有营养

剖宫产术 6 小时后产妇可进食少量流食，放屁（医学上称肛门排气）可反映肠道恢复功能情况，如果肛门排气了就说明肠道恢复功能，产妇就可以开始进食稀饭、面条等半流食物；术后 2 ～ 3 天排便后可以开始转为普通饮食，可选择清淡、易消化食物；术后 1 周开始多食用一些肉类、蛋类、蔬菜、水果等，适当补充铁剂和维生素，多喝汤水，如鲫鱼汤、猪蹄汤、排骨汤、豆腐汤等，以助下奶。

2. 尽早自行排尿

剖宫产术前会放置尿管，术后第一天会根据患者的排尿情况拔除尿管，长期保留尿管容易引起尿路细菌感染，因此，产妇应尽力自行排尿，尽早拔除尿管。

3. 早下床活动

鼓励产妇及早下床活动是防止肠粘连、血栓形成的重要措施。麻醉作用消失后，上下肢肌肉可做些收放动作，术后六小时就可起床活动。若存在血栓形成的高危因素，可选择穿戴弹力袜，预防性间歇使用气压治疗，预防性使用低分子肝素皮下注射等。

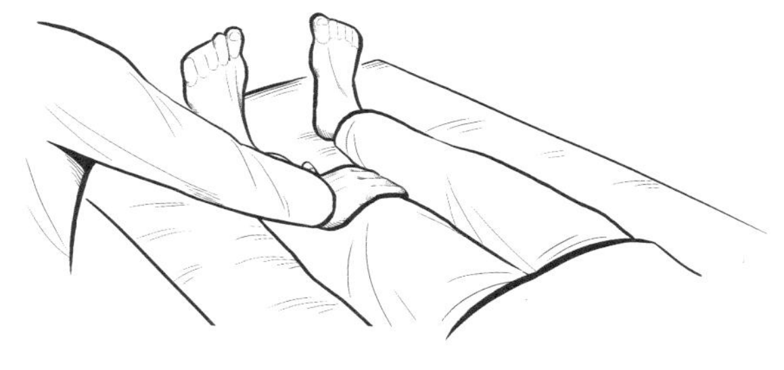

术后“迈开腿”

4. 防止伤口感染

术后每天伤口消毒换药，注意伤口渗血、渗液及伤口愈合情况，伤口术后 1 周内不要沾水。

5. 注意阴道出血量

产妇如发现超过月经量，应该及时通知医生。

6. 及时采取避孕措施

恶露一般 42 天干净，恶露干净后才能进行房事，避孕方式可选择避孕套或者产后 3 个月上环。

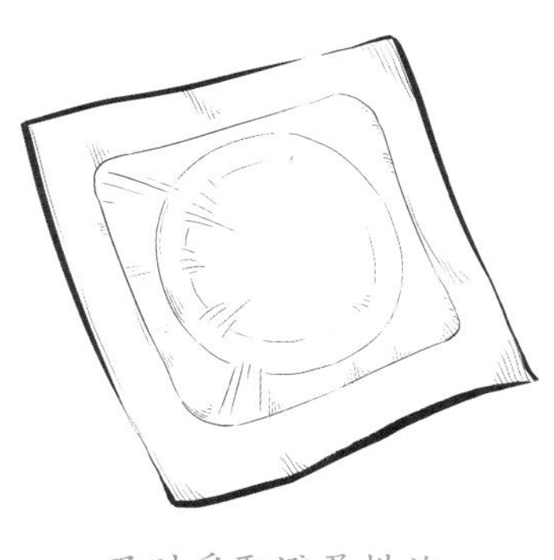

及时采取避孕措施

第八章

妇科恶性肿瘤放化疗治疗的中医药调护

虽然妇科恶性肿瘤较常见，但随着医疗水平的发展，对妇科恶性肿瘤进行早诊断、规范治疗及长期随访，很多妇科恶性肿瘤是可以治愈的，并达到长期生存的目标。目前对于妇科恶性肿瘤的治疗，大多数国家及地区都较认可及遵循美国国立综合癌症网络（NCCN）指南进行针对性手术及放、化疗等处理，以求达到最好的治疗效果。手术、放疗和化疗是癌症的三大治疗手段，但在治疗的过程中，它们对身体正气的损伤及治疗相关的副反应亦给患者带来极大的痛苦。而中医药配合放、化疗期及放、化疗后辨证使用，以扶正抑邪为主要治则，不但可有效帮助抗癌抑癌，明显增强机体免疫力，改善身体的代谢功能，还能缓解和减轻放、化疗的毒副作用，提高患者的生存质量。

第一节　妇科恶性肿瘤放疗期的中医药调护

一、妇科恶性肿瘤放疗期有哪些常见不良反应

放疗是治疗恶性肿瘤较有效的方法，通过放射线局部照射肿瘤所在部位，引起肿瘤细胞的变性，从而破坏并控制其生长、发展和扩散，起到治疗癌症的效果。但放射线在杀伤癌细

胞的同时，也会不可避免地对正常组织造成损伤，患者的体质会受到极大的损害。由于照射部位与剂量不同，加之体质差异，患者出现的毒副反应也不尽相同。比较常见的有以下几种不良反应。

1. 放疗全身反应

患者会感到疲倦乏力、头痛、头晕等，放疗可能会使淋巴细胞、中性粒细胞、血小板计数下降。

2. 皮肤反应

接触放疗部分皮肤脱皮发痒、纤维素性渗出，易出现糜烂，特别是肥胖患者。严重者有皮肤溃疡形成、坏死和渗出，最后出现硬变和纤维化，可有局部皮肤瘙痒。

3. 女性生殖道反应

宫颈癌患者进行腔内照射后，靠近放射源处大部分正常阴道上皮细胞可能发生急性坏死、溃疡和渗出，需 4 ～ 8 个月后才能愈合。晚期阴道黏膜苍白变薄、干燥，可并发炎症、坏死、溃疡，阴道可短缩一半，甚至因粘连而闭锁，严重者可有瘘管形成。宫颈癌患者放疗后 3 ～ 6 个月可出现宫颈口狭窄、宫颈管阻塞、子宫内膜和间质萎缩，癌性或放射性宫壁坏死、溃疡，分泌物恶臭。宫颈管阻塞引流不畅可引起宫腔积液、积脓，从而出现下腹部胀痛或痉挛性痛和发热。

4. 盆腔组织反应

盆腔感染是妇科恶性肿瘤放疗反应的常见症状，包括附件炎、宫旁组织炎、盆腔腹膜炎及盆腔脓肿。宫旁组织纤维化可压迫输尿管，引起输尿管梗阻、肾盂积水。

5. 内分泌系统反应

对绝经前的女性，放疗后生育能力只有短期显现，继而有一个不孕阶段，最后又由于存活的始基卵泡渐次成熟而恢复生育能力。大剂量放射可致永久性不孕。由于卵巢损害而卵巢激素水平下降，会出现潮热感、萎缩性外阴炎及阴道炎，并加速骨骼脱钙和心血管疾病的出现。

二、中医对妇科恶性肿瘤放疗期如何进行调护

中医学认为，放射治疗所用的射线是一种热性物质，虽然可以大量杀灭癌细胞，但也会让患者的机体受到热毒侵袭，不但局部组织被热毒所灼，而且可化火燔阴，损伤、耗夺人体气血津液，内不能灌溉于脏腑百窍，外不能濡养肌肤腠理，出现一派阴虚火旺的症状，严重者会影响患者生活质量，甚至使放射治疗难以为继。中医药在减轻放疗副作用方面有独特优势，在放疗期甚至在放疗前就把中医纳入治疗方案中，针对患者的体质和不良反应进行辨证论治，以益气健脾、滋阴清热为主要治法，可提高机体耐受力，增加肿瘤放疗敏感性，缓解或减少各种并发症，发挥其减毒增效的作用。

放疗期的常见辨证分型如下。

1. 湿热蕴结

常见症状：腹痛腹泻，里急后重，肛门口疼痛，外阴及尿道外口疼痛，瘙痒，水肿，阴道分泌物增多，色黄，有臭味，

口干，口苦。舌红，苔黄浊，脉滑。

常用方药：连朴饮加减。黄连 5g，姜半夏 10g，炒栀子 10g，厚朴 10g，石菖蒲 15g，泽泻 15g，葛根 15g，薏苡仁 15g。

药膳食疗：石斛生地绿豆汤。石斛 10g，生地黄 15g，上二味用纱布包，绿豆 100g，加适量水煮至绿豆熟烂，取出药包，加入适量冰糖，分次服用。

穴位自我刮痧：曲泉、血海刮痧，在穴位上涂上刮痧油，手握刮痧板，先以轻、慢手法为主，逐渐加重、加快，以能耐受为度。宜单向、循经络刮拭，以出痧为度。

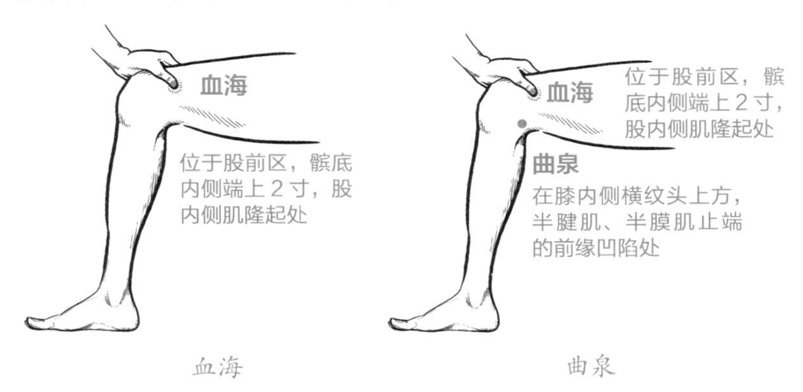

血海　　曲泉

2. 脾虚痰湿

常见症状：食少，腹胀，便溏，身体虚胖，四肢困重，疲乏嗜睡。舌淡胖，苔白腻，脉濡缓。

常用方药：二陈汤合平胃散加减。陈皮 10g，姜半夏 10g，苍术 15g，厚朴 15g，炒白术 15g，茯苓 30g，炙甘草 5g。

药膳食疗：粳米粥。粳米 50g，葡萄干 10g，以适量清水先煮粳米至九成熟，加入葡萄干，共同炖煮至稀烂即可，加盐调味食用。

穴位自我按摩：阴陵泉、丰隆、血海、承山，用拇指轻揉长按，每天 5 ～ 10 分钟。

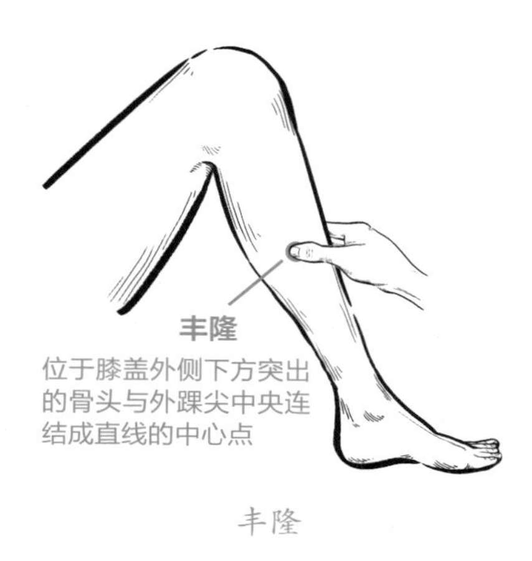

丰隆

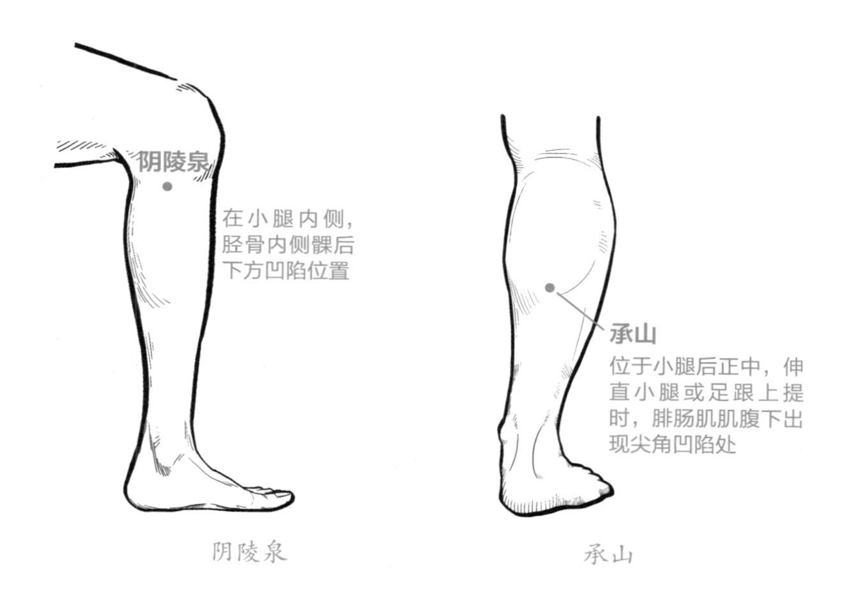

阴陵泉　　承山

3. 肝郁脾虚

常见症状：胸胁胀满窜痛，喜太息，情志抑郁，急躁易怒，纳呆腹胀，便溏不爽，肠鸣，腹痛欲泻，泻后痛减。舌胖有齿痕，色淡红，苔白或腻，脉弦。

常用方药：柴胡疏肝散加减。柴胡 10g，川芎 10g，枳壳 10g，当归 10g，陈皮 10g，郁金 15g，炒党参 15g，白芍 15g，茯苓 20g，炙甘草 5g。

药膳食疗：赤小豆玫瑰花鲫鱼汤。取赤小豆 150g，玫瑰花 10g，活鲫鱼 250g；赤小豆加水放入压力煲熬至绵烂；将鲫鱼宰杀去肠杂，在锅中加入姜片，下少许油煎至微黄后放热水煮滚；把熬好的赤小豆、玫瑰花倒进锅中大火煮 10 分钟左右熄火，加盐调味食用，饮汤吃料。

穴位自我按摩：从肝经的太冲揉至行间，每日敲带脉 300 下，敲胆经 3 分钟。

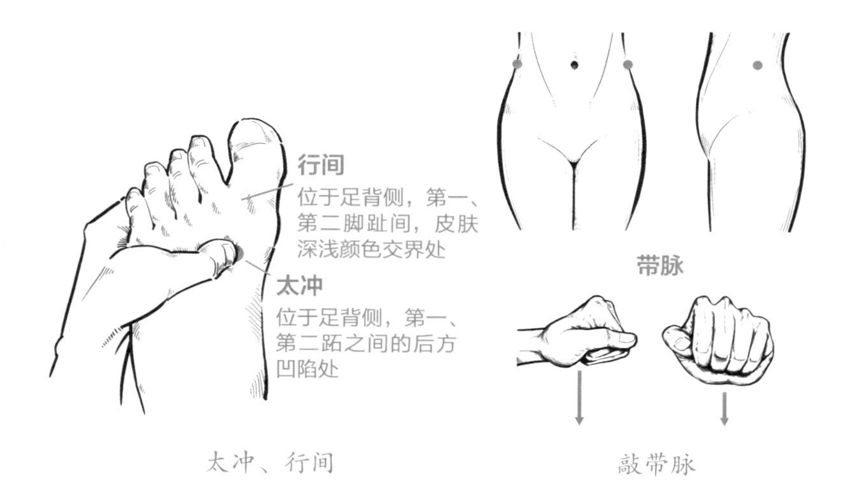

太冲、行间　　敲带脉

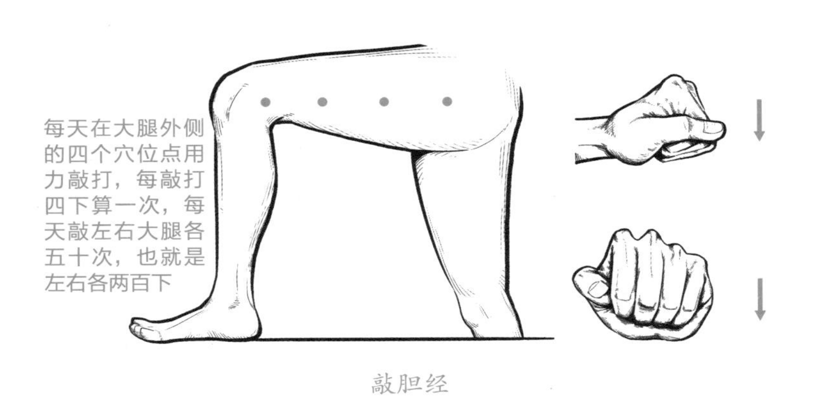

敲胆经

4. 痰瘀互结

常见症状：面色暗，或局部有肿块刺痛，或肢体麻木、痿废，胸闷多痰，或痰中带紫暗血块，或带下多，色黄或色暗红，或有痛经。舌紫暗或有斑点，苔腻，脉弦涩。

常用方药：血府逐瘀汤合二陈汤加减。柴胡 10g，当归 10g，川芎 10g，枳壳 10g，陈皮 10g，红花 10g，法半夏 15g，茯苓 30g，炙甘草 5g。

药膳食疗：陈皮红花饮。陈皮 10g，红花 5g，加清水同煮 20 分钟，当茶饮用。

穴位自我按摩：三阴交和次髎，用拇指轻揉长按，每天 5 ～ 10 分钟。

艾灸：艾条温灸一下腹部的关元、气海、中极，每天 10 分钟。

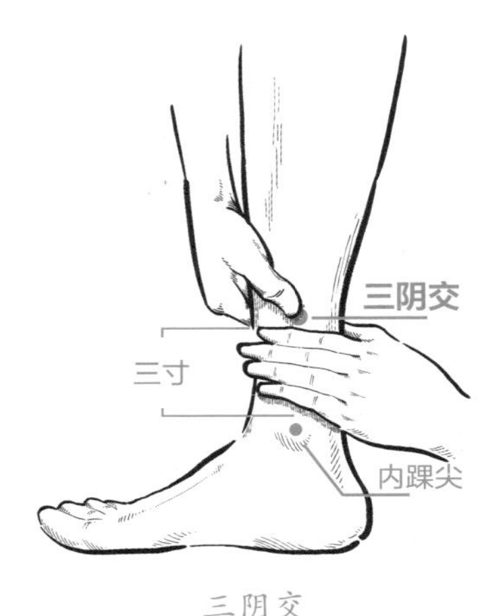

三阴交

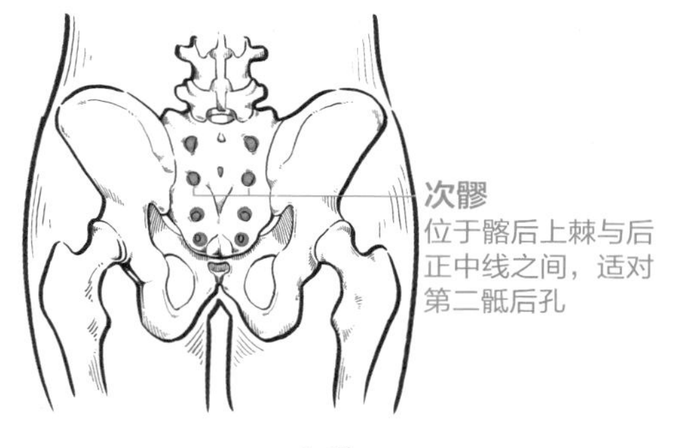

次髎

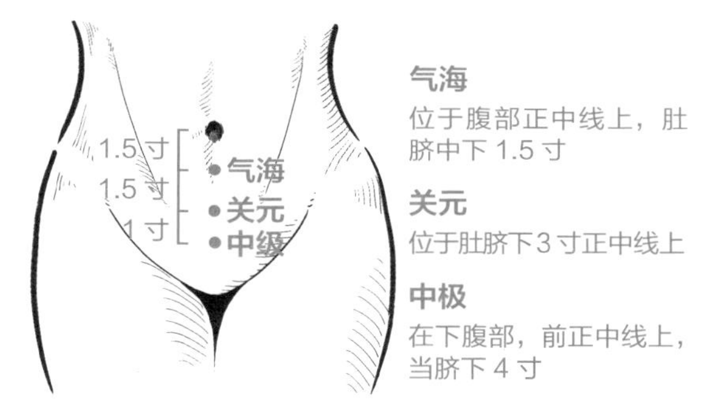

关元、气海、中极

5. 肝肾不足

常见症状：头晕，目干涩，容易脱发，腰酸，夜尿频多，月经失调，小腹胀痛，脸上有黄褐斑等。舌暗、淡红，脉沉细。

常用方药：一贯煎合二至丸加减。沙参 15g，当归 15g，枸杞子 10g，何首乌 10g，女贞子 15g，墨旱莲 15g，生地黄 10g，川楝子 10g。

药膳食疗：海参粥。海参适量泡发好后切丝，粳米或糯米 100g，加水同煮，煮至绵烂成粥，加盐调味食用。

穴位自我按摩：选大敦、行间、肝俞、太溪、涌泉、关元，用拇指轻揉长按，每天 5 ～ 10 分钟。

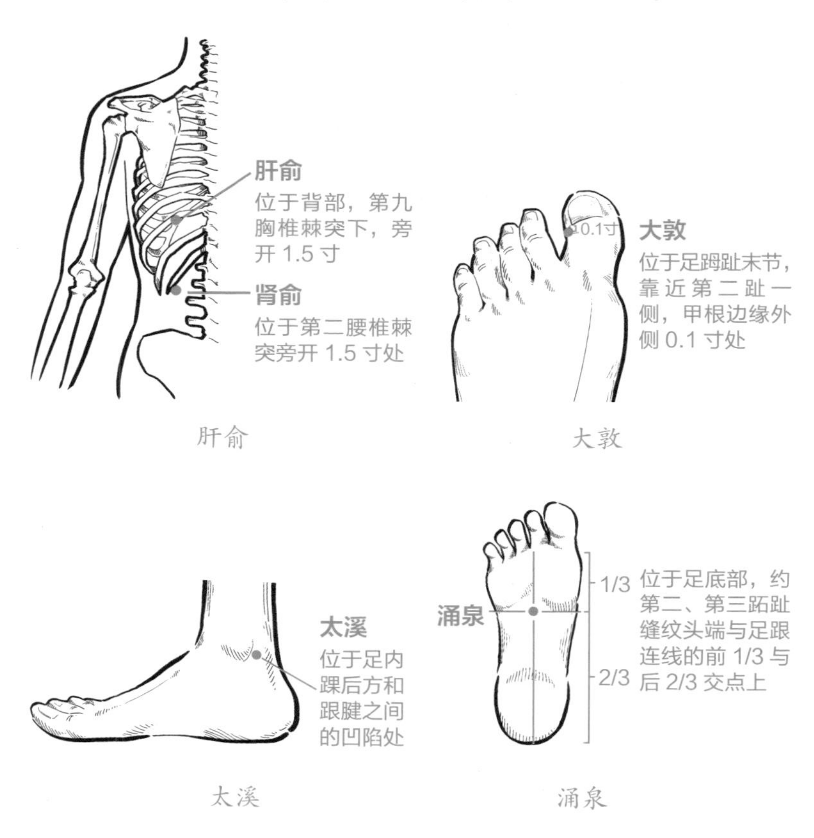

肝俞　　大敦

太溪　　涌泉

第二节　妇科恶性肿瘤化疗期的中医药调护

一、妇科恶性肿瘤化疗期有哪些常见不良反应

对治疗恶性肿瘤而言，手术和放疗只是用来治疗局部的肿瘤，如果癌细胞已经发生转移或者有潜在的转移倾向，就要通

过口服、静脉注射、体腔给药等途径，使化学药物进入体内，对癌细胞进行攻击，以达到使肿瘤缩小甚至消失的目标。

化学药物是细胞毒药物，有不少毒副作用，会造成患者诸多不适，主要有以下不良反应。

1. 造血功能障碍

造血功能障碍主要表现为白细胞和血小板的减少。白细胞减少时，患者的抵抗力会下降，容易受到感染；血小板减少则会导致凝血功能障碍，引起出血，比如牙龈出血、皮下出血、月经过多等，每个人恢复的时间不一样。

2. 消化道反应

消化道反应主要表现为恶心呕吐、食欲不振、口腔溃疡、腹痛、腹泻等。

3. 肝功能损伤

多数抗肿瘤药均在肝脏中进行代谢，对肝脏有不同程度的损害。肝功能受损主要表现为血清谷丙转氨酶升高，严重的可合并黄疸，一般停药后可自然恢复。

4. 脱发

除头发外，腋毛及阴毛也可能脱落，一般在停药后可逐渐生长，不用进行特殊治疗。

5. 皮肤损害

化疗药物常可导致皮疹及皮肤色素沉着。

6. 影响生育能力和性生活

化疗可能增加女性患阴道炎的机会，引起性交疼痛、月经紊乱甚至绝经。化疗还会造成一些人不能生育，而在化疗过程中孕育的孩子很可能会有缺陷。

7. 神经损伤

化疗可能会造成周围神经病变，引起无力、麻木和疼痛、手脚像针扎一样的异样感觉等。

8. 骨折及骨质疏松症

大多数化疗药物都可能会减少骨矿物质密度，增加骨质疏松症和骨折的风险。

9. 其他

某些抗肿瘤药物会导致心脏损害及肾功能损伤。

二、中医对妇科恶性肿瘤化疗期如何进行调护

在化疗期间，就可以根据患者的体质情况及早应用中医手段进行调养，为患者能够接受和坚持化疗提供体质条件。

1. 血液系统毒副反应

气血亏虚

常见症状：化疗期间出现头晕乏力、多汗、面色苍白等。舌淡红，苔薄白，脉细。

常用方药：当归补血汤。黄芪 30g，当归 6g。

若有胃口差、大便稀烂等，可加党参15g，白术15g，茯苓15g，炙甘草10g，山药15g。若血小板减少、出血等，可加仙鹤草15g，鸡血藤15g，大枣10g。

药膳食疗：黄芪乌鸡汤。乌鸡200g，黄芪30g，大枣5枚（去核），枸杞子15g，党参30g，生姜4片，食盐适量，炖煮即可。

穴位自我按摩：用拇指指尖按揉血海，每次1～3分钟，以微感酸胀为度。

2. 胃肠道毒副反应

（1）脾胃气虚

常见症状：化疗期间出现恶心呕吐，食欲下降，气短乏力。舌红，苔白腻，脉缓滑。

常用方药：四君子汤加味。党参15g，白术15g，茯苓15g，甘草5g，半夏10g，橘红10g。

药膳食疗：姜枣橘皮粥。生姜5g，大枣5枚（去核），橘皮10g，薏苡仁50g，大米100g，一起煮粥，每周2～3次。

穴位自我按摩：内关、足三里，用拇指轻揉长按，每次3～5分钟，每天2～3次。

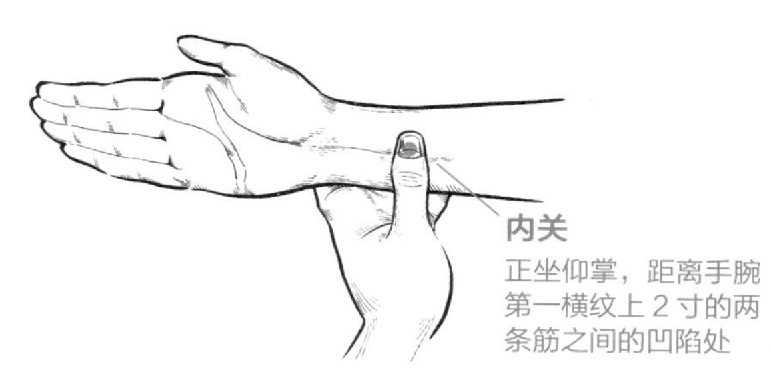

内关

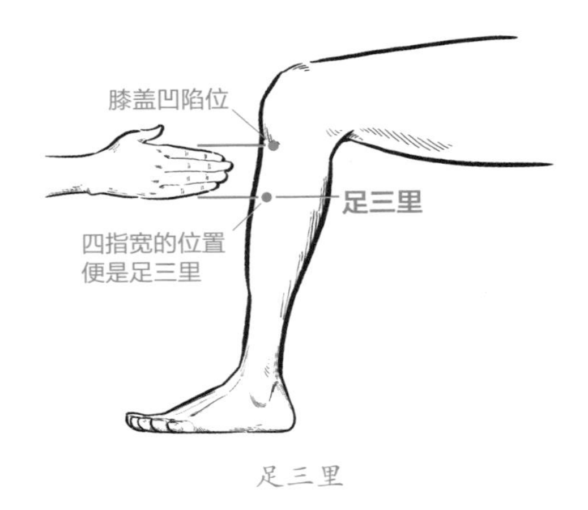

足三里

（2）肝胃不和

常见症状：化疗期间出现恶心、呕吐，呕吐胃内容物夹黄疸水，口苦，心烦。舌红，苔黄，脉细弦。

常用方药：黄连温胆汤。黄连 5g，竹茹 15g，枳实 10g，半夏 10g，陈皮 10g，甘草 5g，生姜 6g，茯苓 15g。

药膳食疗：胡萝卜鸭肉小米粥。胡萝卜 1 个，小米 100g，精盐 2g，鸭脯肉 100g，鸡粉 1g，胡椒粉 0.5g；锅中加入清水烧开后加入鸭肉丁，去沫，加入胡椒粉、胡萝卜、小米煮成粥，根据个人口味加盐、鸡粉调味。

穴位自我按摩：内关、足三里、太冲，用拇指轻揉长按，每次 3 ～ 5 分钟，每天 2 ～ 3 次。

3. 肝功能损害

（1）肝肾阴虚

常见症状：化疗期间出现头晕目眩，耳鸣健忘，失眠多梦，腰膝酸软，胁肋胀痛，口燥咽干，五心烦热，颧红盗汗，月经量少。舌红少苔，脉细数等。

常用方药：六味地黄丸。熟地黄 15g，山药 15g，山茱萸 10g，牡丹皮 10g，白茯苓 15g，泽泻 10g。

药膳食疗：双耳汤。银耳 10g，黑木耳 10g，冰糖 30g；将银耳及黑木耳泡水，切成小块，与冰糖一起放进大碗内，加水适量，蒸 1 小时后饮食。

穴位自我按摩：曲泉、复溜、三阴交，用拇指轻揉长按，每次 3 ～ 5 分钟，每天 2 ～ 3 次。

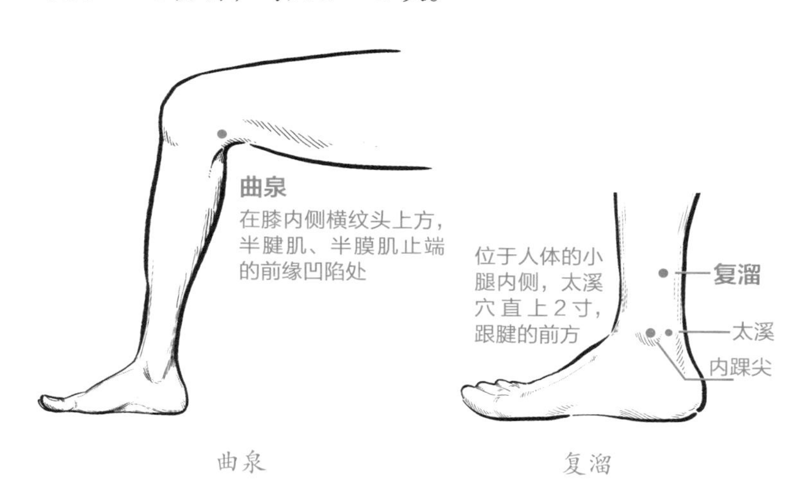

曲泉　　　　复溜

（2）肝郁气滞

常见症状：化疗期间出现情志抑郁，胸胁或少腹胀满窜痛，易怒，或见咽部异物感，乳房胀痛，月经不调，痛经。舌偏红，舌苔薄白，脉弦。

常用方药：柴胡疏肝散。陈皮 10g，柴胡 10g，川芎 10g，香附 10g，枳壳 10g，芍药 15g，甘草 5g。

药膳食疗：佛香梨。佛手 5g，制香附 5g，梨 2 个；将佛手和香附研末备用，梨去皮切开剜空，各放入一半的药末放碗内，上锅蒸 10 分钟即可用。

穴位自我按摩：行间、太冲、足三里、三阴交，用拇指轻揉长按，每次 3 ～ 5 分钟，每天 2 ～ 3 次。

第三节 中医对妇科恶性肿瘤放、化疗治疗后的调护

一、妇科恶性肿瘤放、化疗后有哪些常见不良反应

一般放、化疗结束 1 周后，其毒副反应会逐渐恢复和好转，但有些副作用会持续数月或者数年。

例如，放疗会给皮肤造成轻重不等的损伤，一度放射皮肤反应还好，一般就是红斑、发痒、毛囊扩张。这种情况恢复会比较快，也不容易感染。但是三度放射皮肤反应的患者往往会出现伤口剧痛、溃疡难以愈合的情况。化疗后很多患者会表现为恶心、呕吐、消化不良、腹胀等情况。

对于放化疗后出现的副作用，患者要有积极的心态和合理的调养方法。在饮食上应多摄入含蛋白质高的食物，营养均衡有助于放疗患者康复。可以多出去走走，或者可以看一些让人心情愉悦的文艺作品等。在家休养时要保证房间能够经常通风、换气，让自己能够尽量地呼吸到一些新鲜的空气。在此期间，运用中医药扶正祛邪的治疗，可以帮助患者恢复元气，改善体质，抑癌抗癌，提高生活质量。

二、中医对妇科恶性肿瘤放、化疗后如何进行调护

放、化疗后常见的不良反应表现，按中医辨证主要有以下分型和处理措施。

1. 脾胃虚弱

常见症状：患者结束全部化疗后，纳少，腹胀，肢体倦怠，少气懒言，神疲乏力，形体消瘦，面色萎黄，或浮肿。舌淡，或胖大，苔薄白，脉细无力。

常用方药：香砂六君子汤。党参10g，白术15g，茯苓15g，甘草5g，半夏10g，陈皮10g，砂仁10g（后下），木香10g（后下）。

药膳食疗：猴头菇炖鸡汤。猴头菇15g，鸡肉200g，生姜3片，大枣3枚去核；材料洗净，放入炖盅，加适量水，隔水慢火炖1小时，加盐调味食用。

穴位自我按摩：双手叠加，以肚脐为中心按顺时针方向摩揉腹部各10遍；双手叠加，以一手掌心放在肚脐，微微颤动腹部1～3分钟，频率为每分钟120～180次。

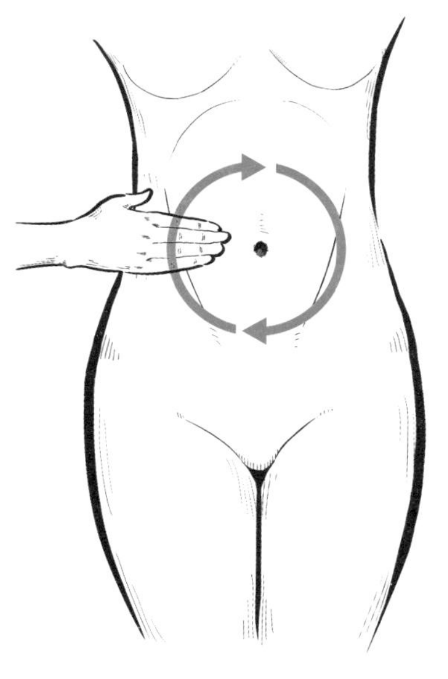

摩揉腹部

2. 肾气不足

常见症状：患者结束全部化疗后，腰膝酸软，形寒肢冷，耳鸣耳聋。舌暗苔薄，脉沉细。

常用方药：金匮肾气丸。生地黄 15g，山药 15g，山茱萸 10g，茯苓 15g，牡丹皮 10g，泽泻 15g，桂枝 10g，附子（制）10g（先煎），牛膝 15g，车前子 10g。

药膳食疗：猪肾粥。猪肾 100g，粳米 50g，葱白 10g，生姜 10g，五香粉、盐各适量；将猪肾洗净，去筋膜，切细，粳米淘洗干净，同入锅内煮成粥，将熟入葱、姜、盐及五香粉调之，作早餐食之。

自我锻炼：提踵颠足。提踵时五趾抓地，两腿并拢，提肛收腹，肩向下沉，立项竖脊，百会上领；向下颠足时身体放松，轻轻咬牙，先缓缓下落一半，而后轻震地面。提踵可以牵拉腰背腿部的膀胱经、肾经，轻震地面还可以带动五脏六腑。

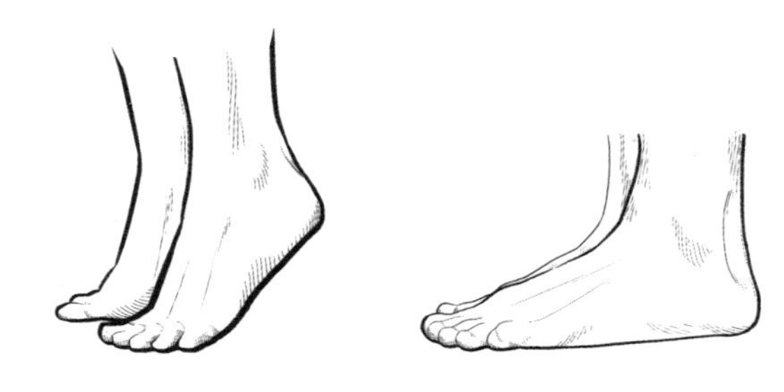

提踵颠足

3. 肺阴亏虚

常见症状：化疗后咳嗽，少痰，气短乏力，口干。舌淡红，苔花剥，脉细弱。

常用方药：百合固金汤。熟地黄 15g，生地黄 15g，当归身 10g，白芍 15g，甘草 5g，桔梗 10g，玄参 10g，贝母 10g，麦冬 10g，百合 10g。

药膳食疗：人参百合粥。人参 5g，百合 15g，粳米 50g，冰糖适量；先将人参研末待用，百合剥皮去须，洗净切碎，与粳米同入砂锅，加水适量，以文火煮粥，待粥将熟时，加入冰糖和人参末，搅匀稍煮片刻即可。每日早、晚温热服食。

穴位自我按摩：选关元、气海、足三里、二马，用拇指轻揉长按，每次 3 ～ 5 分钟，每天 2 ～ 3 次。

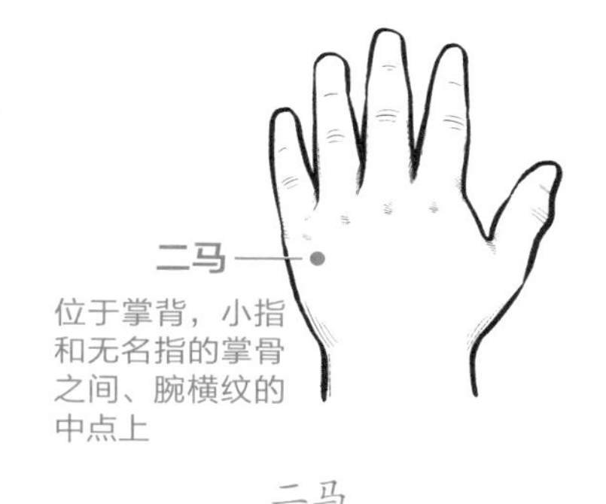

二马

三、妇科恶性肿瘤放、化疗治疗后如何预防复发

即使在放化、疗结束后，恶性肿瘤仍有可能复发。女性预防妇科肿瘤复发，要从情绪、护阳、睡眠、运动几方面进行调养。

1. 调节不良情绪

“恬淡虚无，真气从之，精神内守，病安何来？”悲观、恐慌等负面情绪是促使癌症复发的原因之一，患者需树立战胜疾病的信心和勇气，保持乐观、平和的心态，使人体保持气血调和、顺畅的状态，有助于预防肿瘤复发。

2. 处处顾护阳气

日常生活尽量避免涉寒受凉，如少穿低腰裤、露肚脐，夏天在空调房里注意保暖，避免冷天吃冰激凌等。人体阳气是生命活动的原动力，女性本身体质属阴，受寒后极易引发阳气虚损，正气不足，邪之所凑，人体免疫力下降，则邪毒伺机再犯，易引起癌症复发。

3. 保证睡眠时间

人体本身具有自我修复和调节能力，这项机能通常在入睡期间运转。充足的睡眠能够帮助人体清除发生癌变的细胞，继而降低罹患癌症的风险。中医十分强调睡好子午觉，因为子时和午时都是阴阳交替之时，也是人体经气“合阴”及“合阳”的时候，睡好子午觉有利于人体保持阴阳气血平衡。

4. 坚持适度运动

动则生阳，运动是升发阳气最简单有效的方法。只要患者身体条件许可，就要适当地参加运动。但运动时要注意防止大量汗出，“大汗亡阳”“血汗同源”，大量出汗会损失人体的津液气血而使气血亏虚，筋脉失养，反而对健康不利。

第九章

中医药在女性抗衰老中的应用

衰老是每个人都难以面对又不得不去面对的现实，尤其是天性爱美的女性。随着中老年的到来，容貌和身材及身体健康状态开始走下坡路，让不少女人渴望岁月能放过自己。

每个女人都渴望健康和美丽，衰老无法避免，但只要保养得当，衰老不但可以放慢脚步，甚至在一定程度上可以“逆转”。女性在进入中年后，日常饮食、居住环境、起居作息、情绪调节及运动习惯等各种影响人体体质的因素逐渐发挥重要作用，人长着长着，就长成了自己所培养的样子。反过来说，要达到抗衰老的目标，就要从这些构成每个人独有的体质“底色”因素上着手。中医药在帮助女性形成阴阳相对平和的体质，使五脏六腑、四肢百骸的功能正常发挥，保持健康，延缓衰老，并能够有更美好的外在显现方面，可以起到积极的作用。

第一节　女性如何养骨

好身材往往比颜值更能圈粉，身姿挺拔让人感觉到年轻和活力。人体的脊柱是维持身高和姿态的基础。随着年龄的增大，多种原因可造成骨的吸收大于骨的形成，导致骨量丢失。

尤其是女性在绝经后，随着雌激素的断崖性下降，骨量流失急剧加快，开始出现不同程度的骨质疏松。骨质疏松被称为“无声杀手”，是让女性身高变矮、驼背、关节疼痛甚至发生骨折的“罪魁祸首”。脊柱是人体健康的“顶梁柱”，被誉为“男人的龙骨，女人的凤脉”，是人体最大阳经督脉的所在位置。对中老年女性来说，脊柱压缩性骨折是出现骨质疏松后的常见症状。因此，让骨骼强壮是延年益寿的重要功课。

一、西医防治

日常饮食中要注意摄取牛奶、豆制品等富含钙的食物，补充维生素 D，经常晒太阳。缺钙者要在医生的指导服用钙片治疗，尤其是已发生骨质疏松的女性，需长期随诊治疗。同时要避免摄入浓茶、浓咖啡等影响钙吸收的饮料。此外，要坚持规律的运动和保证充足的睡眠。人体骨量在 30 岁左右达到最大峰值，35 岁之后随着年龄增长，骨量会逐渐下降。年轻时峰值骨量越高，老年时越不容易发生骨质疏松。因此，预防骨质疏松要从青少年做起。

二、中医防治

中医学认为，肾主骨，肝主筋，肾强则骨骼强健有力，肝强则筋腱伸缩自如，故强筋健骨要从滋补肝肾入手。中医同样主张养骨要从年轻时做起，孩子出生时为纯阳之体，青壮年时期机体阳气最足，气血也最为旺盛，顺势温养骨骼事半功倍。

1. 晒背

人体的背部有两条非常重要的经脉，督脉和膀胱经。督脉是人体的元气通道，与人的神智、精神状态有紧密的关联，最能体现一个人的精气神，又称阳经之海，统一身的阳气；膀胱经具有调节脏腑的功能，刺激膀胱经可振奋五脏六腑的阳气。经常晒背“以阳养阳”，可以为阳经注入阳气，以上天之阳气壮己之元阳。

2. 食养

黑色入肾，黑色食物多有补肾之功，可适当多吃黑芝麻、黑豆、黑木耳、海参、桑椹、紫菜、栗子等，其中黑豆被称为“肾之谷”。多喝奶制品，奶为气血所化生，气血旺则肾精足。

杜仲牛骨汤：牛骨头500g，杜仲30g，骨碎补15g；将杜仲、骨碎补分别拣杂，洗净，晒干或烘干，切碎或切成片，装入纱布袋中，扎紧袋口；将新鲜牛骨洗净，砸成小段或砸碎，与药袋同放入砂锅，加水适量，大火煮沸，烹入料酒，改用小火煮1.5个小时，取出药袋，加葱花、姜末、精盐、味精、五香粉，再烧至沸，淋入麻油即成。佐餐或当汤服食。

猪腰木耳汤：猪腰150g，猪肉100g，水发木耳15g，生姜3片；猪腰洗净后捞起切大块，用适量盐抹匀腌10分钟后将盐洗净；瘦肉洗净，切大块，氽水捞起；木耳温水泡发，去蒂；清水煮沸，放入猪腰、木耳、瘦肉片，旺火煮20分钟，转小火煲1.5个小时，加入盐调味即可食用。

核桃鹿筋汤：海马1对，核桃8个，鹿筋20g，大枣4枚，生姜数片，瘦肉200～300g；将鹿筋用清水浸软，再放入开水中煮10分钟，去除异味；海马洗净用水浸泡，核桃仁对半掰开，大枣去核，瘦肉切成大块；将全部食材放入锅内，添加适量的清水，大火煮沸后，改中小火再煲1.5个小时，加盐调味即可。

海马炖鸡汤：海马 1 对，子鸡 1 只，大枣 5 枚，生姜 3 片；海马洗净，光鸡斩件，大枣去核；上料全部进汤锅中加入清水煲 1 小时，饮汤吃肉。

生蚝栗子焖鸡：生蚝 6 只，走地鸡 1 只，栗子 10 只，青椒 1 只，生姜适量；烧热油锅，爆香姜片，倒入切好的鸡块，炒至水干，加入生抽、老抽，加入适量水盖上盖焖 10 分钟；随后倒入栗子再焖 15 分钟，开盖加入鲍鱼及鲍鱼汁调味，继续焖 8 分钟，最后倒入青椒翻炒。

3. 艾灸

可作督脉灸，以点燃的艾条温灸督脉；或取大椎、身柱、命门、腰阳关、阳陵泉等穴位，每穴艾灸 10 ～ 15 分钟，灸至皮肤出现红晕为止。艾灸借助艾灸的湿热刺激可培补阳气，肾阳充足可温养骨骼。

4. 起居

不熬夜，保证睡眠时间，血气在深度睡眠时转化为精，藏于肾中，封藏于骨内。

5. 运动

“动则生阳”，可经常进行跑步、打太极、做养生操等运动，使阳气升发，强筋壮骨实骼。

6. 中成药

围绝经期女性可在医生指导下服用六味地黄丸等中成药补益肝肾。

第二节 女性如何减肥

对多数中年女性而言，由于新陈代谢减慢，身体逐渐发福。俗话说，一胖毁所有。肥胖不但严重影响外观，而且还是带来糖尿病、高血压等多种慢性疾病的风险源。《诗经》里描述古代男子对苗条女性的爱慕："窈窕淑女，君子好逑。"白居易在《丽人行》则赞叹"肌理细腻骨肉匀"方为美人。可见苗条而又骨肉匀称，才是女性健康美的标志。如果仅仅依靠节食来控制体重，不但身体缺乏必需的营养物质而损害身体健康，而且"皮包骨"，或者皮囊下包裹的是松垮的肌肉，也谈不上美丽。

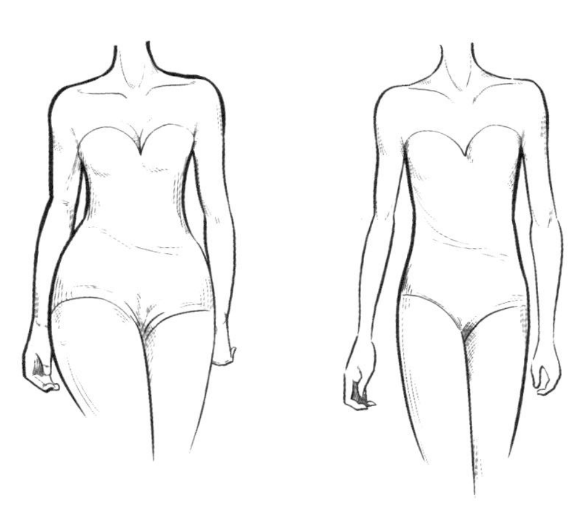

女性的美丽身材

一、西医如何减肥

西医强调"管好嘴，迈开腿"，主张控制糖类、油类及碳水化合物的摄入量，同时通过适当的有氧运动和无氧运动结合，达到控制体重的目标。

二、中医如何减肥

中医把肥胖者称为“脂人”“膏人”“肉人”，认为肥胖者辨证多为痰湿体质，主要为脾胃气虚不能运化水湿，导致痰湿等病理产物不能代谢排出，泛溢于肌肤，阻滞于经络。肥胖者多伴有身懒少言、动则气喘、怕热多汗、舌淡胖苔白有齿印等症状。导致肥胖的因素主要有先天禀赋、过食肥甘酒酪及生冷食物、久坐少动等，久而损伤脾胃。脾胃主化生气血和运化水湿，脾胃功能好则能把吃进去的食物化为水谷精微，并以气血的形式运输到全身，供五脏六腑和四肢百骸使用，废物则从汗液、二便排泄。脾胃功能不好则无力把食物转化成营养布输全身，并把多余的废物和热量排出体外。故中医减肥首重健运脾胃。

1. 饮食

控制体重要避免暴饮暴食，但也不主张偏食和节食。在饮食摄入的种类上要注意不可偏嗜，“五谷为养，五果为助，五畜为益，五菜为充”，“谷肉果菜，食养尽之，无使过之，伤其正也”。为了减肥而不吃主食，或不吃肉，以蔬菜、水果为主等的饮食方式并不可取。食物有四气五味，四气会影响人体阴阳的动态平衡，五味则入五脏，故偏嗜偏食会损伤人体正气。五谷中如果只吃精制米、面，这类精加工主食去掉了谷麦的表皮和胎芽，营养不完整；而摄入粗粮过多的话，因粗粮难以消化，也会导致脾胃功能不堪重负，故主食应粗细粮搭配。另外，可适当多吃健脾食物，如怀山药、莲子、薏苡仁、芡实、党参、五指毛桃等。少食寒凉、生冷、难消化食物及甜食，以免损伤脾胃。

2. 烹饪

肥甘厚味伤脾胃，口味宜清淡，以蒸、煮为主，少炙煿煎炸。

3. 运动

动则生阳，行气活血，气血行则百脉通，可促进代谢产物排出。鼓舞脾胃阳气运行的运动可选择慢跑、跳绳、舞蹈等项目。这些运动的特点是都要通过双脚进行锻炼。足部是人体 6 条足经及奇经八脉中足三阴经及阴维脉、阴跷脉之源，是运行气血、联络脏腑、沟通内外、贯穿上下经络的重要起止部位。此外，足部还有密布的血管神经组织、躯体感受器及内脏感受器，故足部运动可激发上述经脉的经气。运动以心率略为加快、徐徐汗出为佳。减肥不宜选择强度过于剧烈的运动，因为激烈的运动可致大汗淋漓，气随汗脱。每次运动时长应在 40 ～ 60 分钟，运动量以次日不感觉疲劳为宜，每周坚持 3 ～ 4 次。此外，脾主肌肉四肢，若四肢有力，肌肉丰盛，则脾胃功能也好。锻炼上肢肌肉可选择哑铃、单双杠、杠铃等器械，增加下肢肌肉则可选择静蹲、深蹲。

4. 睡眠

避免熬夜，保证充足睡眠。晚 11 点至凌晨 1 点和凌晨 1 ～ 3 点，分别是胆、肝工作的时间，胆排毒，肝解毒；清晨 5 点则肺经气血最旺，“肺朝百脉”，全身的经脉就像臣子朝见皇帝一样，“旧血”回流到肺脏生成“新血”。因此，确保在这段时间内有较高的睡眠质量有利于推动痰湿等代谢产物的排出。

5. 经络

要健运脾胃可拉伸脾经、胃经。人体十二经脉及任脉、督脉均通过腹部，状若皮带的带脉有“约束诸经”的作用，好比交通“环岛”。若带脉气血失和，则经络堵塞，通往全身的经脉运行受阻。腹型肥胖的女性，可经常拉伸带脉，使其气血旺盛，可坚持练习平板支撑、俯卧撑、仰卧起坐、卷腹等运动项目，或艾灸带脉，刮带脉。此外，还可艾灸命门、中脘、天枢、气海、阴陵泉、足三里、丰隆、太白等脾、胃、大肠及肾经上的穴位，以温补阳气，健运脾胃，行水化湿。

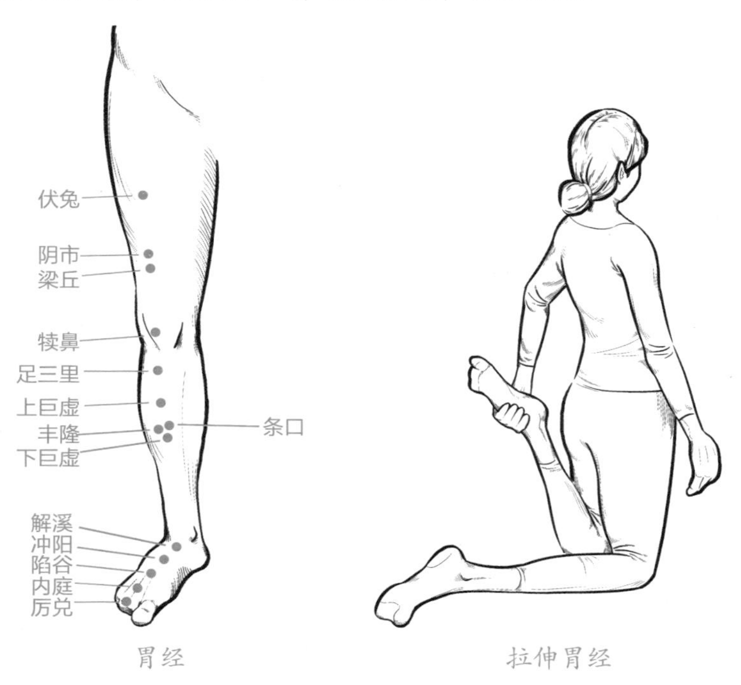

胃经　　拉伸胃经

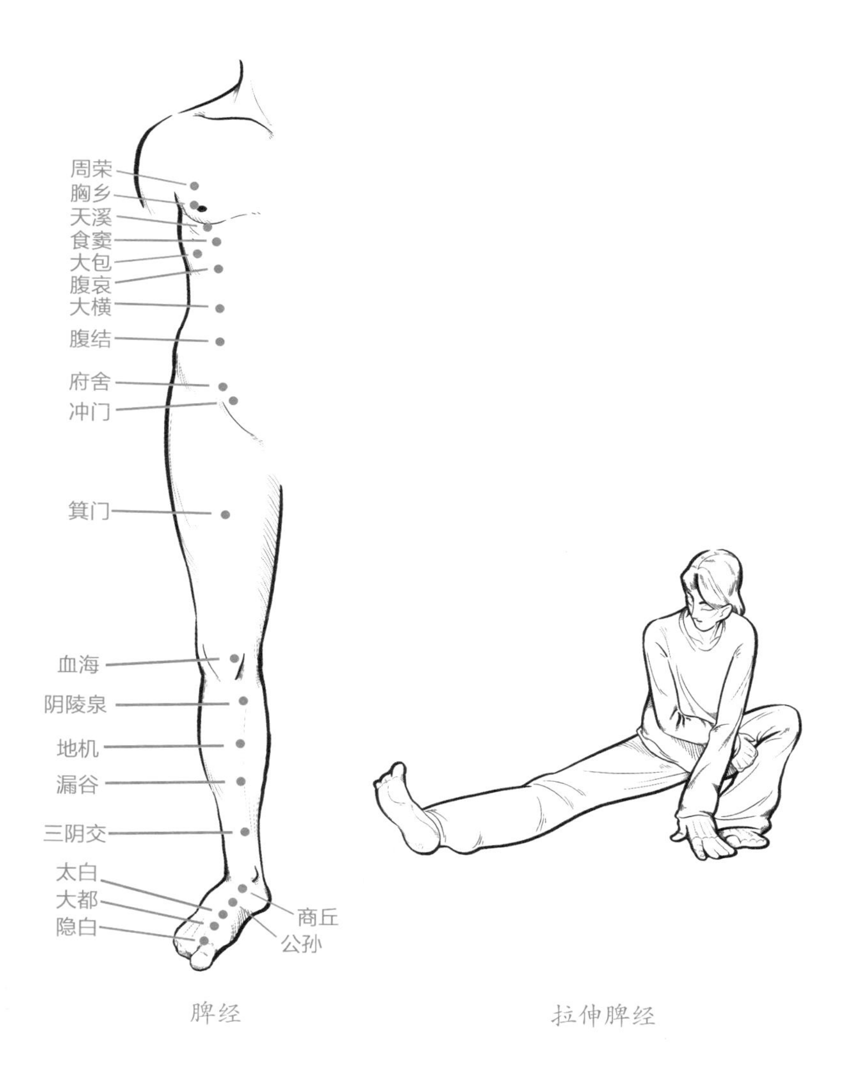

脾经　　拉伸脾经

6. 情志

中医学认为思伤脾，肝郁太过也克脾，故日常要保持情绪愉悦，勿抑郁思虑过度，避免长期精神紧张。

7. 药膳

山药陈皮莲子苹果鸡汤：鸡胸肉切块，苹果 2 个切块，铁棍怀山药 2 根，莲子 30g，陈皮 8g，煲汤。饮汤吃料当餐。

谷芽麦芽党参鱼尾汤：谷芽、麦芽、党参各 30g，陈皮 6g，洗净后浸泡，鲩鱼两面煎至微黄，加入开水适量，放入药材煲汤。

第三节　女性如何护肤

白里透红、细腻、润泽的皮肤，会让女性拥有动人的气息。《黄帝内经》记载："女子五七，阳明脉衰，面始焦，发始堕。"意思是女子从 35 岁开始，因阳明脉经等掌管女性气血的经脉逐渐衰竭，不能濡养脸上肌肤和头发，故脸色开始焦黄，头发开始掉落。这是因为阳明经为多气多血之经，包括足阳明胃经和手阳明大肠经，循于面部，可滋养面部皮肤和毛发。此外，"女子以血为本，以血为用"，女性由于有经、带、胎、产和哺乳的特殊生理特点，容易出现气血亏虚的现象，进而影响到皮肤的状态。

中医学认为，脾胃主化生气血，肝主藏血，肺朝百脉，主皮毛。女性只有在气血旺盛、经络通畅、肺气充足的状态，才能推动气血濡养肌肤，焕发出美丽健康的风采。若脾胃虚弱，化生气血不足，肌肤失养就会呈现出萎黄的状态；若肝气郁结，失于疏泄，经络不通，皮肤就会发青，并出现色素沉着，脸上长斑；肺喜润恶燥，若肺气不足，皮肤就会干燥起屑、瘙痒，没有光泽；脾胃湿困，脸上就容易长痤疮、湿疹等。因此，女性护肤可从健脾益胃、温经通络、疏肝理气、益气润肺着手。

1. 饮食

饮食摄入要多元化，五谷、五果、五畜、五菜不可偏嗜，保证营养充足，气血化生有源。注意保持口味清淡，少肥甘，勿过食生冷，勿暴饮暴食，以免损伤脾胃。气虚者，可适当摄入党参、黄芪；血虚者，可予四物汤；干燥者，可以沙参、玉竹、麦冬、银耳、百合滋阴润燥之品等入膳。

2. 起居

生活作息规律，保证充足睡眠，不熬夜。晚上 11 点到清晨 5 点是人体代谢和自我修复最活跃的时间，在此期间的深度睡眠可促进人体新陈代谢，养肝利胆，排毒养颜。此外，肺主气，保持家居和工作环境空气新鲜，平时多到郊外空气清新的地方走走，有利于保持良好的皮肤状态。

3. 护肤

古代贵族女性出行时，在斗笠外还要佩戴一层“幂篱”（遮盖头面部的黑色纱罗）遮挡日晒。女性日常要注意防晒，不过度洁面，做好保温工作。

4. 调养

女性有经、带、胎、产的特殊生理特点，容易出现气血亏虚，进而影响到肌肤的滋养。月经不调，尤其是月经过多者，应及时就诊治疗。在怀孕分娩后也要坐好月子，及时调整好体质。

5. 经络

每晚临睡前在脸上抹上少量介质油后，可以刮痧板刮拭头额部和脸颊皮肤，手法轻柔，不可用力过猛。脾胃亏虚者，可以经常拉伸脾经、胃经；阳虚怕冷、脸色青暗有斑者，可艾灸背部的督脉；肌肤干燥没有光泽、气短懒言者，可拉伸肺经。

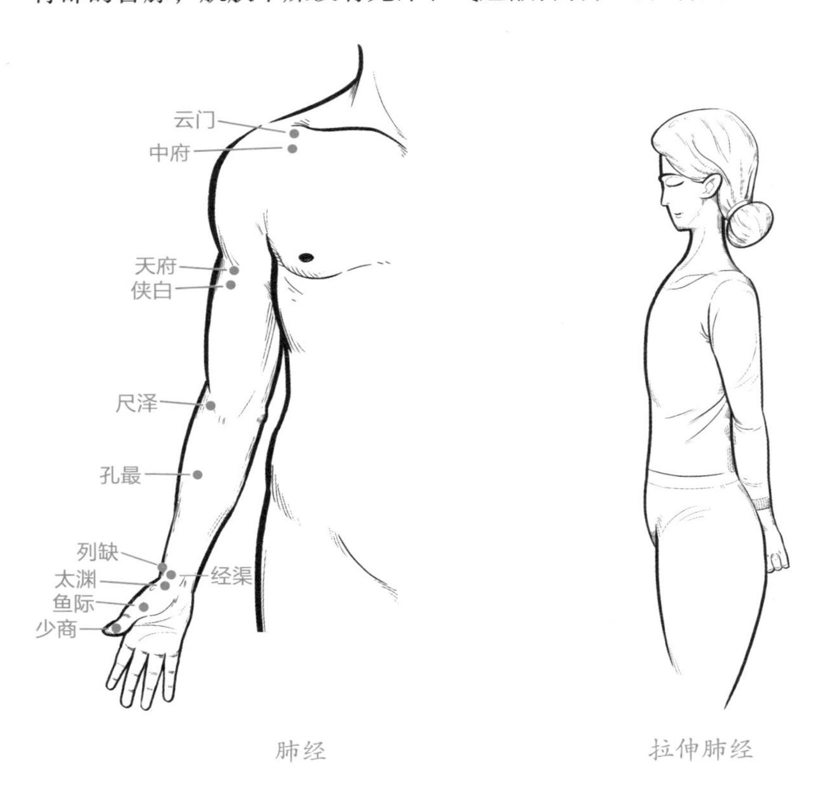

肺经　　拉伸肺经

6. 情志

肺主气，其志在悲。可以笑养肺，笑时胸腔打开，宣发肺气，可使气机通畅。

7. 药膳

花胶杞子田鸡汤：花胶 50g，枸杞子 10g，田鸡 250g，瘦肉 100g，姜 2 片，煲汤。本品能健脾胃，益气血，滋阴养颜。

莲子百合鲍鱼汤：干品莲子、百合各 80g，瘦肉 100g，鲜鲍（连壳）300g，姜 3 片，煲汤。本品能宁心安神，清热养颜。

阿胶核桃膏：以阿胶、红枣、芡实、核桃、黑芝麻制作膏方，早晚服用。本品能健脾补肾，养阴补血。

雪蛤红枣牛腱汤：雪蛤 10g，牛腱 500g，去核大枣 4 枚，姜 3 片，煲汤。本品能补中益气，养血旺血，滋养脾胃。注意子宫肌瘤患者勿服用雪蛤。

第四节　女性如何养发

中医学认为，脾胃化生气血，肝主藏血，发为血之余；肾主藏精，其华在发。华发早生者，多由于脾胃亏虚，肝不藏血，以致气血虚损。此外，肾精不足，也可使毛发未能得到充分濡养而早白。中年女性要养好一头秀发，就要坚持健康的生活作息和饮食习惯，并通过药膳等养生保健手段调整，从源头上生血旺血，益肾填精，五脏得养而上荣于首，尽可能地保持毛发浓密乌黑，富于光泽。

1. 饮食

饮食不可偏嗜，保持营养均衡，口味清淡，少食寒凉生冷之物。黑色入肾，可以吃点黑芝麻、黑豆、板栗、海参、桑椹、当归、熟地黄、紫菜、海带等黑色食物、药物。

2. 睡眠

不熬夜，睡好觉。肝藏血，“人卧则血归于肝”；高质量的睡眠有利于肾藏精，肝肾同源，肾精充足，滋养肝木，则头发乌黑亮泽。

3. 养护

日常头发别绑太紧，少染发、烫发，勿洗头过勤，勿暴晒头发。

4. 经络

经常用木质梳或牛角梳等自然材质的梳子梳头，并按摩头部，以促进头皮的血液循环。可经常拉伸脾、胃经，以健运脾胃，揉按或艾灸肝、脾、肾经交界的三阴交，有调和气血、通经活络、健脾和胃的功效。情绪抑郁易怒者，可揉按肝经上的太冲；腰膝酸软、睡眠不安者，可揉按足底肾经上的涌泉。

5. 运动

运动可选择慢跑、快走、舞蹈、瑜伽及深呼吸调息等，以行气活血，排毒养颜。

6. 药膳

首乌红枣牛腱汤：制首乌 30g，略浸泡，大枣 10 枚去核，牛腱 500g 横纹切大块，姜 3 片。全部材料放进瓦煲中加水煲汤，调味饮用。本品能生血旺血，益肾养发。

乌鸡黑豆汤：乌鸡1只，黑芝麻少许，黑豆100g，党参20g，枸杞子15g，当归15g，姜片适量，加入清水煲汤。本品能滋补肝肾，益气养血。

板栗黑米粥：黑米40g，黑芝麻15g，板栗6～8颗，枸杞子15g，桂圆肉15g，煮粥。本品有补肾填精、养血乌发的作用。

第五节　女性如何养睛明目

一双生动有神、顾盼生辉的眼睛，在颜值中起着画龙点睛的重要作用。随着年龄的增大，不少女性的眼神开始变得呆滞无光，眼皮下垂，视物模糊，眼袋大，眼白泛黄，眼珠也越来越浑浊，没有光泽，民间俗称“人老珠黄”。

中医学认为，人体是一个有机整体，双眼不但是颜值的度量衡，而且是内在健康的反映。古人认为：“天之精华本于日月，人之精华藏于眼目。”《黄帝内经》也记载：“五脏六腑之精气，皆上注于目而为之精。营卫魂魄之所常营也，神气之所生也。”有诸内，必形于诸外，眼睛可以反映出人体各个脏腑的精气盛衰，同时，也照见心灵的波澜起伏，人的七情六欲之气，皆发于五脏而表于双目。

可见，要想双眼明眸动人，除了五脏六腑气血充足、阴阳平衡外，保持内心的宁静和喜悦也很重要。

眼睛虽是人体精气神的综合反映，但“肝开窍于目”，眼睛更多地反映肝脏的健康。明代眼科专著《审视瑶函》指出：“夫目之有血，为养目之源，充和则有生发长养之功而目不病。少有亏滞，目病生矣。五脏六腑精华，皆从肝胆发源，内有脉道孔窍，上通于目为光明。肝气升运目，轻清之血，乃滋目经络之血也。”

现代人眼睛早衰与人们的生活方式密切相关，如经常熬夜、喝酒，刷手机、电脑办公等过度用眼、近距离用眼，精神长期处于紧张状态等，这些生活模式都会不同程度地损害肝脏，当眼睛得不到肝血的滋养，就会视物不清，眼睛失去神采，眼白变黄，眼神呆滞。

1. 饮食

饮食来源要多元化，注意营养丰富而均衡，青色入肝，可多摄入绿色青菜和水果。不酗酒，不抽烟。

2. 起居

生活规律，作息定时，不熬夜，保证有充足的睡眠时间。办公室一族日常工作 30 分钟左右要休息一下双眼，经常眺望远方，越远越好，并注意多观赏绿色植物。京剧大师梅兰芳为了练就顾盼生辉的美目，曾在家里养鸽子并通过远眺鸽子在空中盘旋而保持灵活的眼神。

3. 运动

可经常进行一些诸如慢跑、跳绳、打羽毛球等跳跃性的运动，使眼络经气畅通。户外运动有利于肝气疏泄，让阳气上注于目。

4. 经络

可揉按攒竹、睛明、丝竹空、四白等眼部保健穴位，或做眼保健操，或以两手相互摩擦发热后，用掌心热熨两目，可缓解视疲劳；可上下、左右转动双目，或顺、逆时针旋转双目，或紧闭少时，忽然大瞪，使眼神生动灵活。

5. 养护

减少过度用眼，《黄帝内经》认为："目不劳，心不惑。"

6. 药膳

桑椹汁：新鲜桑椹洗净后打成汁饮用，能滋补肝肾，养血明目。

杞子桑叶菊花茶：杞子10g，桑叶4g，菊花15g，热水冲泡后以茶代饮，能清肝明目，疏风散热。

二花山楂茶：金银花6g，石决明6g，菊花6g，生山楂6g，冰糖20g，加水煎10分钟后即可，能平肝潜阳，息风明目。

枸杞叶猪肝汤：猪肝切片加入姜丝、料酒、盐腌制，清水煮开后放加洗净的枸杞叶、花生油，最后倒入猪肝。本品能柔肝养血明目。

红萝卜番薯玉米汤：红萝卜1条削皮切块，番薯4个切块，玉米1条切段，猪骨500g，蜜枣2个，煲汤。本品有生津润燥护眼的功效。

第十章

产妇应该如何坐月子

科学合理地坐好月子不仅可以让产妇恢复产前的状态，而且还可以调整产妇孕前体质，甚至治疗产妇既往的一些宿病，让新妈妈焕发出新的活力。

例如，有的产妇生完孩子后脸色更红润，肌肤更白净细腻，斑点也减少了；有的产妇出月子后精神与体力较怀孕前更充沛；有的产妇孕前体质虚弱，畏寒肢冷，容易感冒，坐完月子后体质得到改善，不怕冷也很少感冒了。

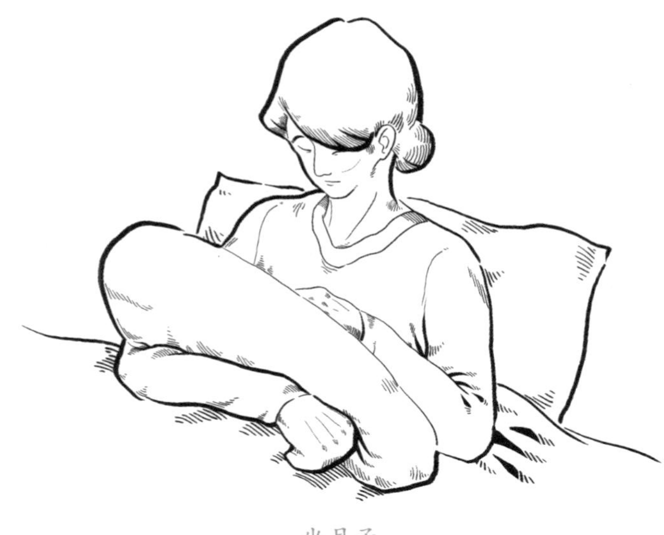

坐月子

月子没有坐好，既包括不顾东方人的体质特点，盲目效仿西方产妇，完全不把月子当回事，也包括不明白坐月子的核心原理，生硬搬套古人月子习俗，不问产妇体质情况胡乱大补等情况。月子没坐好，不仅容易让产妇落下各种“月子病”，甚至可能发生产妇中暑，患上产后抑郁症甚至自杀等悲剧。

1. 衣着

产后应根据不同的季节和环境，穿着宽松舒适的衣服，既要慎避风寒，勿贪凉喜欢，猛吹风扇或空调，但也不能一味捂，让产妇穿着过厚过紧的衣物使其出汗过多。中医学认为血汗同源，汗出过多则气随汗脱，亦能伤血，可使本就因为分娩而耗气伤血的产妇体质更虚，而且出汗后腠理疏松，更易感受风寒外邪。具体以产妇本人不觉得冷、四肢温暖、不觉得热也不出汗为佳，并注意关节部位勿受凉，并根据环境温度随时调整衣着。

2. 饮食

产后应在保证营养均衡、摄入多元化的基础上加强优质蛋白质及富含钙的食物摄入，以提高机体免疫力，为产妇日后的健康打下良好的基础，并为新生儿提供优质的母乳。可适当多吃一些中医学认为可温补气血、祛瘀生新的食物，帮助子宫复旧，调整气血状况。同时，要注意摄入蔬菜、水果，以免发生便秘。由于产妇还肩负哺乳的重任，故可适当多喝点汤水或白开水。烹饪口味宜清淡，禁食寒凉和辛辣及过于油腻的食物。

3. 起居

产妇居室应经常开窗通风透气，保持空气新鲜，不宜紧闭门窗，但产妇也不宜当窗久立或在温度较低的户外迎寒受风。因风为百病之长，寒邪最伤阳气。产妇体虚，既无力卫外，又无力祛邪，故若受邪，邪气很容易自三阳深入三阴，导致各种病症。若遇盛夏暑天，产妇居室也可以开空调，温度不要调得过低，最好不要低于26℃，同时不要对着冷气吹就没问题，否则产妇会因休息不好而过于疲劳，也容易发生中暑。此外，产妇坐月子期间要避免到人多嘈杂的公共场所活动。

4. 卫生

一些家中长辈受传统月子观念的影响，要求产妇在月子里不能洗澡，不能洗头，即使是在盛夏天气炎热时，也只能用热毛巾抹身，产妇身上汗味、恶露味、奶味交织，十分难受。其实，产妇出院后回到家中是可以用热水淋浴和洗头的，洗完后迅速以大毛巾抹干水分，用风筒吹干头发，穿好衣服就可以。如遇冬季天气寒冷，浴室内要注意防风保暖，开启浴霸或取暖器。古代产妇坐月子之所以有这样的习俗，是因为古代生活条件所限，缺乏清洁的热水供应、沐浴设施和风筒等现代化生活物品，产妇头发又长，盆浴、洗头确实容易导致受寒染病。平素体质虚寒的产妇，还可以用晒干的姜皮或艾叶煲水洗澡，以发散风寒，活血暖宫。

5. 运动

月子期间，产妇应保证充足的睡眠时间，但也不宜长时间卧床，以免导致新陈代谢缓慢或肠胃功能衰退而引起肥胖、便秘、肠粘连、痔疮等疾病。随着体力的恢复，产妇可逐渐参加适当的运动，如瑜伽、体操、散步、舞蹈等，加速身体恢复。

中医学认为，动则生阳，运动可鼓舞产妇阳气生化和运行，使其气血畅通，祛瘀生血，有利于恶露的排出，并尽快恢复脏腑功能。要注意的是，产妇不宜过早参加较为剧烈和长时间的运动，也不能过早负重劳作，以免耗气亡津。

6. 情志

中医学认为，血是机体精神活动的主要物质基础。《素问·八正神明论》记载说："血气者，人之神，不可不谨养。"产妇在分娩时亡津伤血，使血室空虚，而肝藏血，肝主情志，产后血虚，肝血与心血皆虚，以致心神失其所养，故产妇易出现产后抑郁症。除了食养要及时填补气血外，也要关注产妇的精神状态。家人要关心和爱护产妇，帮助其逐渐适应母亲的角色。产妇本人也要注意调节自身情绪，保持心情愉悦，乐观豁达。当出现抑郁焦虑情绪时，多与家人及亲友倾诉以排解烦闷心情，多欣赏欢欣喜庆的音乐及影视喜剧、相声、小品等作品，如通过自身调节仍无法缓解不良情绪时，应及时就诊。

7. 药膳

女性产后往往气血大虚，兼有瘀血留滞，当重视补益气血，祛瘀生新。一方水土养一方人，中国 2000 多年的月子文化总结了不少美味又有食疗价值的产妇专用药膳。

生化汤粥：当归、桃仁各 10 ～ 15g，川芎 6g，黑姜 10g，甘草 3g，粳米 50 ～ 100g，红糖适量；先将上药煎煮，取汁去渣，再同淘洗干净的粳米煮为稀粥，调入红糖即可。本品可在产后 3 ～ 4 天喝，连服 7 ～ 14 天，有养血祛瘀、温经止痛的功效。

糯米酒木耳鸡汤：土鸡半只斩件，木耳适量泡发，生姜

1块切片；锅中下鸡块和姜片大火猛炒，随后放入泡好的木耳，倒入糯米酒盖煮5分钟左右调味，饮汤吃料。本品有温补气血、通经活络之效。

猪脚姜醋：猪脚1只，厚肉生姜500g，广东添丁甜醋及鸡蛋适量；猪脚切块焯水，撇去浮沫捞起，生姜厚切；锅热后直接下猪脚，炒干水分后下姜片，继续翻炒，炒到猪脚表皮成微焦黄时铲起，移至瓦煲中，加入甜醋，要求甜醋漫过猪脚，开大火烧开再转中火煮至猪脚软烂；鸡蛋水煮后捞起剥壳，放入煲中与姜醋同煮10分钟即可。本品有活血化瘀、温经祛寒的作用。

花生章鱼猪脚汤：猪脚半只，章鱼干半只，花生、黄豆各适量；全部材料放进煲中，加入清水煲汤。本品有补气养血、催奶下奶的功效。

当归生姜羊肉汤：当归20g，生姜15g，羊肉250g，大枣6枚，加水煲汤，调味后饮汤食肉。本品有温经祛寒、补血暖宫的作用。

香菇木耳炒猪肝：香菇30g，木耳30g，猪肝100g，油盐共炒，熟食。本品活血养血，健脾和胃。

归芪炖鸡：土鸡1只，当归30g，黄芪60g，加水适量炖烂，油盐调味，饮汤食肉。本品有补气养血之功。

小米淮山红枣粥：小米适量，铁棍怀山药半条，大枣6枚，共煮粥。本品能健脾益胃，养血安神。

海参煮牛肉：海参提前泡发好，牛肉切成块，生姜半块切片，加入适量水一起下锅，煮至牛肉熟后关火调味。本品有养血润燥、补肾健脾、强健筋骨的作用，可以改善产后身体虚弱的状态。